O plano dos 17 dias para manter-se jovem

FONTANAR

DR. MIKE MORENO

O plano dos 17 dias para manter-se jovem

Tradução
Michele Vartuli

FONTANAR

EDITORA OBJETIVA LTDA.
Rua Cosme Velho, 103
Rio de Janeiro – RJ – CEP: 22241-090
Tel.: (21) 2199-7824 – Fax: (21) 2199-7825
www.objetiva.com.br

Título original
The 17 Day Plan to Stop Aging

Capa
Adaptação de Bárbara Estrada sobre design original

Revisão técnica
Virgínia Nascimento, nutricionista clínica e mestre em educação e saúde

Revisão
Rita Godoy
Fatima Fadel
Claudia Azuz

Editoração eletrônica
Filigrana

PRISA EDIÇÕES

CIP-BRASIL. CATALOGAÇÃO NA FONTE
SINDICATO NACIONAL DOS EDITORES DE LIVROS, RJ

M836d

Moreno, Mike
O plano dos 17 dias para manter-se jovem / Mike Moreno ; tradução Michele Vartuli. - 1. ed. - Rio de Janeiro: Objetiva, 2013.
il.

Tradução de: *The 17 day plan to stop aging*
354p. ISBN 978-85-390-0489-8

1. Longevidade. 2. Envelhecimento - Prevenção. 3. Saúde. I. Título.

13-00327

CDD: 613.2
CDU: 613.2

Este livro é dedicado à minha família e aos meus amigos, que tanto me amam e me apoiam, aos meus incríveis pacientes, que me inspiram todo dia, e aos milhões de pessoas em todo o mundo que usaram A dieta dos 17 dias *como um trampolim para reconquistar a saúde e a vitalidade. Sinto muito orgulho de cada um de vocês que tomou as rédeas do próprio peso. É uma grande honra e alegria saber que desempenhei um papel no seu sucesso.*

NOTA AOS LEITORES

Esta publicação contém as opiniões e ideias do seu autor. Seu intuito é fornecer material útil e informativo sobre os assuntos nela abordados. Ela é vendida com o entendimento de que o autor e a editora não estão oferecendo serviços profissionais médicos, de saúde ou de qualquer outro tipo no livro. O leitor deve consultar seu médico profissional de saúde ou outros especialistas antes de adotar quaisquer das sugestões deste livro ou dele inferir qualquer conclusão.

O autor e a editora se isentam especificamente de toda responsabilidade por qualquer dano, perda ou risco, pessoal ou de outra natureza, que ocorra como consequência direta ou indireta do uso e da aplicação de qualquer parte do conteúdo deste livro.

Além disso, os nomes e detalhes pessoais da maioria dos pacientes mencionados neste livro foram alterados.

AGRADECIMENTOS

Agradeço a Maggie Greenwood-Robinson e Lisa Clark por sua contribuição para este livro. Também gostaria de agradecer às muitas pessoas que colaboraram para dar vida a este projeto, e à sensacional equipe da Free Press, por sua paixão, criatividade e dedicação. Espero sinceramente que as informações contidas nestas páginas ajudem milhões de pessoas a viver uma vida mais longa, feliz e saudável. Nunca é tarde para começar a abrir caminho para 100 anos de vida feliz e saudável!

SUMÁRIO

INTRODUÇÃO

Minha abordagem para 100 anos de vida feliz e saudável

A cada ano, a cada mês, a cada dia, a cada hora, a cada minuto, até mesmo a cada segundo que vive, você está envelhecendo. Seu corpo provavelmente está sofrendo mudanças relacionadas com a idade que quase sempre levam a ter menos energia, articulações doloridas, pele flácida, rugas desagradáveis, cabelo grisalho ou ralo e saúde geral em declínio. Mas e se eu dissesse que o fato de envelhecer e o processo físico do envelhecimento não precisam estar tão intimamente ligados? E se você tivesse o poder de retardar o envelhecimento dos sistemas do seu corpo... a ponto de conseguir viver para ver, e mais importante, *aproveitar* seu centésimo aniversário, ou outros depois dele? Permita-me explicar.

Eu tenho uma maneira diferente de encarar a saúde e a longevidade: essa maneira é organizada da forma como o seu corpo é organizado, ou seja, por sistemas. Com "sistemas" quero dizer as redes de órgãos e tecidos que trabalham juntas para manter você vivo — seus sistemas circulatório, nervoso, respiratório, imunológico, reprodutor e por aí vai. Os sistemas do seu corpo tipicamente começam a declinar por volta dos 20 anos de idade, uma informação fornecida pelo Estudo Longitudinal de Envelhecimento de Baltimore. Concentre-se no bem-estar desses sistemas — e nas mudanças no estilo de vida que você pode adotar para adiar o envelhecimento — e estará a caminho de viver 100 anos com saúde.

Como médico de família, gosto de focar todos esses sistemas cedo, antes mesmo que alguém tenha sintomas, para que eu possa identificar os fatores de risco. Depois, meu trabalho é intervir antes que a pessoa desenvolva uma doença em particular.

Todos os sistemas do nosso corpo são inter-relacionados de formas fascinantes, muitas das quais discutirei neste livro. Portanto, mesmo que você cuide de uns poucos sistemas, todos eles se beneficiarão, e sua recompensa será saúde rejuvenescida e longevidade.

Mesmo na idade avançada, alguns sistemas podem continuar robustos, com o tratamento correto. O coração livre de doenças, por exemplo, pode mesmo ficar mais forte com a idade; numa pessoa sem doenças cardíacas, especialmente se ela se exercita de forma regular, a eficiência cardíaca na velhice é praticamente a mesma de uma pessoa mais jovem.

Os pulmões, por outro lado, perdem sua elasticidade, dificultando seu preenchimento com a mesma quantidade de ar de quando eram jovens. As articulações endurecem quando envelhecemos. Exercícios, no entanto, podem aumentar a capacidade pulmonar e combater a rigidez, e essas duas coisas fazem uma grande diferença no seu bem-estar. Em outras palavras, tirar o traseiro do sofá agora — qualquer que seja a sua idade — pode fazer toda a diferença na forma como seu corpo envelhecerá por muitos anos.

Vou pôr você no caminho da longevidade mostrando como "restaurar" seus sistemas primários: seu coração (circulatório), pulmões (respiratório) e cérebro (nervoso). Eu os chamo de "primários" porque eles são os principais responsáveis por manter você vivo. Seu coração bate, seus pulmões respiram, e seu cérebro, bem, controla quase tudo no seu corpo. Além disso, eles são os sistemas mais suscetíveis aos fatores que causam envelhecimento. Assim, o trabalho inicial antienvelhecimento deve começar com esses sistemas, no que eu chamo de *Ciclo 1: Restauração*. Apresentarei estratégias e receitas simples, porém saudáveis, para ajudar a restaurar esses sistemas, evitar os problemas de saúde antes que aconteçam, e começar a se sentir bem imediatamente. E quando digo "imediatamente", quero dizer em 17 dias, nem um dia a mais.

Depois disso, vou apresentar os sistemas secundários do corpo: seus sistemas imunológico, digestivo, endócrino e musculoesquelético. São sistemas de apoio comandados pelos sistemas primários. Muito do que mantém você bem e com vitalidade depende de quão saudáveis estão esses sistemas de apoio. Eles protegem você, fornecem energia e contribuem para o bem-estar geral. São necessárias várias estratégias para reconstruir ou preservar esses sistemas, e você aprenderá como fazer isso no *Ciclo 2: Reconstrução*.

O *Ciclo 3: Refinamento* se concentra em fazer uma sintonia fina nos seus subsistemas: os delicados sistemas reprodutor (masculino e feminino) e urinário. Quando eles estão funcionando em plena capacidade, você se sente sexy, vibrante e realmente confiante. Tenho várias medidas para ajudar você a "refinar" esses sistemas, para que possa ser tudo o que merece ser a cada dia.

E por fim, ofereço o *Ciclo 4: Renovação*. Ele é projetado para ajudar você a criar harmonia entre a sua saúde, seu ambiente e seu estilo de vida. Os passos que você dá nesse último ciclo também protegem o progresso que obteve nos três primeiros.

Alguns de vocês podem precisar passar pelos quatro ciclos; outros talvez precisem trabalhar com menos. Tudo depende do seu estado atual de saúde. E como se mede isso? Para cada sistema do corpo, desenvolvi avaliações de 14 quesitos para ajudar. Você vai descobrir instantaneamente qual a sua posição no caminho para os 100 anos felizes e saudáveis. Não pule as avaliações; suas notas revelam em que aspectos da sua saúde você precisa se concentrar para maximizar a longevidade.

Também há planos de 17 dias para cada ciclo. Esses planos dizem exatamente o que fazer cada dia para começar a transformar seus sistemas. Pessoal, é um método sem ciência nem adivinhações que coloca vocês a caminho daquele número mágico, porém alcançável: 100.

Vou ser franco agora. Eu pensava que não iria querer viver até os 100 anos. Temia ficar preso a uma cadeira de rodas ou uma cama de hospital, sem nenhuma qualidade real de vida. Mas, quando eu tinha 25 anos, também não sentia muita vontade de chegar aos meus atuais 43, imaginando que ter 43 anos fosse ser velho pra caramba. Agora já sei que não é. Ainda há tanta coisa a ser vivida, especialmente quando sei que posso viver de forma saudável e confortável.

Sei que você tem dúvidas. Como muitos dos meus pacientes, talvez ache que é tarde demais para você. Mas eu acho que *nunca* é tarde demais. Mesmo que já esteja na meia-idade e tenha alguns problemas de saúde, terá muito mais chances de chegar aos 90 ou até 100 anos se seguir as instruções que vou dar aqui. Não só pode evitar doenças cardíacas e derrames, mas também vários outros males crônicos, incluindo o câncer. E se você já tiver problemas de saúde, como diabetes ou doenças cardíacas? Ainda pode viver 100 anos com saúde, se mudar certos comportamentos e corrigir escolhas de vida pouco saudáveis. Mas não entre em pânico. As mudanças de que falo são supersimples e vão se tornar bons hábitos naturais em pouquíssimo tempo.

Quero que todos nós lutemos para alcançar esse número mágico e que ajustemos nossas vidas para chegar lá. Aos 20 e poucos anos, tomei consciência da importância de viver com saúde. Concentrei-me em correr com mais intensidade e tentei manter uma agenda regular de atividades físicas, mesmo quando as exigências do curso de Medicina me deixavam esgotado. Mudei minha dieta o melhor que pude para me concentrar mais em alimentos naturais. E tentei administrar meus horários para incluir mais relaxamento, diversão e alegria. Cada um de nós é capaz de melhorar a própria saúde a ponto de conseguir viver 100 anos. Isso vale o esforço que essas mudanças exigem? Acredito que sim.

PARTE UM

Pare o seu relógio do envelhecimento

Você já ouviu a expressão "todos os caminhos levam a Roma". Bem, isso era verdade antigamente, quando os romanos construíram 80 mil quilômetros de estradas pavimentadas e toda estrada levava para aquela cidade. Milhares de anos e um zilhão de pesquisas depois, nós sabemos que todas as estradas que levam à longevidade passam por nossos corpos físicos — mais especificamente, pelo modo como cuidamos de nossos principais sistemas corporais. Na primeira parte deste livro, você vai aprender como impedir que seu corpo se revolte contra você e reverter, em vez disso, muitas das coisas que conspiram para envelhecê-lo.

Esses "conspiradores" são os cinco fatores do envelhecimento — os verdadeiros motivos que levam você a ficar mais velho. O aspecto fascinante desses fatores é que você pode controlá-los! Isso mesmo. Vou apresentar estratégias para parar a marcha do Sr. Tempo e mostrar como construir uma base antienvelhecimento que dará um jeito nele.

Sou o primeiro a admitir que se manter jovem e com vitalidade requer algum trabalho, e talvez nem todos estejam dispostos a fazer esse esforço, então vou facilitar as coisas o máximo que puder. Se você seguir só algumas das medidas que recomendo aqui — nenhuma delas leva mais do que alguns minutos por dia — bem, prepare-se para viver 100 anos felizes e saudáveis!

Dedicando-se a atingir um nível mais elevado de saúde, você também está se tornando um exemplo para outros que ainda não trilham o mesmo caminho. Portanto, persista! Ao melhorar sua vida, você vai melhorar a vida de quem está ao seu redor. Ficarei ao seu lado o caminho todo... ajudando você a viver 100 anos saudáveis por meio de estratégias e sugestões que realmente funcionam e são superfáceis de integrar à sua vida. Vamos lá!

CAPÍTULO 1

Cinco fatores do envelhecimento

Já aconteceu com você? Pele flácida. Cabelo ralo. Ossos quebradiços. Pneuzinhos. Lapsos de memória. Pontadas e dores indescritíveis. É difícil acreditar que isso possa acontecer com você, tão robusto e jovem. Até que acontece. Puf: você está velho. Droga.

Como isso acontece? No passado, especialistas em envelhecimento olhavam para esse fenômeno como um processo cumulativo, significando que com o tempo nossos corpos deterioram. Mas a pesquisa mais recente indica que o envelhecimento pode realmente ser um processo ativo, não passivo, causado por cinco fatores principais *controláveis*. Note que eu disse "controláveis". Sim, o envelhecimento está em boa parte sob o nosso controle e é menos um produto da nossa genética do que da forma como nos cuidamos. Quão bem ou mal você envelhece depende em grande parte de você.

O que você pode controlar

Existem cinco fatores principais que causam envelhecimento. Quando você entende o impacto deles em cada sistema do corpo, pode desacelerar o seu declínio e prolongar a vitalidade da juventude. Não importa a sua idade, você terá mais energia, memória, mobilidade, sentidos aguçados, um corpo em forma e mais coisas à sua disposição. Se você controlar a aplicação desses fatores a cada sistema principal do seu corpo, vai adiar a velhice. Vamos falar sobre os cinco fatores agora.

Fator nº 1: Inflamação
O incêndio do seu organismo

Quer prevenir problemas cardíacos, diabetes ou câncer? E rigidez das articulações ou senilidade? Então preste bastante atenção no que a inflamação pode fazer com o seu corpo.

A inflamação é essencialmente um fogo dentro do corpo que ajuda a combater germes e reagir a traumas e machucados. Normalmente, é temporária e benéfica para o processo de cura. Especificamente, a inflamação começa quando hormônios pró-inflamatórios enviam tropas de glóbulos brancos para combater infecções e reparar tecidos danificados. Quando essas ameaças desaparecem, hormônios anti-inflamatórios são convocados para completar o processo de cura. Essa sequência de fatos é denominada de inflamação "aguda". Ela aparece e some dentro do seu corpo e é muito importante para a cura em geral. Um exemplo é quando você vai dar uma martelada num prego, mas bate no seu polegar por acidente. O polegar incha e fica vermelho quase imediatamente; esses são sinais da inflamação normal — indicadores de que o sistema imunológico está trabalhando.

Mas às vezes esse fogo aumenta ou fica fora de controle. O que começou como um mecanismo normal e saudável não desaparece — continua aumentando. Quando isso acontece em lugares perigosos, como suas artérias ou articulações, células são danificadas, e você pode ficar bastante doente e enfraquecido. Esse tipo de inflamação é denominado "crônico". De fato, supõe-se que esse tipo seja a causa de quase todas as doenças modernas, de doenças cardíacas ao mal de Alzheimer e ao câncer. Nas doenças cardíacas, por exemplo, vírus como os da pneumonia podem ir dos pulmões para o coração via células do sistema imunológico, causando inflamação crônica e um coração afetado. No caso do mal de Alzheimer, a inflamação desencadeia a formação de proteínas amiloides no cérebro. Essas proteínas se transformam em placas, atrapalhando o funcionamento cerebral. Essas placas são uma das principais características do mal de Alzheimer. Quanto ao câncer, a inflamação é a culpada em cerca de 15% de todos os casos de câncer. Não entendemos exatamente como ela causa danos, mas cientistas acreditam que a inflamação libera um tipo de proteína que promove alterações celulares, inclusive a disseminação de células cancerosas.

Não sabemos precisamente o que causa a inflamação crônica, mas sabemos que você pode inflamar seu corpo fumando, ficando acima do peso, não se exercitando e não controlando o estresse. Isso soa familiar? Quase todos que conheço já foram culpados por alguma dessas coisas na vida. Mas não é tarde demais para extinguir a inflamação no corpo, mesmo que você tenha negligenciado a sua saúde por muitos anos.

Fator nº 2: Estresse oxidativo
Seu corpo está "enferrujando"

Você já notou como o ferro enferruja rapidamente? O que causa essa ferrugem é um processo químico chamado de oxidação, que significa que elétrons estão sendo removidos de um átomo ou de uma molécula no ferro. Agora, a oxidação por si só não é ruim — ela acontece ao nosso redor e no nosso organismo o tempo todo. Mas oxidação demais se chama estresse oxidativo, que significa essencialmente que as células do seu corpo estão sendo danificadas. O estresse oxidativo esgota mais os antioxidantes, danifica tecidos e deixa você vulnerável ao envelhecimento prematuro.

Os radicais livres são o inimigo, nessa situação. Como subprodutos do processamento que o corpo faz do oxigênio, radicais livres são moléculas instáveis, pois a cada uma falta um elétron. Em outras palavras, enquanto um átomo de oxigênio normalmente tem um núcleo com elétrons orbitando ao redor aos pares, os radicais livres têm um elétron sem par e por isso saem por aí roubando elétrons para se estabilizar. Durante sua busca por um elétron, eles disparam cargas, e essas cargas danificam outras células ao redor deles. Daí vem a ferrugem.

Com o tempo, os radicais livres podem se acumular no corpo e levar a problemas sérios de saúde, como câncer, diabetes, aterosclerose, mal de Alzheimer e artrite reumatoide.

Se os radicais livres são os inimigos, quem são os aliados na guerra contra o envelhecimento? Os antioxidantes! Como você pode presumir pelo nome, antioxidantes podem ceder um de seus elétrons para os radicais livres.

Fator nº 3: Glicosilação
Você está embolado?

"Glicosilação" (ou glicação) parece uma coisa boa, como uma amiga de "imaginação", não acha? Mas não — a glicosilação é uma coisa ruim. É um processo que acontece no seu corpo no qual as moléculas de açúcar e de proteína da comida ficam grudadas, formando uma grande maçaroca toda embolada. (Imagine seu cabelo no seu pior dia sem condicionador ou desembaraçador de fios: nenhum pente consegue atravessar aquela juba.)

E essa massa dura e emaranhada de tecidos, como você pode imaginar, faz um estrago na flexibilidade dos seus órgãos, levando-os a enrijecer.

Esse enrijecimento no seu coração, por exemplo, pode afetar drasticamente a capacidade dele de bombear sangue.

Tecidos glicosilados no seu corpo muitas vezes produzem algo chamado de produtos finais de glicosilação avançada, ou AGEs (Advanced Glycation End-products). Esses vilões causam danos em todas as suas células e podem levar a muitas doenças típicas do envelhecimento, incluindo diabetes, mal de Alzheimer, derrames e catarata, e até fazer você parecer mais velho, porque causam rugas!

Se os glóbulos vermelhos ficarem glicosilados, vão ter sua vida abreviada. Seu corpo não vai receber o mesmo oxigênio que recebia antes, e você vai se sentir cansado, desanimado e sem fôlego com frequência. Glóbulos brancos glicosilados não conseguem combater infecções, o que significa que você vai adoecer mais vezes. Moléculas de colesterol LDL (o colesterol "ruim") também podem ficar glicosiladas — um processo que previne a normal interrupção da síntese do colesterol no fígado. Por causa disso, o nível de colesterol sobe, aumentando o risco de aterosclerose (endurecimento das artérias) e causando deterioração cardíaca.

Fator nº 4: Metilação
Puxe o freio do envelhecimento

Se você quer aumentar sua capacidade mental, prevenir uma morte precoce por infarto ou derrame e manter o câncer bem distante, deve se familiarizar com um processo biológico chamado de metilação. É um processo vital dentro das células do corpo porque determina se você vai absorver e integrar corretamente vitaminas, enzimas e vários outros compostos químicos no corpo.

A metilação está diretamente relacionada ao DNA, a molécula que dá às células do seu corpo um "diagrama" de como funcionar corretamente. Pense no seu DNA como pequenos arquitetos criando diagramas para suas outras células. A metilação age como um pedal de acelerador ou de freio. Pode aumentar ou diminuir a atividade genética desnecessária e evitar a divisão anormal do DNA, para que as anomalias não sejam transmitidas às futuras gerações de células. Quando ocorre corretamente, a metilação mantém o seu DNA em boas condições de funcionamento.

A metilação adequada pode, portanto, retardar de fato o envelhecimento quando está equilibrada. No entanto, quando a metilação está desequilibrada, o envelhecimento acelera.

A eficiência da metilação no corpo diminui naturalmente com a idade, o que é ruim, porque a metilação ineficiente evita a produção e o conserto do DNA — uma situação de risco que pode levar ao câncer.

Então, como garantir que seu corpo esteja metilando adequadamente, não importa em que idade? Você pode tratar a causa, que em geral é uma deficiência de ácido fólico, uma vitamina do complexo B. Existem alimentos que você pode comer, como ovos e sementes, que são ricos em ácido fólico, e medicações que você pode evitar, porque causam absorção inadequada de ácido fólico. É realmente simples assim.

Fator nº 5: Baixa imunidade
Não baixe a guarda

Ter alguma coisa, como um resfriado, dor de garganta ou uma infecção de algum tipo é um jeito de ficarmos doentes. Um dos principais motivos de termos alguma doença é que nossa imunidade está baixa, e milhões de partículas infecciosas estão invadindo nosso corpo. Você precisa manter sua "guarda" imunológica de prontidão!

Seu sistema imunológico está presente praticamente no corpo todo. Sua pele faz parte dele, suas mucosas fazem parte dele; muitos dos seus órgãos têm um papel importante nele. E a sua finalidade? Manter você saudável. Ele é formado por duas partes principais: o sistema imunológico inato e o sistema imunológico adaptativo. Ambos sofrem mudanças à medida que envelhecemos.

A imunidade inata é a nossa primeira linha de defesa na guerra contra a infecção. Estou falando da pele, das mucosas do nariz, até do suco gástrico. Pense em todos eles como grandes obstáculos às ameaças em potencial. Quando os germes passam por esses obstáculos, enfrentam células combatentes de doenças como os glóbulos brancos, que, com sorte, conseguirão vencê-los.

Mas à medida que ficamos mais velhos parece que as células do nosso sistema imunológico inato não se comunicam tão bem entre si como na nossa juventude. Devido à falta de comunicação saudável entre elas, ficamos mais vulneráveis aos vírus e às bactérias do dia a dia. Nossa "guarda" está baixa.

O sistema imunológico adaptativo é uma rede maior dentro do seu corpo que envolve o timo, o baço, as amígdalas, a medula óssea, o sistema circulatório e o sistema linfático. Esses órgãos e sistemas trabalham harmonicamente para combater potenciais ameaças à saúde. Quando tudo está funcionando com força total, é algo realmente impressionante.

E quando não está? Como saber se o seu sistema imunológico não está indo bem? Fácil: se você fica resfriado e com gripe todo ano, se machucados e infecções levam muito tempo para sarar ou se o número de glóbulos brancos que aparece no seu exame de sangue anual é baixo, o seu sistema imunológico está enfraquecendo. Você pode fortalecê-lo facilmente lavando as mãos com frequência, comendo adequadamente (muitas frutas, hortaliças e proteína magra e menos alimentos industrializados), bebendo pouco ou nenhum álcool e não fumando.

Vale a pena mencionar aqui que todos os cinco fatores do envelhecimento estão inter-relacionados de alguma forma; portanto, as mudanças de estilo de vida e comportamento que você faz para um fator afetam os outros quatro. Minhas recomendações gerais a seguir terão um impacto significativo e duradouro em todos os sistemas do corpo, e finalmente na sua saúde e longevidade. Aqui estão minhas recomendações gerais para controlar cada um dos cinco fatores do envelhecimento:

Minhas recomendações para deter e prevenir a inflamação

Entre numa faixa de peso saudável. Já que estar acima da faixa de peso saudável para a sua altura foi identificado como um gatilho importante da inflamação, você descobrirá que eu encorajo a perda de peso em conjunto com todas as minhas outras recomendações antienvelhecimento. E tenho ótimas notícias: estudos mostram que, quanto mais peso você perde, mais os seus níveis de proteína C-reativa (CRP) vão cair. Não confunda com RCP (ressuscitação cardiopulmonar). CRP é o nome dado a uma proteína que pode ser medida no sangue no seu exame anual de rotina. Essa proteína indica quanta inflamação está acontecendo no seu corpo. Mas voltando à perda de peso e inflamação: a cada quilo perdido, imagine água sendo jogada nas chamas da inflamação no seu corpo.

Mexa-se. O exercício é um componente vital para reduzir o peso e também parece aliviar a inflamação. Se você se exercitar mais de 22 vezes ao mês, poderá reduzir seus níveis de CRP significativamente, de acordo com um estudo da Escola de Medicina da Universidade Emory. Você vai me ouvir dizer isso muitas vezes: exercício saudável significa um corpo saudável agora e por muitas e muitas décadas. Esse exercício pode ser qualquer coisa, de uma caminhada de 30 minutos a treinamento com pesos ou dançar músicas agitadas à noite... portanto, mexa esse corpo!

Conheça os fatos sobre a gordura. Coma gorduras boas e você evitará ou reduzirá a inflamação. Peixes estão cheios de gorduras boas (ácidos graxos ômega-3), e essas gorduras foram associadas a menos inflamação e menos dores artríticas em alguns estudos clínicos. O azeite de oliva extravirgem também tem ótimas propriedades anti-inflamatórias, assim como as nozes e a linhaça.

Coma carboidratos bons. Alimentos como grãos integrais, frutas, hortaliças e leguminosas têm carboidratos bons em abundância e são super-ricos em fibras, que combatem a inflamação. Pesquisadores da Universidade de Massachusetts descobriram que pessoas que comem mais fibras têm os menores índices de CRP. Carboidratos refinados (doces, alimentos industrializados ou preparados comercialmente) têm o efeito oposto; são ímãs para a inflamação. Portanto, evite pão branco, açúcar, cereais com pouca fibra e a maioria dos carboidratos artificiais. Eles alimentam o fogo da inflamação no seu corpo.

Repense as bebidas. O leite tem fama ruim em muitos círculos, mas adivinhe? É um anti-inflamatório eficaz. Isso se deve ao fato de ser uma fonte importante de vitamina D, que pode estancar a inflamação. O baixo nível de vitamina D no sangue foi associado tanto à osteoartrite quanto à artrite reumatoide, duas doenças causadas pela inflamação. A luz solar e os multivitamínicos também são fontes de vitamina D. Bebidas alcoólicas em moderação podem reduzir a inflamação. Moderação significa uma dose por dia. Se tomar mais do que isso, você corre o risco de aumentar as chamas da inflamação.

Minhas recomendações para deter e prevenir o estresse oxidativo

Tome suplementos antioxidantes. As vitaminas A, C, E e o betacaroteno são fontes de antioxidantes, bem como o selênio, os bioflavonoides e as plantas ginkgo biloba e ginseng. Sua loja de produtos naturais ou farmácia local deve ter uma grande variedade de multivitamínicos antioxidantes e fórmulas minerais no estoque para você escolher.

Coma alimentos coloridos, ricos em antioxidantes. Frutas e hortaliças coloridas contêm antioxidantes conhecidos como carotenoides, fitonutrientes que dão a frutas e hortaliças seu amarelo, laranja e vermelho marcantes.

Escolha o verde. Alimentos verdes como o capim de cevada, o chá-verde e qualquer vegetal folhoso verde estão cheios de antioxidantes que promovem a longevidade, excelente saúde, imunidade e um alto nível de bem-estar.

Exercite-se na intensidade certa. O exercício físico, quando feito corretamente, aumenta os níveis de antioxidantes mais rapidamente do que a produção de radicais livres. Mas, se você exagerar no exercício, pode piorar a inflamação. Como saber quando você está exagerando? Os sintomas incluem inchaço, cansaço fora do normal ou dores musculares que não passam depois de 48 horas.

Minhas recomendações para deter e prevenir a glicosilação

Diga não ao xarope de milho rico em frutose. Esse é um tipo particularmente ruim de açúcar refinado, um ingrediente muito usado em vários alimentos industrializados, como refrigerantes, cereais para o café da manhã, doces e salgadinhos. Meu conselho é encontrar os açúcares escondidos na sua dieta (leia os rótulos; qualquer substância com nome terminado em "ose" é um açúcar adicionado) e limitar a ingestão total de açúcar, se você quiser parecer e se sentir mais jovem.

Coma mirtilos. Os mirtilos (*blueberries*) estão carregados de pigmentos anti-inflamatórios chamados antocianinas, que lhes dão sua intensa cor azul. Estudos científicos revelaram que as antocianinas evitam naturalmente a glicosilação, fortificando o colágeno da sua pele e melhorando a microcirculação (a circulação feita através dos capilares). Coma mais mirtilos (batidos como sucos, com cereais ou puros) e sua pele vai começar a parecer mais jovem.

Suplemente-se contra a glicosilação. Existem inúmeros suplementos que protegem contra as reações destrutivas da glicosilação: carnosina, um composto aminoácido encontrado sobretudo na carne vermelha, que protege o coração e os neurônios da glicosilação; piridoxal-5-fosfato, a forma ativa da vitamina B_6; e benfotiamina, uma forma lipossolúvel de tiamina (vitamina B_1).

Minhas recomendações para equilibrar a metilação

Coma ovos. A gema do ovo contém altos níveis de vitamina B_{12} e ácido fólico, ambos vitais para garantir o equilíbrio da metilação das células. O ovo foi difamado durante anos por causa do colesterol que contém, mas novas pesquisas indicam que seus benefícios nutricionais compensam os riscos. Isso não é um sinal verde para devorar uma omelete de três ovos toda manhã; uma gema e duas claras já funcionam. Em vez disso ou em conjunto, tome suplementos orais de vitamina B_{12}.

Verifique seus medicamentos. Mesmo que você acompanhe seus comprimidos matinais com um punhado de multivitamínicos ou suplementos, certos medicamentos interferem drasticamente na absorção de vitaminas do corpo, incluindo a B_{12}, talvez a mais importante para equilibrar a metilação. Se você toma regularmente antiácidos contra o refluxo, pode estar absorvendo só um quarto da vitamina B_{12} que ingere. Fale com seu médico sobre suplementos de vitamina B_{12}, que estão disponíveis em muitas formas, como oral ou sublingual, se seu nível estiver baixo.

Faça lanches de sementes. Sementes de girassol são extremamente nutritivas porque estão lotadas de ácido fólico (o poderoso regulador da metilação), tiamina, niacina... e a lista continua. Mastigue algumas como lanche, ou espalhe uma colherada delas na salada ou na sopa. O mesmo vale para sementes de abóbora, de chia e de gergelim. Mas cuidado com o sódio; prefira o tipo sem sal. E elas são mais calóricas do que você imagina, portanto, não exagere.

Minhas recomendações para deter e prevenir a baixa imunidade

Lave as mãos! Acredite se quiser, mas lavar as mãos ainda é a primeira linha de defesa contra invasores bacterianos ou virais. O bom e velho sabonete é o fator mais importante na prevenção de infecções e para manter seu sistema imunológico forte e seguro. Portanto, água e sabão durante pelo menos 20 segundos várias vezes ao dia, especialmente antes de comer e depois de ir ao banheiro.

Tome suas vacinas. As vacinas que você deve considerar incluem a antitetânica para adultos (necessária a cada dez anos — antes, se houver algum ferimento sujo) e possivelmente outras, como as vacinas contra pneumonia, gripe e hepatite. Discuta com seu médico quais as imunizações adequadas para você.

Turbine sua nutrição. Deficiências leves de zinco, cobre, selênio e/ou vitaminas A, C, E, B_6, D e ácido fólico podem detonar seu sistema imunológico. Evite as deficiências escolhendo comidas ricas em nutrientes e suplementando-as com um bom antioxidante multivitamínico-mineral.

Pare de fumar. Essa é uma das coisas essenciais para evitar o envelhecimento dentre as cinco coisas que quero que você comece a fazer imediatamente; você vai encontrá-las no próximo capítulo. Nem é preciso dizer que parar de fumar vai livrar o seu corpo das toxinas do cigarro. Depois de algumas horas sem fumar, os altos índices de nicotina e monóxido de carbono no organismo começam a se normalizar. Um mês depois de parar, seu risco de infecção pulmonar diminui, bem como sua pressão arterial. Dez anos depois de parar, seu sistema imunológico está recarregado, e o risco de câncer pode diminuir de 30% a 50%.

Use antibióticos somente contra infecções bacterianas. Você ficaria surpreso em saber quantos dos meus pacientes me ligam com um simples resfriado e me pedem para receitar um antibiótico. Tudo bem, aqui está a verdade. Antibióticos tratam apenas infecções bacterianas, que precisam ser diagnosticadas. Por que é importante que você não os tome para outras coisas? É importante por causa de uma coisinha chamada resistência a antibióticos. Significa que, se você abusa deles quando *não* precisa, eles não funcionam quando você *precisa*. A resistência a antibióticos é um problema sério, talvez uma das maiores (e mais assustadoras) questões de saúde que ameaçam nosso mundo atualmente.

Quando você toma antibióticos, seu corpo produz menos citocinas, os mensageiros hormonais do sistema imunológico. Isso, por sua vez, suprime o sistema imunológico, o que significa que você fica mais suscetível a bactérias resistentes. Aqui está uma breve lista das doenças que estão ficando mais difíceis de serem tratadas: pneumonia, infecções dos seios nasais, dermatites e tuberculose. Acredite, você não vai querer pegar nenhuma dessas, nem vai querer viver numa sociedade em que todos as têm porque elas se tornaram resistentes a antibióticos.

Portanto, tome antibióticos *somente* contra infecções bacterianas, tome imediatamente, e durante todo o tempo que a receita determina. Não use antibióticos preventivamente, a menos que o seu médico recomende.

O caminho para viver 100 anos felizes e saudáveis não começa nem talvez jamais passe pelas UTIs, clínicas, salas de operação e prontos-socorros onde cuidados médicos são ministrados. Vitalidade e longevidade de verdade vêm quando você se concentra em estratégias de vida que evitam que vá parar nesses lugares. Mas, para mudar, você precisa conhecer as formas e os motivos pelos quais essas estratégias combatem o envelhecimento. Conhecimento realmente é poder. Quanto mais você sabe, melhor consegue se cuidar e mais poderá viver feliz e de forma produtiva. Precisamos simplesmente ir nessa direção, e eu estou aqui para mostrar como. Se conseguir controlar qualquer um desses cinco fatores do envelhecimento — e você consegue —, então parabéns, você estará a caminho de viver 100 anos felizes e saudáveis.

CAPÍTULO 2
Construa a sua base antienvelhecimento

Se você estivesse construindo uma casa, por onde começaria? Pelo alicerce, certo? Afinal, não pode colocar o piso e o papel de parede sem uma base forte e sólida para sustentar a estrutura. Pense neste capítulo como a construção do alicerce do seu futuro corpo de forças renovadas. Esse alicerce é formado por cinco blocos básicos que sustentam cada um dos sistemas do seu corpo de maneiras peculiares e muitas vezes surpreendentes.

Esses elementos são movimentar-se (sim, estou falando de exercício e sei que para algumas pessoas isso é um palavrão, mas não me refiro apenas ao tipo em que você vai pra academia e fica suando na esteira), evitar qualquer modalidade de fumo (cigarro, charuto, cachimbo etc.), manter um peso saudável (vou mostrar como descobrir o que "saudável" significa para o seu corpo), manter-se hidratado e tomar os suplementos certos. Esses elementos básicos e essenciais são minhas primeiras cinco estratégias fundamentais antienvelhecimento.

Elas serão mencionadas novamente nos capítulos específicos de cada sistema para que eu possa mostrar exatamente como têm um efeito distinto em cada um dos seus sistemas; assim você vai realmente *entender* por que está seguindo essas receitas. Eu poderia ficar aqui o dia todo escrevendo uma lista completa de coisas a fazer e a evitar para preservar sua saúde. Mas, primeiro, o livro ia ficar muito chato e, segundo, minha experiência mostra que o paciente nunca está disposto a seguir qualquer tipo de recomendação, a menos que entenda por que a está seguindo. Por exemplo, você deve saber que o exercício melhora sua circulação, mas sabia que ele também pode melhorar sua vida sexual, devido a todos os efeitos positivos que tem sobre o sistema reprodutor? (Pois é, vou abandonar todos os escrúpulos para convencer você a se mexer!)

Então, você pode achar que sabe por que essas estratégias básicas são importantes, mas quando tiver terminado de ler este livro vai ter um entendimento completamente novo. Em apenas 17 dias, se seguir meu plano simples, provavelmente você vai ter mais energia, parecer mais jovem e pesar menos, e terá dado grandes passos para aumentar sua expectativa de vida.

Sem mais delongas, vamos começar a construir seu alicerce, certo?

Nº 1: Movimentar-se

Você acha que precisa frequentar uma academia cara para tornar o exercício uma prioridade em sua vida? A menos que você esteja cercado de caras suados e bombados puxando ferro e mulheres de collant e rabo de cavalo correndo na esteira, não está levando o exercício a sério, certo? Errado. Muita gente tem essa ideia equivocada na cabeça, de que queimar calorias e criar músculos são ações que só podem acontecer entre as paredes de uma academia. Isso é categoricamente falso. Não importa se você está galgando degraus por meia hora num *transport* ou subindo para o seu escritório pela escada em vez de tomar o elevador... você está gastando calorias, queimando gordura e aumentando a massa muscular do mesmo jeito. Seu corpo não sabe nem se importa se você o leva para uma sala de ginástica chique, cheia de equipamentos de última geração, ou apenas o faz dar uma volta a mais no quarteirão antes de entrar numa loja; ele vai sentir os efeitos positivos da sua decisão de se movimentar, independentemente de onde, quando ou como você se movimenta.

Essa ideia intrigou tanto os pesquisadores da Clínica Mayo que eles fizeram um estudo para provar que ela funciona, e lhe deram um nome: NEAT (Non Exercise Activity Thermogenesis), a abreviação em inglês de termogênese por atividades não ginásticas. NEAT se refere a todas as coisas que você faz quando não está se exercitando propositalmente: andar pra lá e pra cá enquanto fala ao telefone, ir a pé a algum lugar em vez de pegar o carro, subir escadas, fazer faxina na casa... e a lista só aumenta. No estudo, voluntários consumiram mil calorias a mais do que o corpo precisava por dia. Os participantes que praticavam constantemente atividades do tipo NEAT queimaram mais dessas calorias excessivas do que os indivíduos que não as praticavam e, assim, acumularam menos gordura durante o período do estudo. Imagine o que vai acontecer se você não comer em excesso e aumentar sua NEAT. Você pode queimar centenas, até milhares de calorias extras simplesmente descobrindo pequenas maneiras de se mexer mais a cada dia.

Agora mesmo, hoje, quero que você comece a encontrar todo tipo de maneira de se mexer — do momento em que acorda até a hora de dormir. Ande pelo banheiro enquanto escova os dentes (o que mais você pode fazer nesse momento?), estacione mais longe do supermercado para que precise caminhar carregando as sacolas, vá passear na hora do almoço, fique de pé enquanto dobra a roupa limpa (e faça também uns agachamentos, quem sabe!) — existem incontáveis maneiras de se mexer mais. Você nem precisa ser tão criativo para inventá-las! Se isso ajuda, anote algumas e cole em algum lugar visível. Melhor ainda, coloque-as na agenda on-line e programe-a para enviar lembretes. Faça o que for preciso, mas comece a se movimentar mais hoje mesmo, e você terá dado apenas seu primeiro e muito importante passo no caminho para evitar o envelhecimento de todo o seu organismo. Sem contar que também vai ficar muito mais bonito!

Nº 2: Manter um peso saudável

Primeiro, aqui estão o que eu considero faixas de peso saudáveis para homens e mulheres, baseadas na altura. Existem exceções, e falarei delas, mas para a maioria das pessoas, estes números estão corretos. O peso bem no meio destas faixas é o que quero que seja o seu objetivo.

MULHERES

Altura	Peso mínimo	Peso médio	Peso máximo
1,47	36,7	**40,8**	44,9
1,50	39,0	**43,1**	47,6
1,52	40,8	**45,3**	49,9
1,55	43,1	**47,6**	52,6
1,57	44,9	**49,9**	54,9
1,60	47,2	**52,1**	57,6
1,63	49,0	**54,4**	59,9
1,65	51,2	**56,7**	62,6
1,68	53,0	**58,9**	64,8
1,70	55,3	**61,2**	67,6
1,73	57,1	**63,5**	69,8

1,75	59,4	**65,7**	72,5
1,78	61,2	**68,0**	74,8
1,80	63,5	**70,3**	77,5
1,83	65,3	**72,5**	79,8
1,85	67,6	**74,8**	82,5
1,88	69,4	**77,1**	84,8

HOMENS

Altura	Peso mínimo	Peso médio	Peso máximo
1,60	50,8	**56,2**	61,7
1,63	53,0	**59,0**	64,8
1,65	55,3	**61,7**	68,0
1,68	58,0	**64,4**	70,7
1,70	60,3	**67,1**	73,9
1,73	63,0	**69,8**	76,6
1,75	65,3	**73,0**	79,8
1,78	67,6	**75,3**	83,0
1,80	70,3	**78,0**	85,7
1,83	72,5	**80,7**	88,9
1,85	75,3	**83,4**	91,6
1,88	77,5	**86,1**	94,8
1,90	79,8	**88,9**	98,0
1,93	82,5	**91,6**	100,7
1,95	84,8	**94,3**	103,8
1,98	87,5	**97,0**	106,6
2,00	89,8	**99,8**	109,7

Se já tem um peso saudável, aceite meus parabéns, encorajo você a mantê-lo. Se não tem, permita-me ajudar a estabelecer seu peso saudável como objetivo e, usando minhas ferramentas, alcançá-lo.

Eu falei de exceções: se você é algum tipo de atleta extremo (fisiculturista, nadador olímpico, ultramaratonista), seu peso pode variar das faixas relacionadas anteriormente. Mas se está dizendo: "Essa faixa de peso é impossível para mim porque tenho ossos grandes, como minha família inteira", você não é exceção, simplesmente está no topo da faixa saudável para a sua altura. E não há problema nisso! Nem todos precisam atingir o número no meio da sua escala. Você precisa apenas mudar seu estilo de vida e começar a aplicar as técnicas que discuti em *A Dieta dos 17 dias*. Por exemplo, entre os primeiros passos que recomendo no Ciclo 1 de *A Dieta dos 17 dias* estão: reduzir a ingestão de carboidratos (especialmente açúcar, doces e carboidratos refinados) em geral, aumentar a ingestão de proteína (especialmente carnes magras), beber mais água e pôr mais hortaliças (especialmente as verdes) no seu prato.

Chegar a uma faixa de peso saudável e manter esses hábitos para que o ponteiro da balança não se mexa muito tem um papel importante no controle dos cinco fatores do envelhecimento. Isso se aplica especialmente à inflamação, que sabemos ser desencadeada pelo excesso de peso. Os benefícios se espalham pelos sistemas do seu corpo, às vezes de uma forma chocante, que discutirei em outros capítulos. Aqui está um exemplo para motivá-lo: o *Journal of the American Medical Association* publicou um estudo envolvendo 48 pessoas acima do peso. Elas cortaram 25% das calorias por vários meses, e algumas coisas muito interessantes começaram a acontecer no corpo delas. Claro que perderam peso, mas os pesquisadores descobriram que aqueles indivíduos também sofreram uma baixa nos seus níveis de insulina. Isso diminuiu o risco de doenças sérias como o diabetes tipo 2 e doenças cardíacas. Mas há mais: eles também tiveram uma diminuição na quantidade de danos ao DNA que acontecia pelo corpo todo, o que significa que os órgãos passaram a sofrer menos estresse oxidativo. Menos estresse oxidativo gera uma produção menor de radicais livres, o que significa um risco reduzido de mal de Alzheimer, doenças das coronárias, mal de Parkinson e muito mais. Reduzir a ingestão de calorias em 25% se você está acima do peso é um empenho muito pequeno, comparado às incríveis recompensas antienvelhecimento que isso proporciona ao seu organismo e a todos os seus sistemas.

Nº 3: Manter-se hidratado

Nunca deixo de me impressionar vendo quantas pessoas andam (ou correm!) por aí o dia inteiro — trabalhando, cuidando de crianças, fazendo tarefas, se exercitando ou simplesmente passeando —, ignorando completamente o fato de que cada célula do seu corpo está pedindo água desesperadamente. Talvez você ache que aquela xícara de café às 8 horas e alguns goles de refrigerante no almoço sejam suficientes, especialmente se não está morrendo de sede. Tenho tantos pacientes que chegam se queixando de vertigens, tonturas, e muitas vezes estão sentindo isso há semanas. Eles esperam que eu fale de tudo quanto é tipo de doença grave que causa tontura e receite algum remédio para fazê-la passar, então ficam meio chocados quando entrego uma folha do meu receituário escrito: "Beba mais água!"

Se você não está bebendo de seis a oito copos d'água por dia, ou mais, caso ande muito ou se exercite regularmente, não está bebendo água suficiente. Talvez você seja como muitos dos meus pacientes, que dizem detestar água, e prefere tomar café, refrigerante ou suco. Então é bom que tenha começado a ler este livro, porque vou ensinar um monte de maneiras de aprender a adorar água. Também vou ajudá-lo a entender, sistema por sistema, por que o seu corpo está implorando por ela mais do que você imagina... e o que é mais empolgante... vou mostrar como o simples ato de se hidratar pode fazer maravilhas para prevenir muitos sinais de envelhecimento. Existem formas realmente surpreendentes de a água fazer milagres no seu corpo — desde manter resistente o revestimento mucoso dos seus pulmões, melhorando assim sua respiração, até turbinar sua memória e regularizar sua digestão. Tenho uma verdadeira paixão por fazer as pessoas tomarem mais água. Você pode achar bobagem, mas apenas tente, e eu irei fazê-lo acreditar na boa e velha H_2O!

Nº 4: Evitar o fumo

Você não está dispensado de ler esta parte só porque não acende um cigarro assim que sai do carro, nem faz pausas para fumar, nem fuma um maço por dia, nem fuma um charuto depois do jantar. Também estou falando com quem, ocasional ou "socialmente", fuma cigarro, charuto, cachimbo, baseado e por aí vai, bem como aqueles que mascam fumo ou são fumantes passivos regularmente. Mas não se preocupe; isto não vai ser como um daqueles anúncios antitabagistas assustadores. Eu quero que você pare de fumar? Claro. Acho que você precisa morrer de medo para isso? De jeito nenhum. Mas uma dose saudável de lógica ajuda muito nessa área.

Acontece que acredito que a maioria dos fumantes, até aqueles que fumam socialmente, tem algo parecido com uma dupla personalidade.

Não, não estou diagnosticando todos os fumantes como esquizofrênicos! Estou apenas me referindo às duas vozes que provavelmente você tem na cabeça. Uma é o seu lado lógico, a voz que diz: "Você sabe que isso não faz bem. Você nem sente tanto prazer fumando. Já ouviu dizer que pode causar câncer — caramba, até os maços de cigarros têm fotos de pulmões podres. Você devia mesmo parar. Depois desse cigarro." E aí o seu lado fumante diz: "Quê? Até parece que eu sou um usuário de drogas. Tem muita gente que fuma bem mais do que eu — e vive muito bem! Eu só não quero passar pela abstinência, ganhar todo aquele peso e me tornar um esquisitão temperamental. Vou esperar este mês acabar e aí vou tentar parar. De novo." Isso se parece bastante com seu conflito interior? Talvez os pretextos variem um pouco, mas essa é a história que muitos fumantes me contam.

Permita-me agora mesmo falar diretamente com a voz do seu lado fumante. Você é um ladrão. Está roubando minutos, horas, dias, meses, anos do seu próprio futuro. E aqui está a pior parte: você não é sua única vítima. Cada vez que põe um cigarro na boca, está cometendo um crime contra a sua família e seus amigos, que o amam e precisam de você, tanto agora quanto no futuro. Mesmo se você viver por muito tempo, há uma grande probabilidade de que, se continuar fumando, ainda que ocasionalmente, seu corpo sofrerá danos e você não será tão saudável e feliz quanto poderia ser quando ficar mais velho.

Qualquer um que queira viver 100 anos felizes e saudáveis não pode continuar fumando. É simples assim. As duas coisas se excluem mutuamente, e ponto final. E se você acha que estou falando apenas dos efeitos que o fumo tem nos seus pulmões, prepare-se, porque vou mostrar os efeitos que o fumo tem em cada sistema e órgão do seu corpo, do cérebro aos hormônios, densidade óssea, rins, sistema reprodutor... tudo.

Nº 5: Suplementos

Eu nunca vou mandar você simplesmente tomar um comprimido para ficar mais saudável ou deter os efeitos do envelhecimento. Muita gente acha que pode compensar um monte de erros nutricionais ingerindo punhados de vitaminas, sais minerais e suplementos. Por exemplo, se você jurou de morte as hortaliças (e eu *vou* te converter; a propósito, quem foi que inventou que carne magra significa pôr um só hambúrguer no pão em vez de dois?), um multivitamínico mastigável toda manhã não vai atender às suas necessidades.

É o seguinte: quero que você obtenha a maior parte dos nutrientes essenciais, que incluem vitaminas e sais minerais, dos alimentos que está comendo. Acho que suplementos sintéticos nunca vão ser tão bons quanto comida de verdade. Se eu puder escolher, sempre orientarei você a adotar as soluções mais naturais, e as vitaminas estão em sua forma mais natural nos alimentos. No entanto, você encontrará recomendações de suplementos específicos por sistema em cada parte deste livro. Isso porque muitas vezes pode ser difícil encontrar os alimentos mais frescos e nutritivos, e eu quero que você entenda que nutrientes ajudam mais determinados sistemas e funções. Acredito que ficará mais propenso a procurar maneiras de ingerir esses nutrientes se entender por que eles fazem bem. Caso você saiba que precisa de uma ajuda extra para certos sistemas do corpo, vai encontrar os suplementos que podem auxiliar nos capítulos de cada um desses sistemas.

Você vai ler muito sobre antioxidantes como betacaroteno e vitamina C neste livro e vai se surpreender com as maravilhas que eles podem fazer para evitar o envelhecimento de praticamente todos os seus sistemas. Portanto, minha receita é começar a comer frutas e hortaliças, além de tomar aquele multivitamínico toda manhã. Mas há mais coisas que você pode fazer para se concentrar em cada um dos seus sistemas e garantir que está ingerindo os nutrientes que mais vão ajudar.

Portanto, aí estão elas: não importa que sistema esteja priorizando, estes cinco elementos essenciais serão centrais para seu corpo novo e reforçado, que poderá durar 100 anos ou mais. Agora siga-me numa jornada pelos incríveis sistemas do seu organismo, para que eu possa mostrar minhas estratégias para fortalecer cada um deles contra as investidas do tempo. Você está bem-encaminhado para 100 anos saudáveis e felizes.

PARTE DOIS

Ciclo 1: Restauração

Você pode considerar o coração, os pulmões e o cérebro como partes solitárias dos sistemas circulatório, respiratório e nervoso, mas os três afetam e são afetados virtualmente por todas as partes do corpo. Doenças pulmonares crônicas como o enfisema podem aumentar anormalmente o coração e afetar a pressão arterial, por exemplo. Doenças leves dos rins aumentam a probabilidade de um infarto ou derrame. Problemas endócrinos envolvendo anomalias dos níveis de insulina e glicose relacionados com o diabetes podem levar a males dos capilares do cérebro, causando a demência senil. Além disso, depressão, ansiedade e estresse crônico podem promover doenças cardíacas ou agravá-las. Hipertensão, artérias entupidas por colesterol, inflamação e outros fatores de risco para doenças cardíacas estão envolvidos no mal de Alzheimer.

Eu poderia continuar dando exemplos, mas quero que você comece logo o Ciclo 1: Restauração, no qual revitalizamos esses três sistemas interligados. Prevenir problemas nesses sistemas é um pré-requisito para garantir a saúde e a longevidade.

Portanto, vamos entrar logo no Ciclo 1. Você está prestes a descobrir o que considero as coisas mais eficazes que pode fazer para restaurar esses três sistemas, as melhores estratégias para criar saúde e longevidade, e o melhor plano que conheço para ficar longe do consultório médico.

CAPÍTULO 3

No fundo do coração

E se você pudesse evitar um infarto? Isso mesmo; estou perguntando se faria o que fosse necessário para evitar a história que todos já ouvimos — a horripilante experiência de ter uma dor intensa e penetrante no peito que se espalha para os braços, pescoço ou mandíbula, e aquele momento em que há a brutal constatação de que sua vida corre perigo. Não estou dizendo que evitar essa situação é algo tão simples para todos quanto seguir minha receita, mas sabemos que é possível prevenir até 80% dos diagnósticos de doença cardíaca nos Estados Unidos.

A cada ano, 1,25 milhão de americanos sofrem um infarto, e isso me frustra imensamente; como médico, sei que muitas causas de doenças cardíacas são evitáveis e até reversíveis. E não estou necessariamente falando de medicamentos como solução. Fico tão maravilhado pelos nossos progressos nas opções de tratamento (cirurgia, procedimentos não hospitalares e terapias medicamentosas) quanto qualquer pessoa. Mas, se pensar bem, verá que boa parte da "medicina moderna" envolve desacelerar uma doença que já está atacando você. Envolve o tratamento, e aqui estou falando de prevenção real da doença e preservação da boa saúde.

O infarto, a angina (dor no peito), o derrame, a hipertensão, o colesterol alto e a acumulação de placas nas paredes das artérias, conhecida como aterosclerose, são condições sérias, muitas vezes fatais, que afetam o sistema circulatório. Pense nas pessoas que você conhece que sofreram um infarto. Agora pense em eliminar esse sofrimento para oito em cada dez delas, e oito em cada dez de sua família. Isso é possível!

Sistema circulatório — Curso básico

Sou o tipo de médico que acredita que educar os pacientes faz parte da cura, então me perdoe por propor um pequeno curso básico do sistema circulatório.

Seu corpo tem *dois* sistemas circulatórios: um manda sangue do coração para os pulmões e recebe de volta (isso é chamado de circulação pulmonar) e o outro manda sangue do coração para o resto do corpo (essa é a circulação sistêmica).

A cada dia, seu sistema circulatório transporta sangue para os tecidos do seu corpo, levando oxigênio e nutrientes para cada célula. Ele bombeia os 5 litros de sangue do seu corpo através dos quase 100 mil quilômetros de vasos sanguíneos que interligam as células dos nossos órgãos e partes do corpo.

O coração

O coração governa o sistema circulatório. Alguns dados fascinantes: seu coração bate cerca de 100 mil vezes por dia, mais de 30 milhões de vezes por ano, e mais ou menos 2,5 bilhões de vezes durante uma vida normal. Seu cérebro manda mensagens para o coração, dizendo quando ele deve bombear mais ou menos sangue, dependendo das suas necessidades e do que você estiver fazendo. Quando você dorme, ele bombeia só o suficiente para fornecer as pequenas quantidades de oxigênio necessárias para o seu corpo em repouso. Quando você está se exercitando ou assustado, o coração bombeia mais rapidamente, fornecendo mais oxigênio para dar energia aos músculos.

O papel dos vasos sanguíneos

Existem três tipos de vasos sanguíneos. Primeiro, há as artérias, que levam o sangue que sai do coração. Elas são os vasos sanguíneos mais grossos, graças às suas paredes musculares, que se contraem para manter o fluxo de sangue. Na circulação sistêmica, o sangue rico em oxigênio é bombeado do coração para a aorta, a grande artéria que sobe e passa por trás do coração. Duas artérias coronárias coroam o coração, saem do começo da aorta e se dividem em ramificações de artérias menores que oxigenam e nutrem o músculo cardíaco.

O segundo tipo de vaso sanguíneo são as veias. Elas levam o sangue de volta para o coração e têm válvulas minúsculas que mantêm o sangue fluindo na direção certa.

Finalmente, há os capilares, que conectam as artérias e veias. Eles entregam nutrientes e oxigênio para as células. São como pequenos lixeiros que trabalham só para você, pois também são responsáveis por remover do organismo dejetos como o dióxido de carbono.

Todo o seu corpo depende do trabalho que o sistema circulatório desempenha, e ele está muito interconectado com todos os outros sistemas. É como uma malha gigante de rodovias e estradas, transportando nutrientes e hormônios vitais para os lugares aonde eles precisam chegar.

Como o seu sistema circulatório envelhece

Há não muito tempo, os médicos viam as doenças cardíacas como um subproduto de artérias entupidas. Os níveis de colesterol no sangue aumentam e, com o passar dos anos, esses depósitos gordurosos entopem "os canos" e cortam o suprimento de sangue, ou se partem e criam obstruções. Mas desde então, passamos a entender melhor o colesterol e seu papel no nosso corpo.

Todo mundo acha que colesterol é um nome feio. Você pode se surpreender ao saber que o colesterol, na verdade, é essencial para a saúde geral do organismo. E veja só... o colesterol tem um papel intrínseco na produção de hormônios. Aposto que isso você não sabia!

De 60% a 80% do seu colesterol é transportado por lipoproteínas de baixa densidade (LDL), que são "carteiros" moleculares que entregam colesterol do fígado para as células, para a construção da membrana celular. Infelizmente, as células em geral não precisam de todo o colesterol que é entregue; o colesterol em excesso é como um monte de malas diretas que se empilham, formando placas nas paredes das artérias e podendo levar à aterosclerose. Por isso o LDL é o que chamamos de colesterol "ruim". De 20% a 40% do seu colesterol é carregado por lipoproteínas de alta densidade (HDL), conhecidas como colesterol "bom", porque percorrem a corrente sanguínea coletando pedacinhos de colesterol ruim e levando-os de volta ao fígado para serem eliminados.

Um truquezinho que eu uso para diferenciar o colesterol "bom" do "ruim" é pensar nas letras "L" e "H". Podemos imaginar que o L de LDL significa "lixo", por isso ele deve ser baixo. O H de HDL pode significar "honesto", então ele deve ser alto. É bom entender a diferença, para que você esteja preparado quando seu médico informar seus índices.

Cerca de 85% do colesterol que seu corpo precisa é produzido pelo fígado. Outros 15% vêm do que você come. Normalmente, seu corpo mantém um equilíbrio no colesterol que ele requer. Se você come muitos alimentos ricos em colesterol, o fígado vai compensar produzindo menos colesterol. Essa é a melhor situação possível, mas naturalmente nem sempre é assim; o que pode realmente aumentar o colesterol é comer muita gordura saturada e proteína de origem animal. Isso faz a gordura se acumular nas artérias e outros vasos sanguíneos.

No início do século XX, os cientistas tinham uma forte suspeita de que o colesterol desempenhava um papel nas doenças cardíacas, porque descobriram que, quando as pessoas morriam de infarto, algum colesterol, ou muito, sempre podia ser detectado nas artérias. Mas o colesterol só se tornou o inimigo público número um nas décadas de 1950 e 1960, quando as mortes por infarto dispararam nos Estados Unidos.

O colesterol não é o único fator de risco para doenças cardíacas. Por estranho que pareça, agora sabemos que quase 50% de todos os infartos acontecem em pessoas com níveis normais de colesterol e pressão sanguínea. Algo faz depósitos relativamente pequenos explodirem, desencadeando obstruções imensas que cortam o fluxo de sangue.

Esse "algo", descobriu-se, é a inflamação.

A proteína C-reativa (CRP) é um indicador sanguíneo da inflamação. Pesquisas revelaram que as pessoas com os índices de CRP mais altos têm um risco de infarto três vezes maior do que quem tem os níveis mais baixos.

Isso acontece porque a inflamação envelhece o seu músculo cardíaco. Ela submete seu músculo mais precioso a um esforço e faz com que ele trabalhe mais para bombear sangue do que quando você era mais jovem. Além disso, a inflamação pode tornar os vasos sanguíneos menos flexíveis e fazer depósitos gordurosos se acumularem nas paredes internas das artérias (aterosclerose). Essas mudanças enrijecem as artérias. À medida que as artérias enrijecem (ou endurecem), o coração precisa fazer hora extra para bombear o sangue através delas. E isso, meus amigos, é o que muitas vezes leva a algo que eu detesto ver nos pacientes: a pressão arterial elevada (hipertensão).

Escolhas no estilo de vida como não fazer exercícios, comer sal demais, beber álcool demais e comer porcarias demais costumam levar à elevação da pressão arterial. Quanto mais alta for sua pressão com o passar do tempo, menor sua expectativa de vida. Embora a hipertensão seja uma "doença silenciosa", com certeza pode ter sintomas, como problemas de visão, falta de ar e sangramentos pelo nariz. Além de fazer checkups regulares com seu médico, que incluirão a medição da pressão, vigie com atenção esses sintomas e não hesite em alertar o médico se algum deles surgir.

Se você tem colesterol alto e as mudanças no estilo de vida não ajudaram, fale com seu médico sobre as estatinas. Você pode ter ouvido falar da propriedade que as estatinas têm de reduzir o colesterol, mas pesquisas recentes mostram que os medicamentos à base de estatinas também podem ter propriedades anti-inflamatórias. Estudos indicam que as estatinas podem reduzir os níveis sanguíneos de CRP, aquele indicador de inflamação. Descubra com seu médico se você é um bom candidato para esse tratamento. (Lembre-se, esses remédios trazem um leque de potenciais efeitos colaterais que incluem dores musculares, dor de cabeça, náusea, fraqueza, problemas estomacais e dores nas articulações. Vejo esses problemas com frequência.) No quadro sobre suplementos que fortalecem o sistema circulatório neste capítulo, você encontrará uma lista de suplementos vendidos sem receita médica que indico aos meus pacientes que não toleram estatinas.

Um sistema circulatório saudável, funcionando bem, é essencial para viver 100 anos com saúde. Como acontece com tantos aspectos da nossa saúde, nós nem nos lembramos dele, até aparecer alguma complicação. Se sua pressão arterial é alta, você tem um risco maior de sofrer um derrame. Também corre mais risco de sofrer um infarto. Entendeu isso? Deixe-me reiterar: pressão arterial elevada significa que você tem mais probabilidade de sofrer um infarto. Você acha que acabou aí? Não. A hipertensão, com o tempo, também pode levar à insuficiência renal e danificar a visão. Isso precisa parar — agora. Cuide do seu sistema circulatório *antes* que os problemas comecem.

Principais estratégias para ter um coração saudável

Nutrição

Como médico familiar, passo muito tempo aconselhando pacientes sobre dietas e nutrição. As estratégias nutricionais evitarão que seu sistema circulatório envelheça, se você adotar uma dieta anti-inflamatória. Sim, existem alimentos que ajudam a apagar o fogo da inflamação que pode estar ardendo no seu corpo e desacelerar o processo de envelhecimento. Não é surpreendente que simplesmente pôr os alimentos certos na boca possa de fato salvar sua vida? Sei que parece básico, mas muita gente não entende isso. Se espera alcançar a marca de um século, como eu, sugiro que coma mais dos seguintes alimentos anti-inflamatórios:

Salmão. Ele é rico em ácidos graxos ômega-3, que reduzem a inflamação. É melhor optar pelo salmão pescado. (Evite o salmão criado em viveiros; ele tem mais ácido araquidônico, bem como toxinas, e tudo isso aumenta a inflamação.) Arenque, cavala e sardinha também são ricos em ômega-3.

Nozes. As nozes são outra fonte abundante de ômega-3 e outros compostos saudáveis, incluindo vitamina E, que é uma poderosa promotora da imunidade.

Cebola. A cebola é rica em quercetina, um tipo de antioxidante que evita que enzimas prejudiciais desencadeiem a inflamação. A cebola também contém compostos sulfurosos que fortalecem o sistema imunológico. Outras boas fontes de quercetina são maçã, brócolis, vinho tinto, uvas vermelhas, suco de uva e chá.

Mirtilos. Não consigo enumerar todas as qualidades dos mirtilos. Eles são ricos em antocianinas, um tipo de antioxidante que fortalece a imunidade e protege o corpo dos danos causados por radicais livres (um gatilho da inflamação). Outras boas fontes de antocianinas incluem amoras, morangos, framboesas e *cranberries* (oxicocos).

Batata-doce. A batata-doce é rica em carotenoides, um tipo de antioxidante conhecido por fortalecer a imunidade e prevenir a inflamação. Não é muito fã de batata-doce? Tente mastigar outras frutas e hortaliças de cor laranja, vermelha, amarela ou verde, como cenoura, abóbora, pimentão e manga.

Espinafre. O espinafre também tem carotenoides, isso sem falar na vitamina E, que promove a imunidade. Qualquer hortaliça verde e folhosa é uma poderosa aliada da imunidade.

Alho. Como a cebola, o alho é rico em compostos sulfurosos que turbinam a atividade das células do sistema imunológico. O alho também é um poderoso agente anti-inflamatório.

Abacaxi. A bromelina, encontrada no abacaxi, é uma enzima que diminui a inflamação e tem alguns efeitos estimuladores da imunidade. O abacaxi também é uma excelente fonte da antioxidante vitamina C.

Gengibre. A raiz de gengibre fresca tem função anti-inflamatória. Ela age retardando o efeito de enzimas que promovem a inflamação no organismo.

Cúrcuma. Principal ingrediente do curry, a cúrcuma contém curcumina, um composto com efeitos anti-inflamatórios.

Romã e suco de romã. Reverenciada desde tempos imemoriais, a romã recentemente foi consagrada por seus benefícios à saúde cardiovascular. Ela é um poderoso antioxidante que parece proteger o coração e os vasos sanguíneos. O suco de romã pode ter propriedades antitrombóticas, retardando a formação de placas arteriais. Pode até reduzir a pressão arterial.

Toda e qualquer hortaliça. Além das que já mencionei, quero enfatizar a importância de todas as hortaliças para a saúde circulatória. As hortaliças, que muitas pessoas agora chamam de "vegetais", contêm fitonutrientes — substâncias alimentares protetoras e que combatem doenças. Algumas delas podem ajudar o corpo a produzir óxido nítrico, que é um vasodilatador, e reduzir a pressão sanguínea. Um estudo publicado na edição de julho de 2011 do *American Journal of Clinical Nutrition* associou dietas ricas em hortaliças e frutas à melhor saúde cardiovascular e longevidade em geral. Basicamente, esse estudo analisou o consumo total de hortaliças, de frutas e de hortaliças crucíferas em dois grandes grupos de indivíduos chineses, e descobriu que o alto consumo total de hortaliças, particularmente das crucíferas (como brócolis, couve-flor e repolho), estava associado a um risco significativamente reduzido de morte por doenças cardiovasculares. As hortaliças crucíferas são ricas em compostos chamados de sulfurofanos, que agem como antioxidantes e anti-inflamatórios no organismo. Esses dois efeitos são de particular importância com respeito às doenças cardíacas.

CHAMANDO TODOS OS ANTIVEGETARIANOS!

Se pensar numa salada de espinafre revira o seu estômago e você acha que não abocanharia uma cenoura nem que fosse o último naco de comida sobre a face da Terra, você está, na verdade, se predispondo a alguns efeitos nada atraentes do envelhecimento. Portanto, escute.

Existem muitas hortaliças que você pode comer, não só aquelas que detesta. Além disso, há milhares de ervas e temperos que você pode acrescentar às hortaliças, e incontáveis maneiras de prepará-las, incluindo assadas, cozidas no vapor, grelhadas, fervidas e escondidas no molho do macarrão. (Nota: você encontrará algumas ideias deliciosas de preparo de hortaliças no Apêndice.) Mas, pelo amor de Deus, experimente! Se você excluir as hortaliças da sua dieta, estará abrindo mão de nutrientes verdadeiramente importantes pelos quais seu corpo está implorando, mesmo se você não lhe dá ouvidos.

Tente fazer o seguinte experimento: troque um alimento "ruim" (aquelas batatas fritas ou fatias de pão branco que você come todo dia) por uma hortaliça ao dia durante o Ciclo 1. Aposto que você vai perder peso. Por quê? Quando come hortaliças, você consegue comer até se fartar sem chegar perto do número de calorias que ingeriria se estivesse comendo alimentos industrializados e outras opções pouco saudáveis.

Um estudo da Universidade Tufts revelou que as pessoas que comem grande variedade de hortaliças têm a menor quantidade de gordura corporal. Viver mais e ficar mais magro simplesmente devorando algumas hortaliças por dia? Quem recusaria isso? Esforce-se um pouco para aprender a gostar de hortaliças, como todas as pessoas que chegam à velhice felizes e com saúde. Eu o desafio!

Embora haja um monte de alimentos e receitas ótimas que você pode acrescentar à sua dieta para fortalecer a saúde circulatória, seria negligência minha não falar de algumas coisas que podem promover a inflamação no seu organismo, inclusive no sistema circulatório. Esses alimentos aumentam os níveis de endotelina, uma substância que promove a inflamação nos vasos sanguíneos, causando por fim o entupimento. Tenho uma longa lista de alimentos que promovem a inflamação no organismo. Nem preciso dizer que vou querer que os evite o máximo possível.

Minha lista começa com alimentos ricos em açúcares simples. Eles estão diretamente ligados ao desenvolvimento da inflamação no organismo e agravam os sintomas que ela causa.

Diminua o consumo de

Arroz branco
Pão branco
Salgadinhos industrializados, batatas fritas e pipoca
Farinha branca
Xaropes de milho
Macarrão normal feito com farinha branca
Cereais com açúcar
Produtos de confeitaria como bolos, donuts, muffins e tortas
Fast-food
Refrigerantes com açúcar
Geleias, compotas e conservas
Bebidas alcoólicas, especialmente cerveja

Você também deveria evitar alimentos ricos em colesterol LDL, gorduras trans e saturadas; eles podem aumentar o risco de inflamação. Os mais proibidos são os seguintes:

Diminua o consumo de

Manteiga
Carnes fritas e enlatadas
Bacon
Queijo cremoso
Leite integral e outros laticínios com gordura integral
Óleo de milho
Óleo de algodão
Margarina, amido, banha e óleos hidrogenados
Miúdos, como fígado

No meu trabalho, no dia a dia, aconselho pacientes a tomarem cuidado com o que comem para diminuir a inflamação e o colesterol LDL. Isso pode ser complicado, porque nem todos os organismos reagem do mesmo jeito: enquanto alguns pacientes fazem esses ajustes na dieta e recebem os benefícios da redução na inflamação e no colesterol, outros fazem um grande esforço para deixar de comer porcarias, mas não veem muita melhora. Felizmente, existem outras estratégias, além da dieta, que você pode adotar na sua jornada.

SUPLEMENTOS QUE AJUDAM O SISTEMA CIRCULATÓRIO

Se você tem colesterol alto e não tolera as estatinas por causa dos vários efeitos colaterais, costumo recomendar uma combinação de suplementos para ajudar a baixar o colesterol sem recorrer a uma receita médica. De qualquer forma, é imperativo que você fale com seu médico antes de se automedicar com estes suplementos.

SOMENTE PARA PACIENTES COM COLESTEROL ALTO

- **Niacina:** 250 miligramas por dia durante duas ou mais semanas até que eles não sofram mais de vermelhidão, que é um efeito colateral comum da niacina. Depois de duas semanas, aumento a dose para 500 miligramas por dia. Quando já toleram bem essa dose, aumento novamente para 750 miligramas ao dia.
- **Óleo de peixe:** 3 gramas por dia
- **Óleo de linhaça:** 1 colher de sopa por dia (pode ser usado num molho de salada)
- **L-carnitina:** 500 miligramas duas vezes ao dia
- **Coenzima Q10:** 50 miligramas duas vezes ao dia
- **Vitamina C:** 1.000 miligramas por dia, tamponada (ascorbato de cálcio) ou não tamponada (ácido ascórbico)

Se você não tem colesterol alto, deve tomar mesmo assim os seguintes suplementos da lista anterior para ajudar no funcionamento geral do sistema circulatório:

- **Vitamina C:** 1.000 miligramas
- **Óleo de linhaça:** 1 colher de sopa
- **Coenzima Q10:** 50 miligramas

MOTIVOS

A niacina é uma vitamina do complexo B e pode aumentar o HDL, ou colesterol bom. O óleo de peixe pode baixar os triglicerídios e diminuir a inflamação. O óleo de linhaça pode aumentar o HDL. O aminoácido L-carnitina pode reduzir o LDL, ou colesterol ruim, e fortalecer o músculo cardíaco. A coenzima Q10 ajuda a levar mais oxigênio para os tecidos do sistema circulatório. A vitamina C ajuda a prevenir coágulos sanguíneos.

As estratégias antienvelhecimento e o sistema circulatório

Nº 1: Movimentar-se. Como o exercício afeta o seu coração e a sua circulação? Estudos mostraram que o corpo produz menos substâncias químicas inflamatórias quando você está fisicamente em forma. E como ficar fisicamente em forma? Minha resposta é o exercício cardiovascular regular. Fazer exercício cardiovascular é um jeito poderoso de reduzir os níveis de CRP e a gordura abdominal, sem falar que ajuda você a ficar mais em forma. Fazer "cárdio" pode consistir em caminhar, correr, pedalar, nadar ou frequentar uma aula de aeróbica, para dar só algumas opções. Se você não é ativo no momento, estabeleça como meta chegar a 30-45 minutos de exercício, no mínimo, três ou mais dias por semana. Escolha uma atividade moderada. Isso significa que você deve ficar um pouco mais ofegante que o normal e sentir um pouco mais de calor. Também recomendo você ficar na sua *zona cardiovascular*, que é 60% a 80% de sua frequência cardíaca máxima, durante 30 minutos a cada dia. Você encontrará a fórmula para isso no Apêndice. Nota: seria bom arranjar um monitor de ritmo cardíaco.

Nº 2: Manter um peso saudável. Estar acima do peso é um dos principais fatores de risco para toda doença do sistema circulatório. Há muitos modos diretos e indiretos pelos quais a obesidade influi negativamente no sistema circulatório, mas a conclusão é que gordura em excesso força o coração e a circulação. A ótima notícia é que, quanto mais perto você chega de uma faixa de peso saudável, mais baixos os seus fatores de risco de doenças cardíacas. Se você encher sua dieta de todos os alimentos saudáveis mencionados neste capítulo e evitar os não saudáveis, dará um passo gigante na direção desse objetivo.

Nº 3: Manter-se hidratado. Diga "sim" à água, pelo bem do seu coração. A água é a melhor fonte de hidratação; ela regula a circulação sanguínea, ajuda na digestão e no transporte de nutrientes e oxigênio para as células. Se você não está adequadamente hidratado, pode sofrer arritmias cardíacas e, com o tempo, ter mais probabilidade de acumular placas nas artérias.

Nº 4: Evitar o fumo. As toxinas que seu corpo recebe ao fumar podem aumentar o ritmo cardíaco e a pressão arterial e, com o tempo, diminuir a eficiência cardíaca. Além disso, fumar aumenta o risco de desenvolver trombos.

Nº 5: Suplementos. Você encontrará uma lista de suplementos específicos divididos em dois grupos: um para pessoas que receberam o diagnóstico de colesterol alto, mas não toleram estatinas, e o outro para pessoas com níveis de colesterol normais.

Cuidado com o consumo de sódio

Sódio demais pode elevar a pressão arterial. É importante seguir as orientações sobre a quantidade de sódio que você deve consumir diariamente: 2.300 miligramas, no total. No entanto, você não deve ingerir mais de 1.500 miligramas por dia se estiver numa das seguintes categorias:

- Acima de 51 anos
- Afrodescendente

- Diagnosticado com hipertensão
- Diagnosticado com diabetes
- Diagnosticado com doenças crônicas dos rins

As fontes mais comuns de sódio em excesso são os alimentos industrializados ou conservados. Familiarize-se com os rótulos nutricionais dos alimentos que consome para ter ideia de quanto sódio está ingerindo num dia. Você vai ficar chocado! Tome medidas para reduzir o consumo total imediatamente.

Antes de entrar no Ciclo 1: Restauração para melhorar o estado atual do seu sistema circulatório, responda ao teste a seguir. Responda de novo depois de seguir meu Plano dos 17 dias; você vai ficar surpreso com sua melhora.

Seu sistema circulatório está a caminho de 100 anos felizes e saudáveis?

Responda a cada pergunta com sinceridade; marque os pontos indicados para cada resposta. Some o total e veja a sua nota.

1. **Você está acima do peso 7 quilos ou mais, baseado nas tabelas do Capítulo 2?**
A. Sim □ 0 ponto B. Não □ 4 pontos

2. **Você sente dores de cabeça ou se sente inchado, confuso, lerdo ou sonolento depois de comer?**
A. Sim □ 0 ponto B. Não □ 4 pontos

3. **Você tem um nível de estresse significativo em sua vida?**
A. Sim □ 0 ponto B. Não □ 4 pontos

4. **Você já sofreu trombose, derrame ou infarto?**
A. Sim □ 0 ponto B. Não □ 4 pontos

5. **Você fuma, atualmente?**
A. Sim □ 0 ponto B. Não □ 4 pontos

6. **Com que frequência você se exercita?**

A. Eu não faço exercícios. ☐ 0 ponto

B. Eu não faço exercícios, a não ser atividades leves, como tarefas domésticas. ☐ 1 ponto

C. Eu faço exercícios uma ou duas vezes por semana por 30 minutos ou mais. ☐ 2 pontos

D. Eu faço exercícios três vezes por semana por 30 minutos ou mais. ☐ 3 pontos

E. Eu faço exercícios mais de três vezes por semana por 30 minutos ou mais. ☐ 4 pontos

7. **Com que frequência você fica ofegante ao subir escadas, com vermelhidão no rosto ou dores de cabeça?**

A. Com frequência, quase diariamente ☐ 0 ponto

B. Ocasionalmente, algumas vezes por semana ☐ 1 ponto

C. Pouco, algumas vezes por mês ☐ 2 pontos

D. Raramente ☐ 3 pontos

E. Nunca ☐ 4 pontos

8. **Consulte a lista de alimentos anti-inflamatórios. Com que frequência você come esses alimentos?**

A. Nunca ☐ 0 ponto

B. Como uma ou duas porções desses alimentos por semana. ☐ 1 ponto

C. Como quatro porções desses alimentos por semana. ☐ 2 pontos

D. Como cinco ou seis porções desses alimentos por semana. ☐ 3 pontos

E. Como três ou mais porções desses alimentos diariamente. ☐ 4 pontos

9. **Na última vez que fiz exame de colesterol LDL, o resultado foi:**

A. 190mg/dl ou mais ☐ 0 ponto

B. 160 a 189mg/dl ☐ 1 ponto

C. 130 a 159mg/dl ☐ 2 pontos

D. 100 a 129mg/dl ☐ 3 pontos

E. Menos de 100mg/dl ☐ 4 pontos

10. **Na última vez que fiz exame de colesterol HDL, o resultado foi:**
   A. Abaixo de 40mg/dl ☐ 0 ponto
   B. 40mg/dl ou mais ☐ 4 pontos

11. **Na última vez que fiz exame de triglicerídios, o resultado foi:**
   A. 500mg/dl ou mais ☐ 0 ponto
   B. 200 a 499mg/dl ☐ 1 ponto
   C. 150 a 199mg/dl ☐ 2 pontos
   D. Menos de 150mg/dl ☐ 4 pontos

12. **Minha pressão sanguínea é:**
   A. 16 ou mais por 10 ou mais ☐ 0 ponto
   B. 14 a 13,9 por 9 a 9,9 ☐ 1 ponto
   C. 13,9 ou menos por 8,9 ou menos ☐ 4 pontos

13. **Meu nível de proteína C-reativa (CRP) é:**
   A. Não sei ☐ 0 ponto
   B. Acima de 3,0/l ☐ 0 ponto
   C. 1,0 a 2,9/l ☐ 2 pontos
   D. Abaixo de 1,0/l ☐ 4 pontos

14. **Minha frequência cardíaca em repouso é: (Você pode facilmente verificar a frequência cardíaca na parte interna do seu pulso, abaixo do polegar, ou na artéria carótida. Ela fica no pescoço, dos dois lados da laringe. Mas não aperte demais.)**
   A. Acima de 100 ☐ 0 ponto
   B. 60 a 100 ☐ 3 pontos
   C. 40 a 60 ☐ 4 pontos

Pontuação:

0 a 12: URGENTE; consulte o seu médico o quanto antes sobre a saúde do seu sistema circulatório.

13 a 24: PERIGOSO; mude o comportamento que está pondo em risco seu coração imediatamente.

25 a 36: MODERADAMENTE ARRISCADO; mude seus maus hábitos cardíacos e adote mais das minhas técnicas que podem ajudar a melhorar a saúde do seu coração.

37 a 48: NA MÉDIA; você ainda pode fazer mudanças.
49 ou mais: EXCELENTE; continue nesse rumo positivo.

Conclusão: seu coração é seu companheiro constante. Ele sustenta você a cada segundo de cada dia. Ele é, de fato, o que mantém você vivo. Sei que é fácil até esquecer que esse reloginho existe. Afinal, é um músculo que você jamais vai precisar flexionar voluntariamente. Mas se o negligenciar, ignorar ou abusar dele, seu coração e seu sistema circulatório vão começar a decair, e logo você vai lamentar não ter demonstrado alguma gratidão pelo trabalho pesado deles durante todos esses anos. Portanto, nutra seu coração só um pouquinho, e ele vai ajudar a abrir caminho para o seu centésimo aniversário.

CAPÍTULO 4
Respire aliviado

Observe como as crianças sobem e descem escadas correndo ou disparam pelo playground sem esforço. Nem precisam parar para recuperar o fôlego! Nós, adultos, por outro lado, podemos ter que parar no meio da atividade, ofegantes. Quando chegamos à casa dos 40, a falta de ar mostra a sua cara feia com mais frequência depois que corremos escada acima, nos desabalamos correndo ou — sejamos francos — fazemos sexo. Se você acha que a idade não está chegando para você, pense melhor.

O envelhecimento não causa falta de ar. Se causasse, eu não teria como explicar os caras de 80 e tantos anos que vejo malhando na academia e pondo no chinelo pessoas vinte (ou mais) anos mais jovens do que eles! Sim, esses caras existem e não estão ofegando. Sabe o que muitas vezes causa a falta de ar? A falta de condicionamento e de bons hábitos de saúde, é isso. Se você é alguém que anda, corre, nada ou pedala regularmente — e não fuma —, tem capacidade respiratória suficiente para respirar facilmente por toda a vida. Continue assim! Todos os outros que acham que precisam melhorar um pouco (ou muito!), nessa área, continuem lendo.

Sistema respiratório — Curso básico

Todo santo dia, nós inspiramos e expiramos cerca de 20 mil vezes. Toda essa respiração usa cada aspecto do sistema respiratório: o nariz, a garganta, a laringe, a faringe e os pulmões.

Seus pulmões parecem árvores de cabeça para baixo. Eles têm galhos que levam até sacos, ou alvéolos, que liberam oxigênio para o sangue e removem dele dióxido de carbono.

Se o ar que você respira estiver sujo ou poluído, os poluentes são expulsos, destruídos por sucos digestivos ou devorados por macrófagos, um tipo de célula do sistema imunológico que patrulha o organismo procurando germes para destruir. Essas ações são exemplos dos meios maravilhosos com os quais o sistema respiratório filtra as toxinas e protege a saúde.

No entanto, existem inúmeros fatores que podem afetar nossa capacidade pulmonar, tanto dentro do nosso corpo quanto no meio ambiente. Um caso de gripe ou pneumonia, por exemplo. Quando você é mais velho, essas infecções podem desativar uma parte da sua capacidade pulmonar. E se a capacidade pulmonar diminui, você pode sofrer um infarto ou um derrame, já que pouco oxigênio está chegando até o seu coração ou cérebro. Até comer muito açúcar, complicando assim os níveis de glicemia, faz mal aos pulmões. Glicose excessiva no sangue cria produtos finais de glicosilação avançada, aqueles horríveis AGEs que já mencionei. Os AGEs fazem o tecido pulmonar se enrijecer e ficar inflexível, dificultando a respiração.

Os pulmões também são muito vulneráveis ao ar livre. Exposição excessiva a gases ambientais — estou falando de fumaça de cigarro e poluição atmosférica — podem detonar sua capacidade pulmonar e acelerar o envelhecimento. Potenciais ataques à saúde dos pulmões estão ao nosso redor e dentro de nós, mas felizmente podemos nos resguardar deles com algumas defesas simples, porém vitais.

Problemas pulmonares mais comuns

Antes que eu comece a falar de todos os problemas respiratórios que podem surgir com a idade, aqui estão problemas comuns sentidos por pessoas de todas as idades. Eu os menciono porque muitas vezes estão associados ao estilo de vida, o que significa que podem ser facilmente evitados.

Asma. É uma doença inflamatória crônica dos pulmões que faz com que as vias respiratórias se apertem e fiquem mais estreitas quando o doente tem contato com substâncias irritantes como fumaça de cigarro, poeira ou pelugem de animais.

DPOC (doença pulmonar obstrutiva crônica). Essa é uma doença pulmonar comum que dificulta muito a respiração. Estudos descobriram que uma das principais causas da DPOC é o fumo de qualquer tipo, bem como a exposição constante ao fumo passivo. Sintomas incluem tosse, chiados no peito, cansaço e fôlego curto.

Enfisema. Na verdade, esse é um tipo de DPOC, e o fumo também é sua causa número 1. É o que acontece quando os alvéolos (os saquinhos de ar dentro dos seus pulmões) são danificados e finalmente destruídos. Os pacientes às vezes não têm nenhum sintoma, inicialmente, mas a doença costuma levar à falta de fôlego e ao ritmo cardíaco acelerado crônicos. Existem opções de tratamento, mas o mal não tem cura.

Bronquite. A bronquite é uma doença respiratória, e na verdade existem dois tipos: aguda (de curta duração) e crônica (que dura muito mais). Ela causa a formação de muito muco e inflamação nos brônquios, o que leva o paciente a expelir catarro na tosse. A bronquite é uma doença que representa inflamação dos bronquíolos, ou vias respiratórias, e é tipicamente causada por vírus e/ou bactérias.

Resfriado. Os resfriados, que eu vejo no meu consultório diariamente, são causados por mais de duzentos vírus diferentes, que inflamam o trato respiratório superior. Os indicadores comuns de que você está resfriado incluem tosse, espirros, garganta irritada, congestão nasal e dor de cabeça.

Pneumonia. A pneumonia é uma inflamação dos pulmões causada por uma infecção bacteriana ou viral. Ela provoca febre e inflamação do tecido pulmonar; os doentes têm dificuldade para respirar porque os pulmões precisam se esforçar mais para transferir oxigênio para a corrente sanguínea e remover dióxido de carbono do sangue.

Como os pulmões e o sistema respiratório envelhecem

Muitos fatores — incluindo a genética, o fumo, os poluentes, os agentes irritantes e as doenças infecciosas — podem levar seus pulmões e o sistema respiratório a desenvolver problemas e envelhecer mais rápido que o normal. Problemas do sistema respiratório associados ao envelhecimento incluem:

Capacidade vital forçada (CVF). Isso se refere à quantidade de ar que você consegue forçar para fora depois de uma inspiração profunda. É um fator importante: pessoas com pulmões saudáveis têm uma CVF alta. Ela indica com quanta eficiência outros órgãos estão recebendo oxigênio, que é indispensável para a vida. Portanto, está bem claro: você quer manter sua capacidade pulmonar para ter boa saúde e longevidade.

Fibrose intersticial. Com essa condição, o material fibroso se acumula nos pulmões e engrossa as paredes dos alvéolos. Esse material fibroso pode também obstruir as vias respiratórias, ou bronquíolos, que estão ligadas aos sacos de ar. Os sintomas de fibrose intersticial incluem fôlego curto, dor no peito e saliva misturada com sangue na tosse.

Com a idade, outras mudanças acontecem: a elasticidade dos pulmões diminui, a rigidez da caixa torácica aumenta, e a força dos músculos envolvidos na respiração diminui. O cigarro e outros tipos de fumo aceleram todos esses declínios associados à idade.

SUPLEMENTOS QUE AJUDAM O SISTEMA RESPIRATÓRIO

COMPLEXO B

- **Ácido fólico:** 0,4mg
- **Vitamina B_{12}:** 2,4mcg
- **Vitamina B_6:** 1,3mg

Por quê? A vitamina B_{12} e o ácido fólico (outra vitamina do complexo B) ajudam seu corpo a metilar adequadamente, e o equilíbrio da metilação do DNA é um fator importante para prevenir e retardar o envelhecimento dos seus pulmões e do sistema respiratório. Recomendo que você tome um suplemento de vitaminas do complexo B e coma muitos alimentos ricos nessas vitaminas.

Tudo isso parece meio deprimente, certo? Não precisa ser. Como já falei, de muitas maneiras, o sistema respiratório pode ficar mais saudável e mais forte com a idade. Seus pulmões são muito sensíveis à metilação, um processo que, quando equilibrado, acontece dentro do DNA das células e previne anomalias no funcionamento. Quando está desequilibrada, a metilação é um assunto sério e pode levar ao câncer, inclusive do pulmão. Para evitar doenças pulmonares graves, precisamos garantir que nosso organismo esteja metilando corretamente. É fácil fazer isso: basta ingerir quantidades adequadas de vitamina B_{12} e ácido fólico. Esses dois nutrientes são essenciais para garantir o equilíbrio na metilação celular. O ácido fólico, em particular, é vital para o crescimento e a regeneração celulares. Essa vitamina é abundante nos seguintes alimentos:

Alimentos ricos em ácido fólico

Hortaliças verdes e folhosas (couve-manteiga, couve, folhas de mostarda, espinafre, alface-romana, folhas de nabo)
Aspargos
Brócolis
Frutas cítricas
Feijões e lentilhas
Abacate
Quiabo
Couve-de-bruxelas
Sementes e nozes
Couve-flor
Beterraba
Milho
Aipo
Cenoura
Abóbora

A vitamina B_{12} está envolvida no metabolismo de toda célula do corpo humano, afetando especialmente a síntese e regulação do DNA. Você precisa de uma quantidade bem pequena — cerca de 2 microgramas — de vitamina B_{12} por dia, mas precisa ingeri-la. A falta de vitamina B_{12} pode causar anemia, danos neurológicos e problemas cognitivos. Se não for tratada, uma deficiência severa pode acarretar a divisão cada vez mais anormal das células sanguíneas, levando potencialmente até o câncer.

À medida que você envelhece, fica mais difícil para o organismo absorver a vitamina B_{12}, em parte devido a uma redução da quantidade de ácido gástrico que produzimos. Especialistas estimam que até 30% das pessoas de 50 anos ou mais são afetadas por esse declínio no ácido gástrico e pela consequente diminuição da capacidade de absorver a B_{12} e outras vitaminas. Estima-se que uma em cada dez pessoas acima dos 60 anos na América do Norte tenha deficiência de vitamina B_{12}. Você pode contrabalançar essa deficiência tomando um suplemento do complexo B. Também pode obter essa vitamina dos seguintes alimentos:

Alimentos ricos em vitamina B_{12}

Mexilhões
Ostras
Peixe
Lagosta
Siri
Carne de vaca
Cordeiro
Queijo
Ovos
Iogurte
Cereais e alimentos vegetais enriquecidos com vitamina B_{12}

Estratégias de apoio

As estratégias antienvelhecimento e o sistema respiratório

Nº 1: Movimentar-se. Agora vou falar especificamente do simples ato de caminhar, mas não de um simples passeio pela rua. A velocidade — ou lerdeza — com que você caminha normalmente pode indicar o quanto você vai viver, de acordo com um estudo publicado no *Journal of the American Medical Association*. Nesse estudo em particular, pesquisadores mediram a velocidade de caminhada de mais de 34 mil pessoas com 65 anos ou mais.

Os indivíduos que andavam em média a 3,6 quilômetros por hora ou mais rápido viviam mais do que aqueles que andavam mais devagar. Bem, não estou necessariamente dizendo que isso significa que basta você começar a andar mais rápido e automaticamente vai viver mais. O mais importante é: se você nota que simplesmente não consegue andar mais rápido, isso pode ser um indicador de que já tem um problema de saúde. Tente aumentar a velocidade da sua caminhada durante o Ciclo 1 e, se achar isso realmente difícil, converse com seu médico sobre o que pode estar acontecendo.

Nº 2: Manter um peso saudável. Estar acima do peso causa mais esforço dos seus pulmões e compromete todos os músculos envolvidos na respiração, fazendo-os trabalhar mais e com menos eficiência. É aqui que vou recomendar que você peça ajuda à minha Dieta dos 17 dias. Ela é um programa com quatro ciclos planejado para perder peso rapidamente. Essa dieta é nutricionalmente saudável, fácil de seguir e funciona. Mas seja qual for o programa de nutrição e exercício que você escolher, leve-o a sério e perca esses quilos a mais.

Nº 3: Manter-se hidratado. Beber muita água todo dia ajuda a manter uma consistência fina e saudável no muco que reveste suas vias respiratórias e seus pulmões. A desidratação pode fazer esse muco engrossar e ficar grudento, o que torna a respiração como um todo mais lenta e deixa você mais suscetível a doenças.

Nº 4: Evitar o fumo. O fumo danifica os pulmões e a saúde respiratória, induzindo a inflamação, acelerando o estresse oxidativo nas células respiratórias e até causando a morte delas, o que potencialmente aproxima você do enfisema, de doenças pulmonares crônicas (que por sua vez aumentam o risco de pneumonia e insuficiência cardíaca), bronquite crônica e câncer do pulmão.

Existem diversos métodos para parar de fumar, e eu incluí vários recursos no Apêndice deste livro. O truque é continuar tentando até encontrar um que funcione para você. Brad, um dos meus pacientes, fumava três maços por dia e quis parar quando seu primeiro neto nasceu. Ele fumava havia quase trinta anos, na época.

Quando a vontade de fumar batia, ele levantava e dava uma volta no quarteirão. Ele tentou o chiclete à base de nicotina, mas lhe dava dor de cabeça. Então ele inventou um substituto saboroso, embebendo palitos de dente em óleo de canela e chupando-os, em vez de fumar. Para continuar motivado, ele pensava em sua família o máximo possível. Tudo isso envolveu algumas tentativas, mas no fim Brad conseguiu, e já não tem problemas respiratórios há três anos.

Se você já tentou parar, é hora de tentar de novo, porque a melhor coisa que você pode fazer pelos seus pulmões é parar de fumar. O fumo causa danos enormes ao seu sistema respiratório, mas a boa notícia é que esses danos podem ser reparados.

Lembre-se: mesmo que você *nunca* tenha tocado num cigarro, charuto ou cachimbo, ainda pode estar inalando uma quantidade alarmante de poluentes todo dia. Portanto, fortalecer seu sistema respiratório é útil até para não fumantes, porque você estará protegido contra todos os possíveis invasores: alergênicos, bactérias e vírus. Além disso, você não quer ficar conectado a um respirador quando tiver 100 anos, certo? Pulmões fortes são um componente essencial para a boa saúde como um todo, à medida que envelhecemos.

Nº 5: Suplementos. Certifique-se de que seu multivitamínico tem as quantidades recomendadas de vitaminas B que já mencionei. Caso não tenha, você precisa acrescentar mais um suplemento do complexo B ao seu regime.

Aprenda técnicas de respiração da ioga. Sua respiração é fraca? Pode ser, se você inspira a maior parte do tempo com o peito. Sugiro que você aprenda a inspirar profunda e demoradamente, mandando oxigênio fresco para o fundo dos seus pulmões. Isso não só ajuda os pulmões a funcionarem melhor, mas também pode trazer uma sensação de calma. Você encontrará descrições de uma técnica da ioga de respiração profunda chamada *Respiração de fogo* no Apêndice, e ela está incluída no Plano dos 17 dias de restauração. Você também verá uma *Técnica de respiração diafragmática* no Apêndice, que ensina como inspirar para a barriga, flexionando e fortalecendo assim o diafragma. Isso pode ser muito renovador e é um excelente exercício para os pulmões. Com o tempo, pode ajudar a aumentar sua capacidade pulmonar.

Estufe o peito. Encorajo você a expandir e esticar os músculos do seu peito, o que também pode ajudar a mandar mais oxigênio para dentro dos seus pulmões. O Apêndice oferece explicações de uma *expansão peitoral* e da *postura da cobra*, dois exercícios que atingem essa finalidade.

Desafie seus pulmões. Exercícios simples, porém desafiadores, como respirar através de um canudo, podem melhorar a eficiência dos seus pulmões, aumentando sua capacidade. Outras atividades que desafiam seus pulmões de maneira positiva são cantar, tocar instrumentos de sopro e nadar. No geral, quero que você tome mais consciência da sua respiração, para poder melhorá-la com o tempo e ter pulmões fortes por toda a vida.

Inale vapor. Especialmente se você sofre de bronquite crônica, deveria inalar vapor de forma regular para soltar o muco espesso que seus pulmões produzem naturalmente quando estão tentando se livrar de uma infecção. O objetivo é fazer o muco voltar a uma consistência fina e saudável. Quando inalo vapor, gosto de adicionar algumas gotas de um óleo essencial como o de eucalipto, não só pelo aroma agradável, mas porque ele pode ajudar a purificar os pulmões. Mesmo tomar apenas um banho bem quente pode atingir esse objetivo.

Considere a quiropraxia. Depois de passar por uma sessão quiroprática, muitas pessoas fazem comentários como: "Parece que está entrando mais ar nos meus pulmões." Um estudo realizado com mais de 5 mil pessoas mostrou que a intervenção quiroprática melhorou a respiração geral de 25% dos participantes do estudo. Se você optar por esse caminho, converse a respeito com seu clínico geral e programe com ele para encontrar um quiroprático e coordenar o tratamento. Não recomendo procurar tratamento quiroprático sem antes alertar o seu médico.

Antes de começar o Plano dos 17 dias do Ciclo 1: Restauração, faça este teste. Repita-o depois de completar os 17 dias. Sua melhora pode ser surpreendente!

Seu sistema respiratório está a caminho de 100 anos felizes e saudáveis?

Responda às perguntas a seguir e marque os pontos indicados para cada resposta. Some o total para ver como se saiu.

1. **Você tem sentido fôlego curto ou falta de ar?**
A. Sim ☐ 0 ponto   B. Não ☐ 4 pontos

2. **Você sente fôlego curto quando em:**
A. Repouso ☐ 0 ponto
B. Atividade leve ☐ 1 ponto

C. Atividade moderada ☐ 2 pontos
D. Atividade intensa ☐ 3 pontos
E. Eu não sinto fôlego curto. ☐ 4 pontos

3. **Você tem tosse crônica?**
A. Sim ☐ 0 ponto B. Não ☐ 4 pontos

4. **Com que frequência você consome alimentos ricos em vitamina B_{12} (como ovos, queijo, frutos do mar e iogurte)?**
A. Nunca ☐ 0 ponto
B. Uma ou duas vezes por semana ☐ 1 ponto
C. Três ou quatro vezes por semana ☐ 3 pontos
D. Todo dia ☐ 4 pontos

5. **Você teve tosse com sangue recentemente?**
A. Sim ☐ 0 ponto B. Não ☐ 4 pontos

6. **Você sente um chiado no peito quando se esforça (por exemplo, quando faz ginástica ou sobe escadas)?**
A. Sim ☐ 0 ponto B. Não ☐ 4 pontos

7. **Com que frequência você come frutas e hortaliças coloridas?**
A. Nunca ☐ 0 ponto
B. Uma vez por semana, em média ☐ 1 ponto
C. Duas vezes por semana, em média ☐ 2 pontos
D. Diariamente ☐ 4 pontos

8. **Quantos dias você faltou ao trabalho no ano passado por causa de problemas pulmonares?**
A. Um mês ou mais ☐ 0 ponto
B. Três semanas ☐ 1 ponto
C. Duas semanas ☐ 2 pontos
D. Nenhum ☐ 4 pontos

9. **Você fuma cigarro, charuto ou cachimbo, atualmente?**
A. Sim ☐ 0 ponto B. Não ☐ 4 pontos

10. **Se você não fuma atualmente, já fumou um ou mais maços por dia por dez anos ou mais?**

A. Sim ☐ 0 ponto B. Não ☐ 4 pontos

11. **Com que frequência você está exposto ao fumo passivo?**

A. Frequentemente ☐ 0 ponto
B. Ocasionalmente ☐ 1 ponto
C. Nunca ☐ 4 pontos

12. **Com que frequência você está exposto a poluentes ou toxinas, como poluição atmosférica, poeira ou fumaça?**

A. Frequentemente ☐ 0 ponto
B. Ocasionalmente ☐ 1 ponto
C. Nunca ☐ 4 pontos

13. **Você já foi exposto a asbesto (amianto)?**

A. Sim ☐ 0 ponto B. Não ☐ 4 pontos

14. **Você fica resfriado com frequência, e seus resfriados costumam durar mais do que uma semana?**

A. Sim ☐ 0 ponto B. Não ☐ 4 pontos

Pontuação:

0 a 11: URGENTE; consulte o seu médico o quanto antes sobre a saúde do seu sistema respiratório.

12 a 22: PERIGOSO; pare com o comportamento que está danificando seus pulmões imediatamente.

23 a 33: MODERADAMENTE ARRISCADO; comece a seguir mais das minhas recomendações que podem melhorar seus pulmões.

34 a 44: NA MÉDIA; você ainda pode fazer mudanças.

45 a 56: EXCELENTE; continue nesse rumo positivo.

Receita do chá de tomilho do Dr. Mike

O tomilho é uma erva barata que era usada em tempos antigos pelos egípcios, gregos e romanos para fins medicinais e rituais.

Inclua uma xícara de chá de tomilho no seu ritual diário para ter respiração forte graças ao timol, um poderoso antioxidante. Com uma vantagem a mais: já foi verificado que ele alivia a tosse e a bronquite!

Ingredientes
Água — 2 xícaras de chá
Tomilho fresco — 2 colheres de sopa OU tomilho desidratado — 1 colher de sopa

Modo de fazer
Afervente a água no fogão ou micro-ondas.

Pique o tomilho bem miúdo, ponha numa bola de aço para preparo de chá* e coloque na xícara.

Derrame água quente sobre a erva e deixe-a em infusão por no mínimo 5 minutos.

** Se você não tem uma bola de aço para preparo de chá, coe as folhas depois da infusão.*

Aproveite!

Rendimento: 2 xícaras de chá

Realmente não quero que você precise de oxigênio quando ficar muito mais velho; ficar conectado a um cilindro não é vida pra ninguém, e nosso objetivo aqui é ajudar você a se sentir em forma e ativo quando tiver 100 anos! Adotando estes passos simples logo cedo na vida, você está se preparando para muitos anos com pulmões saudáveis e resistentes. Portanto, para manter seu sistema respiratório fortalecido, não fume, evite a exposição aos poluentes, mantenha-se ativo e coma alimentos saudáveis — todas medidas fáceis de incluir no estilo de vida e que garantem um sistema respiratório saudável e vibrante.

CAPÍTULO 5
O poder do cérebro

Quando eu "crescer", quero continuar tão mentalmente alerta quanto minha paciente Rhonda. Com mais de 80 anos, ela ainda tem entusiasmo pela vida e pelas descobertas enriquecedoras que faz diariamente.

Outro dia perguntei a ela: "Como você mantém sua mente tão em forma?" Rhonda já teve muitos passatempos em todos esses anos. Ela é ativa com amigos e com sua igreja. Está sempre experimentando coisas novas, de comidas a programas de televisão. Até varia o itinerário ao sair para fazer suas coisinhas, evitando assim viver a vida no piloto automático.

Pessoas como Rhonda parecem desafiar o envelhecimento. Ela irradia empolgação e juventude. Está fisicamente saudável, tem faculdades mentais impecáveis, está quase sempre radiante, e sua vida está cheia de ótimos amigos e familiares com os quais pode contar. Você não gostaria de encapsular o que ela tem, seja o que for?

Bem, não é exatamente algo que vem em cápsulas, mas pode ser todo seu, se você se esforçar um pouco. Neste capítulo, vou mostrar como se concentrar nesse esforço. Quando você cuida do seu cérebro e sistema nervoso, sensações de felicidade, esperança, otimismo e juventude se seguem naturalmente. Se adotar as mudanças simples que vou sugerir, sou capaz de apostar que você vai ver e sentir algumas melhoras bastante impressionantes ao longo de apenas 17 dias.

Sistema nervoso — Curso básico

No alto da espinha dorsal, de forma não muito diferente de uma flor sobre seu caule, fica a peça mais complexa e intrigante do planeta Terra: o cérebro humano. Esse órgão úmido e rosa-acinzentado é o centro de controle do corpo humano, porque regula tudo o que fazemos: o pensamento, a razão, a intuição, a emoção, a visão, a audição, o tato, o movimento, a fala, a memória, a criatividade — tudo, de fato, que nos torna humanos. O cérebro é o órgão mais importante do corpo. Portanto, você precisa protegê-lo!

Pense no cérebro como o centro de controle da missão do organismo. O sistema nervoso é parecido com um sistema de comunicação, levando e trazendo mensagens do cérebro para todas as partes do corpo. E a espinha dorsal é uma superestrada que serve de rota para essas comunicações, com seus nervinhos que se ramificam para cada órgão e sistema do corpo.

Por exemplo, suponhamos que você atravesse a rua à frente de um carro em movimento. Os nervos da sua pele enviam uma mensagem de "recuar" para o seu cérebro. O cérebro, então, envia uma mensagem mandando os músculos das suas pernas voltarem para a calçada e saírem da frente do perigo. Por sorte, essa corrida de revezamento neurológica acontece instantaneamente, em muito menos tempo do que eu levo para explicá-la.

O sistema nervoso tem três partes interligadas:

O sistema nervoso central (SNC). Consiste no cérebro e na espinha dorsal. De maneira geral, o SNC envia impulsos nervosos e analisa informações dos seus órgãos sensoriais (ouvidos, olhos e por aí vai). Quando o SNC está trabalhando com o máximo de eficiência, você consegue ouvir bem, ver otimamente, sentir os mais leves odores e aromas, além de ser muito sensível ao toque.

O sistema nervoso periférico (SNP). Imagine esse sistema como ramos de árvore feitos de nervos, se espalhando da espinha dorsal para cada parte do corpo. O SNP está encarregado de levar impulsos nervosos do SNC para os músculos e as glândulas. Doenças, ferimentos, má alimentação e exposição a toxinas ou venenos podem causar danos neurológicos ao SNP, às vezes resultando em perda de sensação ou até paralisia.

O sistema nervoso autônomo (SNA). Esse sistema controla a respiração, o ritmo cardíaco, a digestão, a pressão arterial e outras funções corporais que acontecem automaticamente, ou sem que pensemos nelas. O SNA está dividido em duas partes: os sistemas simpático e parassimpático.

O sistema parassimpático envia sinais para que o corpo repouse e funcione num ritmo normal (descanso e digestão), enquanto o sistema simpático ajuda a acelerar o corpo quando você precisa ficar mais ativo ou está sob pressão (como quando precisa fugir de um agressor). Um bom exemplo é a pressão arterial; se ela aumenta de repente, a atividade simpática aumenta e a parassimpática diminui. Produzindo efeitos opostos, os dois sistemas mantêm o corpo em equilíbrio.

Quando o SNA funciona mal por algum motivo, pode causar condições graves e muitas vezes debilitantes, como pressão arterial anormal, problemas cardíacos, dificuldade para respirar e engolir e disfunção erétil nos homens. Obviamente, manter esse sistema no melhor estado possível previne muitas complicações de saúde.

Como o sistema nervoso envelhece

Quando eu estava cursando Medicina, nos ensinavam que o sistema nervoso central não consegue se reparar depois de danos causados por traumas como ferimentos na cabeça ou problemas como o mal de Alzheimer, e que o cérebro não consegue regenerar os neurônios. Essencialmente, aprendíamos que o cérebro degenera de forma gradual durante a vida. Por sorte, esses conceitos sofreram uma reviravolta. Agora sabemos que o cérebro e o sistema nervoso central têm a capacidade de se regenerar. Isso é uma notícia fantástica, porque significa que você não está predestinado a sofrer problemas do cérebro e sistema nervoso como lapsos de memória, perda de raciocínio, falta de lucidez ou até senilidade.

Mas, sim, muitas facetas do sistema nervoso podem sofrer mudanças à medida que envelhecemos, portanto, vamos falar um pouco delas. Primeiro, os neurônios do seu cérebro e da espinha dorsal tendem a encolher, portanto, não transmitem mensagens com a mesma rapidez. À medida que os neurônios degeneram, restos podem se acumular no cérebro, causando coágulos, que aumentam o risco de derrame, mal de Alzheimer e outros problemas graves.

Quando os nervos não estão funcionando a todo o vapor, seus sentidos são afetados. A audição, por exemplo. Não é só aquele monte de pelos nos ouvidos do seu avô que dificulta a audição! À medida que você envelhece, o funcionamento do seu ouvido interno tende a enfraquecer, e sua audição provavelmente declinará. Encorajo meus pacientes a fazer audiometrias anuais para que possam acompanhar esse declínio e decidir se uma opção de tratamento, como um aparelho auditivo, é necessária.

Esse processo pode começar a afetar o equilíbrio também, já que ele tem muito a ver com o ouvido interno. Nosso nome difícil para essa perda de audição devida à idade é presbiacusia. Outro nome difícil para se manter em mente, já que também é comum à medida que avançamos nos anos, é *tinnitus*. É um zumbido incessante e anormal (muitas vezes agudo) no ouvido. Se você tem sintomas, fale com seu médico sobre a melhor solução para você.

A idade também afeta a visão. Quase todos os meus pacientes acima dos 55 anos precisam de óculos, ao menos às vezes. Pode ser um simples par de óculos de leitura ou então lentes bifocais.

O mais comum é as pessoas terem dificuldade em focalizar objetos ou textos de perto, uma condição chamada de presbiopia. Algumas também não toleram brilho, e outras podem até ter mais dificuldade para enxergar quando está muito escuro ou muito claro. Não é nada divertido, e às vezes embaraçoso, não conseguir ler um cardápio, mas a solução pode ser tão simples quanto um par de óculos de leitura, então continue indo ao seu oftalmologista anualmente para se certificar de que você está por dentro do estado da sua visão.

À medida que os nervos entram em colapso, seu paladar também é afetado. Sei que é meio triste pensar que você não vai conseguir saborear seus pratos (ou vinhos) favoritos, mas uma parte do envelhecimento é a perda de algumas papilas gustativas. Entre os 40 e 60 anos de idade, o número de papilas gustativas na nossa língua diminui. Além disso, aquelas que sobram ficam menores, por isso você perde um pouco do paladar, especificamente para alimentos salgados e doces.

Além disso, menos saliva é produzida à medida que você envelhece. Isso pode causar boca seca e dificultar a deglutição. A saliva é importante para a digestão, por isso, com menos saliva, a digestão é menos eficiente.

A idade também afeta o olfato. O declínio gradual do olfato acontece tipicamente depois dos 70 anos. Ele pode ser causado pelo processo da perda de terminações nervosas dentro do nariz ou por certos medicamentos. Quando envelhecem, muitas pessoas tomam mais remédios, alguns dos quais podem enfraquecer o olfato, como estrogênio, descongestionantes nasais (com o uso prolongado) e suplementos de zinco. Não há uma "cura" propriamente dita para a perda de olfato causada pelo envelhecimento. A prevenção, enquanto seu nariz ainda funciona bem, é a melhor aposta.

E há a memória. Isso é o que ninguém jamais quer perder. Até jovens esquecem coisas aqui e ali. Quem nunca esqueceu uma senha de computador? Ou a senha do banco na hora de usar o caixa eletrônico? Onde estacionou o carro ou deixou as chaves? À medida que envelhece, sua memória fica ainda pior, especialmente se você não cuida do seu cérebro e sistema nervoso há muito tempo. O cérebro encolhe naturalmente, perdendo até 10% de seu peso aos 90 anos. Isso é causado pelo encolhimento dos neurônios do cérebro e é considerado uma consequência normal do envelhecimento. Mas com o encolhimento significativo podem ocorrer demência senil, convulsões e uma condição chamada de afasia, na qual a pessoa não consegue falar ou compreender seu idioma.

A esta altura, sei que você está pensando: "Credo, ficar velho não tem graça nenhuma!" Mas espere aí. Há muitas coisas que você pode fazer agora para prevenir — ou ao menos retardar — tudo isso.

ATAQUE CEREBRAL!

O risco de sofrer um derrame, ou o que você pode chamar de "ataque cerebral", com certeza aumenta à medida que você envelhece. Existem dois tipos de derrame, o isquêmico (quando um coágulo sanguíneo impede que o sangue chegue ao cérebro, cortando assim o suprimento de oxigênio para aquela parte do órgão) e o hemorrágico (quando um vaso sanguíneo no cérebro realmente se rompe). Ambos são emergências médicas extremamente graves e podem causar danos cerebrais permanentes. Você pode reduzir significativamente o risco de sofrer um derrame, mesmo que já tenham ocorrido casos em sua família, mantendo seu colesterol baixo, seu peso numa faixa saudável, não fumando e evitando o diabetes.

SUPLEMENTOS QUE AJUDAM O SISTEMA NERVOSO

- **Vitamina C:** 1.000 miligramas por dia
- **Vitamina E:** 200 UIs por dia
- **Óleo de peixe:** 3 gramas por dia
- **Complexo B:**

  Ácido Fólico: 0,4mg
  B_{12}: 2,4mcg
  B_6: 1,3mg

- **Selênio:** 0,2mg
- **Cúrcuma:** 750mg por dia

Por quê: Um estudo de 2004 da Johns Hopkins com mais de 4.700 participantes idosos descobriu uma incidência reduzida de mal de Alzheimer naqueles que receberam uma combinação de suplementos de vitaminas C e E. Além disso, verificou-se que o DHA (encontrado no óleo de peixe) aumenta o poder cerebral. Portanto, especialmente se não está consumindo alimentos ricos em DHA, você deveria tomar um suplemento de óleo de peixe.

A cúrcuma é um tempero indiano com muitos usos medicinais. Num estudo da Universidade da Califórnia, em Los Angeles, a curcumina, um poderoso composto antioxidante e anti-inflamatório encontrado na cúrcuma, ajudou a reduzir a acumulação de depósitos de proteína amiloide em ratos. São os mesmos depósitos vistos em pacientes com mal de Alzheimer. Pesquisas anteriores mostraram uma baixa incidência de mal de Alzheimer entre os idosos na Índia, possivelmente graças à popularidade da cúrcuma na culinária indiana. Acontece que, na minha opinião, a cúrcuma também tem um sabor delicioso. Recomendo seu uso com frango, peixe ou pratos de hortaliças, para deixá-los com um sabor levemente parecido com o do curry. De qualquer forma, se você não gostar ou achar que não vai usá-la com frequência, pode também tomá-la em comprimidos.

As vitaminas do complexo B trabalham em conjunto para ajudar o sistema nervoso. Por exemplo, o ácido fólico só reduz a homocisteína na presença de níveis adequados das vitaminas B_6 e B_{12}. Baixos níveis de B_{12} e B_6, bem como de ácido fólico, foram relacionados ao mal de Alzheimer e ao declínio cognitivo.

Outro antioxidante saudável para o cérebro é o selênio. Pesquisadores franceses descobriram que ele pode impedir parte do declínio mental que acontece com a idade; um estudo de longo prazo revelou que à medida que os níveis de selênio no sangue caem em idosos, as funções mentais também sofrem. Esse estudo envolveu quase 1.400 pessoas que foram consultadas novamente depois de dois e nove anos. Foi na consulta depois de nove anos que a conexão entre o selênio e o declínio cognitivo foi descoberta. Os pesquisadores acreditam que o selênio pode prevenir o estresse oxidativo do cérebro, que pode ser parcialmente responsável pelo declínio mental que aparece com a idade.

A CONEXÃO ENTRE DENTAL E MENTAL...

Um estudo recente mostrou que indivíduos que não cuidam bem dos dentes e gengivas têm mais propensão a problemas cognitivos, como dificuldades com a memória. Pesquisadores trabalharam com mais de 2 mil homens e mulheres acima dos 60 anos, todos com periodontite (uma doença das gengivas). Eles testaram a memória dessas pessoas e descobriram que, quanto mais alto o número de bactérias que causava a doença, pior os idosos se saíam nos testes de memória. E quanto menos bactérias eles tinham, melhor era o desempenho nos testes cognitivos.

Portanto, siga os conselhos do seu dentista, usando fio dental diariamente e escovando os dentes por no mínimo 2 minutos, ao menos uma vez por dia. Não que ter dentes bonitos já não fosse motivação suficiente — mas agora você pode pensar que está preservando sua saúde mental cada vez que os escova e passa fio dental!

Estratégia número 1: Combater os radicais livres

Pesando apenas um quilo e meio, o cérebro corresponde a somente 2% do seu peso corporal total, mas usa até *metade* de todo o oxigênio do seu organismo. É preciso muito O_2 pra botar aquelas engrenagenzinhas pra rodar! Com essa alta atividade metabólica, o cérebro é suscetível a danos causados pelos radicais livres, os subprodutos destrutivos dos processos orgânicos normais, e é, portanto, muito vulnerável ao estresse oxidativo, bem como à inflamação. Com o tempo, todos esses danos ao cérebro podem afetar as funções cognitivas, a memória, o humor, o movimento e sua qualidade de vida em geral.

A maneira mais fácil de evitar que seu cérebro e todo o SNC (se você já esqueceu que SNC significa "sistema nervoso central", continue lendo para conseguir fazer seu cérebro funcionar melhor!) envelheçam é aumentar os antioxidantes na sua dieta, consumindo alimentos como frutas coloridas (uva, maçã, melão e frutas vermelhas) e hortaliças verdes e folhosas, cinco porções ao dia. Isso pode parecer familiar, já que acabei de aconselhar você, no capítulo sobre o sistema circulatório, a comer essas frutas e hortaliças; esses alimentos ajudam mesmo na sua saúde em geral, e a boa notícia é que, quando os come para ajudar um sistema, está dando uma mãozinha a todos os outros!

Quem não ingere bastante ácido fólico, a vitamina do complexo B encontrada sobretudo nas hortaliças verdes e folhosas (sim, estou falando com vocês, antivegeterianos renegados), tende a ter um nível elevado de homocisteína, que foi associado ao declínio cognitivo. Estudos com indivíduos idosos descobriram que existe uma relação entre o nível elevado de homocisteína, associado à deficiência de ácido fólico, e os problemas cognitivos. Isso não é bom! Mas o incrível é que está sob seu controle mudar isso. Eu gostaria de ver você obtendo a maior parte do seu ácido fólico da comida, mas sugiro que também tome um suplemento do complexo B para garantir.

Não estou dando permissão para que você se torne um beberrão, mas minha próxima sugestão é que tome uma taça de vinho regularmente. O vinho tinto tem resveratrol, um poderoso antioxidante encontrado na casca da uva. Alguns estudos revelaram que o resveratrol protege as células absorvendo radicais livres, enquanto outros mostram que ele até encoraja a regeneração dos neurônios. Ele também neutraliza um gene que ativa a inflamação. Portanto, saúde (dentro do razoável)! Um dos meus passatempos, quando não estou trabalhando, é colecionar e tomar vinhos tintos finos, por isso frequento degustações de vinho com amigos quando posso. Que bom eu ter encontrado um passatempo que também ajuda meu sistema nervoso — só vantagens!

As estratégias antienvelhecimento e o sistema nervoso

Nº 1: Movimentar-se. Você vai ver na seção "Use-o ou perca-o" as maneiras incríveis que o exercício pode evitar o envelhecimento do seu cérebro, aumentar a criatividade e fazer você pensar mais claramente agora mesmo!

Nº 2: Manter um peso saudável. Estudos revelaram uma relação entre o volume ou tamanho do cérebro e o IMC, o índice de massa corpórea. Descobriu-se que os participantes do estudo cujo IMC estava na categoria do sobrepeso ou da obesidade tinham cérebro menor, na média. Além disso, pesquisas indicam que estar acima do peso aumenta o risco de desenvolver mal de Alzheimer na velhice.

Nº 3: Manter-se hidratado. Regue o cérebro para melhorar a memória! Não, não derrame a água na cabeça. Beba-a! Sabia que mesmo uma desidratação leve pode prejudicar suas ideias? Tantos pacientes meus temiam estar perdendo o juízo, mas na verdade estavam apenas desidratados. Tome água suficiente — no mínimo de seis a oito copos de água pura diariamente — para que sua urina fique clara o tempo todo. Beba aos poucos, sem virar o copo. Seu organismo não consegue absorver mais do que uma xícara de água em 20 minutos.

Se você não gosta de água pura, faça alguma coisa — o que for preciso — para que ela se torne mais agradável para você, como acrescentar um limão espremido, fatias de pepino ou morango... ou tome água com gás.

Nº 4: Evitar o fumo. Pesquisadores descobriram recentemente que uma das substâncias químicas presentes nos produtos de tabaco faz com que as células do sistema imunológico dentro do cérebro ataquem o tecido cerebral sadio, causando danos. Isso mesmo — essa resposta imunológica à inflamação pode causar danos cerebrais.

Nº 5: Suplementos. Consulte a seção deste capítulo que traz minha lista de suplementos que protegem da ação do tempo especificamente o seu cérebro e sistema nervoso.

UMA MAÇÃ POR DIA MANTÉM O DERRAME LONGE?

Uma maçã por dia mantém, sim, médicos (como eu) longe, mas pode também ajudar a evitar que você sofra um derrame? É verdade: a maçã e outras frutas e hortaliças com polpa branca (pera, banana e couve-flor são alguns exemplos) parecem diminuir o risco de derrames, de acordo com um estudo da Holanda que foi publicado em 2011. A maçã também fornece catequina e quercetina, poderosas substâncias naturais chamadas de flavonoides que podem ajudar a evitar vários tipos de câncer. Quer você prefira a Golden ou a Fuji, coma uma maçã por dia para ajudar a proteger o seu cérebro.

Junto com os antioxidantes, certifique-se de que está tomando um suplemento de ácidos graxos ômega-3 com DHA. Esse suplemento pode ser benéfico para acalmar o mau humor, rejuvenescer o cérebro, melhorar a memória, proteger contra o desenvolvimento do mal de Alzheimer e até ter um efeito positivo sobre a visão. A dose recomendada para ácidos graxos ômega-3 é de 300 a 500 miligramas, e 800 a 1.100 miligramas de DHA diariamente. Além disso, considere a inclusão de alimentos ricos em gorduras poli-insaturadas na sua dieta diária.

Alimentos ricos em gorduras poli-insaturadas

Nozes
Sementes de girassol
Linhaça
Gergelim
Peixes gordos
Salmão
Cavala
Arenque
Truta
Óleos vegetais
Óleo de cártamo

Estratégias de apoio: Use-o ou perca-o

Além de encher sua dieta de antioxidantes, há outras maneiras de revitalizar e rejuvenescer o sistema nervoso. Vou resumi-las em três palavras: use-o ou perca-o.

Pense nos exercícios físicos (cardiovasculares, treinamento com pesos e qualquer outra atividade física) e nos exercícios mentais (palavras cruzadas, resolução de problemas e atividades intelectuais) como a dupla dinâmica da saúde cerebral. Quando o assunto é exercício físico, o que é bom para o corpo é bom para o cérebro — e isso inclui malhar regularmente. O exercício bombeia mais sangue oxigenado para o seu cérebro. Isso ajuda você a pensar mais clara e criativamente.

Você já esteve numa aula de dança? Se já, ótimo, porque esse tipo de exercício envolve habilidades motoras complexas. Isso significa que o seu cérebro está trabalhando para aprender as habilidades, enquanto o seu corpo bombeia oxigênio para o cérebro. O efeito conjunto é que seu cérebro cria conexões mais fortes e assim consegue processar mais informação.

EXERCÍCIOS FÍSICOS AJUDAM A MELHORAR O BOLETIM?

Sabemos que o exercício regular mantém a mente aguçada em adultos mais velhos, mas um estudo recente demonstra o mesmo benefício nos jovens. Descobriu-se que estudantes universitários que preenchiam os requisitos de atividade física do Centro de Controle e Prevenção de Doenças — atividade física leve ao menos cinco vezes por semana por 30 minutos ou vigorosa por 20 minutos ao menos três vezes por semana — tinham melhor capacidade de memória funcional do que estudantes que não preenchiam esses requisitos. Esteja você ainda estudando ou não, está absorvendo novas informações todos os dias; por que não melhorar sua capacidade de lembrar todas essas informações simplesmente mexendo o corpo?

Exercícios físicos também melhoram o tempo de reação, ou seja, o tempo que você demora para reagir a uma situação inesperada, como pegar sua filhinha antes que ela corra para o meio da rua.

Exercite-se e seu cérebro produzirá mais neurotransmissores — substâncias químicas que afetam o humor, a memória e a transmissão de mensagens por todo o corpo. Doenças como o mal de Parkinson são causadas por uma escassez de neurotransmissores no sistema nervoso. O exercício pode ter um efeito protetor importante contra esses males.

Manter-se ativo protege o cérebro de muitas outras formas à medida que ele envelhece, primariamente produzindo "fatores de crescimento" — proteínas que ajudam novos neurônios a nascer. Esses fatores de crescimento criam conexões mais fortes entre os neurônios do cérebro, o que significa que informações, soluções de problemas e outras funções mentais são executadas sem demora.

Quanto às atividades mentais, você pode fazer muita coisa para manter seu cérebro jovem. Navegar na internet, por exemplo. Ao navegar na internet, você ativa centros vitais do seu cérebro que controlam a tomada de decisões e o raciocínio. Aqueles poucos cliques podem ser mais instigantes mentalmente do que a leitura, segundo cientistas da UCLA — mas só em pessoas que já têm experiência navegando pela internet. Resultados de ressonâncias magnéticas mostraram quase três vezes mais atividade cerebral em usuários regulares da internet do que em novatos. Em outras palavras, quanto mais você "navega", mais poder cognitivo pode desenvolver com o tempo.

Portanto, ligue o computador, acesse a internet e pesquise até a última página (ou até onde você conseguir em 20 minutos) qualquer assunto que o interesse. Você pode ver que vestido sua atriz favorita usou na cerimônia do Oscar, planejar suas próximas férias ou aprender algo sobre a sua saúde. Não importa o que você busca, seu cérebro pode se beneficiar com a navegação!

Quanto a outras atividades mentais, você pode rejuvenescer seu cérebro em dez anos resolvendo palavras cruzadas, jogando Scrabble ou qualquer outro "jogo cerebral". Talvez aquele seu recente vício num joguinho do celular seja uma coisa boa! Pesquisadores criaram um experimento no qual 3 mil idosos realizavam atividades cognitivamente desafiadoras, como palavras cruzadas. Eles fizeram as atividades dez vezes, cada vez durante uma hora ou mais. Quer tentar adivinhar quanto eles conseguiram melhorar seu funcionamento cerebral? Fizeram o relógio andar para trás dois anos? Cinco anos? Acredite se quiser, mas, no final do estudo, os cérebros daqueles participantes estavam funcionando no nível de alguém dez anos mais jovem. Então, o que você está esperando? Pegue já um Sudoku, um caça-palavras ou qualquer atividade semelhante e ponha esse cérebro para trabalhar!

Tente um pouco de aeróbica cerebral também. Lembra a minha paciente Rhonda, que mudava seus itinerários só para manter o cérebro ocupado? Ela estava na pista certa. Obrigando-se a fazer coisas de forma diferente, você ativa novos circuitos cerebrais e aumenta a produção de neurotrofinas, fatores de crescimento do cérebro. Aqui está um exemplo: se normalmente você é destro, tente escrever com a mão esquerda por algum tempo. (Não é boa ideia fazer isso num documento importante — talvez você possa começar com uma lista de compras!) De repente, seu cérebro é confrontado com uma tarefa complexa que é interessante, desafiadora e divertida (e provavelmente frustrante — mas isso trabalha em seu benefício). Outras dicas: siga um itinerário diferente ao ir para o trabalho. Tente uma receita que você nunca fez no lugar daquela que sua família prepara há décadas. Ouça um gênero musical diferente. Ande de um cômodo a outro da sua casa de olhos fechados. Reorganize os armários da cozinha, forçando-se a abandonar os velhos hábitos de sempre pegar certos pratos ou talheres no mesmo lugar.

Também tente um exercício mental de relaxamento. Estou falando de meditação. Já foi demonstrado que ela tem alguns efeitos bastante empolgantes sobre o cérebro. Pesquisadores relatam que pessoas que meditaram por cerca de 30 minutos ao dia durante 8 semanas melhoraram a memória, aumentaram a autoestima e reduziram os níveis de estresse. Eles até fizeram tomografias dos cérebros dos participantes para provar que os pacientes que meditaram tinham massa cinzenta adicional no centro de aprendizado e memória do cérebro, bem como menos massa cinzenta na área associada ao estresse. (Mais massa cinzenta significa um funcionamento mais elevado naquela área.) O grupo de controle não mostrou alterações. Memória melhor e menos estresse? A meditação só tem vantagens!

MEDITAÇÃO DO DR. MIKE

Caso você nunca tenha meditado, vou compartilhar algumas dicas resultantes da minha própria experiência. Sente-se com as costas eretas. Não tente meditar deitado de costas, porque você pode pegar no sono. Embora o sono também seja relaxante, a meditação traz uma sensação de paz enquanto você fica totalmente alerta e consciente. Sua consciência deve ser potencializada, o que não vai acontecer se você estiver roncando.

Recomendo meditar de manhã cedo. Alguns dizem que a hora ideal é às três da manhã, mas sinto que é mais importante dormir uma noite inteira e depois estar totalmente acordado, então eu medito às seis e meia da manhã. Não coma antes de meditar, pois uma refeição pesada pode deixar você letárgico.

Concentração num tema só: Quando você se sentar para meditar pela primeira vez, provavelmente vai sofrer ao se dar conta do quanto sua mente está entulhada. Esforce-se para tentar acalmar sua mente até o ponto em que você consegue se concentrar num único pensamento, em vez de manter várias ideias na cabeça ao mesmo tempo. Uma boa maneira de focar sua mente e se concentrar num só pensamento é mediante o uso de um mantra, a repetição de uma palavra sagrada. Por exemplo, você pode repetir o mantra "ohm" um determinado número de vezes.

Mente silenciosa: Depois que você praticou a concentração e aprendeu a focar uma coisa só de cada vez, pode prosseguir para a etapa seguinte: nenhum pensamento. Alcançar uma mente silenciosa é difícil, mas é uma experiência poderosa quando você consegue dominá-la.

Com a meditação, você pode atingir o poder de controlar seus pensamentos e ocasionalmente interrompê-los por completo. Não fique desanimado se não conseguir fazê-lo perfeitamente logo de cara. Isso requer tempo e prática, mas é uma maneira poderosa de aumentar a capacidade cerebral e também aliviar o estresse.

O cérebro pode não ser um músculo que você possa exercitar na academia, mas, como estou demonstrando, usá-lo repetidamente amplia as conexões entre os neurônios. Outra maneira de conseguir isso é aprendendo outro idioma. Pesquisas demonstram que isso de fato expande o cérebro. Você não precisa necessariamente se matricular num curso intensivo ou dispendioso; simplesmente arranje um curso de línguas em CD e ouça no carro enquanto vai para o trabalho.

Não gosta de aprender idiomas? Bem, que tal ouvir um pouco de música? Recomendo Mozart, pois estudos do cérebro mostraram que sua música excita e aumenta padrões de impulsos cerebrais que são usados para processar e executar tarefas complexas que requerem raciocínio avançado, como matemática e engenharia. Em outras palavras, pode aumentar sua inteligência.

Mantenha o cérebro vivo e os neurônios funcionando, aprendendo constantemente. Esteja você estudando Economia ou aprendendo como se costura uma saia, fazer cursos é ótimo para o cérebro. Considere a possibilidade de se matricular num programa de educação para adultos para energizar seu cérebro e suas habilidades intelectuais. Hoje em dia você nem precisa sair de casa, pois existem muitos cursos on-line.

O PENSAMENTO E A TIREOIDE

Pessoas que têm insuficiência de hormônio da tireoide (hipotireoidismo) podem sofrer perda de memória e confusão mental. E adivinha quando a produção da tireoide entra em declínio? Quando envelhecemos. Muitas mulheres esquecem coisas durante a menopausa por esse motivo. Mas existem opções de tratamento, portanto, faça um exame completo da tireoide para testar seus níveis. Quanto antes você fizer o exame, melhor!

Antes de entrarmos no Ciclo 1: Restauração e no Plano de 17 dias para melhorar o funcionamento do seu sistema nervoso, responda ao teste abaixo. Responda novamente depois dos 17 dias para avaliar a sua melhora.

Seu sistema nervoso está a caminho de 100 anos felizes e saudáveis?

Responda às perguntas a seguir e marque os pontos indicados em cada pergunta. Some o total e veja como se saiu.

1. **Sua memória está piorando perceptivelmente?**
A. Sim, bastante ☐ 0 ponto
B. Um pouco ☐ 2 pontos
C. Nem um pouco ☐ 4 pontos

2. **Você acha difícil lembrar nomes e números de telefone?**
A. Sim, bastante ☐ 0 ponto
B. Um pouco ☐ 2 pontos
C. Nem um pouco ☐ 4 pontos

3. **Você perdeu o entusiasmo pelas suas atividades favoritas?**
A. Sim, bastante ☐ 0 ponto
B. Um pouco ☐ 2 pontos
C. Nem um pouco ☐ 4 pontos

4. **Com que frequência você usa cúrcuma ou toma um suplemento de cúrcuma?**
A. Nunca ☐ 0 ponto
B. De vez em quando ☐ 2 pontos
C. Diariamente ☐ 4 pontos

5. **Seu dia a dia é afetado por problemas na visão?**
A. Sim ☐ 0 ponto B. Não ☐ 4 pontos

6. **Sua alimentação é ruim?**
A. Com certeza; como muitas porcarias e alimentos gordurosos. ☐ 0 ponto
B. Eu como algumas porcarias e tento comer mais frutas e hortaliças. ☐ 2 pontos
C. Tenho consciência da minha dieta e como sobretudo alimentos naturais — muitas frutas, hortaliças e grãos integrais. ☐ 4 pontos

7. **Você toma antioxidantes suplementares?**
A. Nunca ☐ 0 ponto
B. De vez em quando ☐ 2 pontos
C. Diariamente ☐ 4 pontos

8. **Com que frequência você navega na internet?**
   A. Nunca ☐ 0 ponto
   B. De vez em quando ☐ 2 pontos
   C. O tempo todo ☐ 4 pontos

9. **Existe histórico de derrames cerebrais na sua família?**
   A. Sim — pais, irmãos ou avós ☐ 0 ponto
   B. Sim, mas em parentes mais distantes, como primos ☐ 2 pontos
   C. Que eu saiba, não ☐ 4 pontos

10. **Com que frequência você medita?**
   A. Nunca ☐ 0 ponto
   B. De vez em quando ☐ 2 pontos
   C. Diariamente ☐ 4 pontos

11. **Como são seus hábitos de higiene bucal, geralmente?**
   A. Nunca passo fio dental, mas escovo os dentes regularmente. ☐ 0 ponto
   B. Escovo os dentes duas vezes ao dia e passo fio dental quando lembro. ☐ 2 pontos
   C. Escovo os dentes de duas a três vezes ao dia e passo fio dental uma vez ao dia. ☐ 4 pontos

12. **Quanta água você toma diariamente?**
   A. Quase nenhuma ☐ 0 ponto
   B. De dois a três copos ☐ 2 pontos
   C. Oito copos ou mais ☐ 4 pontos

13. **Com que frequência você desafia sua mente com quebra-cabeças e jogos?**
   A. Nunca ☐ 0 ponto
   B. Algumas vezes por semana ☐ 2 pontos
   C. Quase todos os dias da semana ☐ 4 pontos

14. **Você está atualmente fazendo algum curso ou aprendendo algo novo, como um idioma?**
   A. Não ☐ 0 ponto
   B. Sim ☐ 4 pontos

Pontuação:

0 a 14: URGENTE; se você notou recentemente um declínio acentuado em sua memória ou em suas capacidades cognitivas, fale com seu médico a respeito. Se não notou, faça mudanças imediatas nos seus hábitos que afetam o sistema nervoso.

15 a 24: PERIGOSO; você deveria mudar suas atitudes o mais rápido possível.

25 a 34: ARRISCADO; comece a incorporar as técnicas que sugiro e que podem ajudar o seu cérebro.

35 a 44: NA MÉDIA; você ainda pode fazer mudanças.

45 a 56: EXCELENTE; continue nesse rumo positivo.

É o seguinte: seu cérebro é algo maravilhoso; que presente incrível! Eu gostaria realmente de poder dizer que seu sistema nervoso vai continuar funcionando para sempre tão bem como quando você tinha 29 anos, mas não posso. De qualquer forma, há tantas coisas que pode fazer para mudar as probabilidades em seu favor, que você vai viver 100 anos felizes e saudáveis com a mesma alegria de viver que minha paciente Rhonda provavelmente terá por muitos e muitos anos. Desafie os limites da sua capacidade cerebral todo santo dia, e com certeza você vai colher as recompensas, tanto agora quanto na velhice.

CAPÍTULO 6
Ciclo 1: O plano dos 17 dias

Restaurar seus sistemas primários — circulatório, respiratório e nervoso — para um nível básico de boa saúde é o objetivo principal do Ciclo 1: Restauração. Nos próximos 17 dias, se você seguir este plano, vai sentir uma melhora notável do seu desempenho cardiovascular, saúde dos pulmões e acuidade mental. Aqui estão os objetivos específicos que você deve ter em mente durante o período.

Objetivos do Ciclo 1: Restauração

Trazer o ritmo cardíaco em repouso para uma zona saudável
Melhorar os níveis de colesterol
Baixar o nível de CRP (proteína C-reativa)
Perder peso
Aumentar a força física
Aumentar a capacidade pulmonar
Aprofundar a respiração
Evitar infecções pulmonares
Melhorar a memória
Prevenir a senilidade
Incentivar a criatividade
Melhorar os cinco sentidos

Se você tirou uma nota baixa em qualquer um dos três testes do Ciclo 1: Restauração, certifique-se de que está seguindo as estratégias de apoio para aqueles sistemas todo dia, indo além do que você irá encontrar neste plano dos 17 dias. Existem algumas maneiras a mais de constatar as mudanças profundas na sua saúde que resultarão do trabalho que você fará nos próximos 17 dias. Primeiro, você pode fazer um teste de colesterol antes de começar, e de novo no 18º dia. Outra opção, dependendo do seu médico e da cobertura do seu plano de saúde, é solicitar exames de CRP (proteína

C-reativa) antes e depois dos 17 dias. O exame de CRP costuma ser feito juntamente com um exame de colesterol no laboratório do seu médico... portanto, podem ser dois pelo preço de um!

Você também pode avaliar sua capacidade pulmonar atual pedindo que seu médico realize um teste simples de função pulmonar. Repita o teste depois de completar o Ciclo 1. Você ficará surpreso ao ver o quanto o funcionamento pulmonar pode melhorar num período tão curto de tempo.

Além disso, você pode fazer o teste de memória a seguir antes do 1º dia e novamente no 18º dia para ver o quanto sua memória recente pode melhorar em pouco tempo.

Teste de memória

Teste sua memória recente olhando esta lista de compras por 30 segundos no máximo. Depois escreva tudo o que consegue lembrar da lista num pedaço de papel. Veja quantos itens conseguiu lembrar. Realize novamente o teste depois de completar o Ciclo 1 e veja o quanto melhorou. Você vai ficar surpreso!

Espinafre
Mirtilos
Ovos
4 litros de leite desnatado
Brócolis
Vagem orgânica
Minicenouras
4 peitos de frango
Aveia
Iogurte desnatado
Detergente
Abacaxi
Nozes

Antes de começar o Ciclo 1

Execute uma limpeza completa da sua casa e do seu espaço de trabalho (use uma máscara para se proteger da poeira enquanto estiver limpando). Isso não significa tirar do armário as roupas que você não usa; significa remover a poeira e os alergênicos. Se você sofre de alergias, tome seu antialérgico meia hora antes de começar a limpar e mantenha as janelas abertas para entrar ar fresco.

Por quê: Essa limpeza vai dar uma folga para o seu sistema respiratório, porque você vai inalar menos partículas de poeira e pólen durante os 17 dias.

Orientações gerais para o Ciclo 1

1. Verifique o rótulo do seu multivitamínico diário para se certificar de que ele contém estas vitaminas e dosagens. Caso não contenha, comece a tomar suplementos junto com o multivitamínico ou simplesmente substitua-o por outro que contenha a maioria destas quantidades.

- Vitamina C: 1.000mg diariamente
- Vitamina E: 200 UIs diariamente
- Óleo de peixe: 3 gramas diariamente
- Complexo B:

  Ácido fólico: 0,4mg
  B_{12}: 2,4mcg
  B_6: 1,3mg
- Selênio: 0,2mg
- Cúrcuma: 750mg diariamente
- Óleo de linhaça: 1 colher de sopa
- Coenzima Q10: 50mg

2. Pare de usar perfume, spray de cabelo, purificador de ar e qualquer produto de limpeza em aerossol durante todo este ciclo. (Ei, alguns dias com o cabelo desalinhado e o banheiro não tão cheiroso são um preço baixo a pagar para deixar seus pulmões funcionando o melhor possível!)

Por quê: Existem ingredientes potencialmente tóxicos nesses produtos aparentemente inócuos, que vão interagir de forma negativa com outros poluentes domésticos (como a poeira e a pelugem de animais). Fazendo uma pausa no uso desses produtos, seus pulmões terão um descanso altamente merecido.

3. Como você sabe, uma das coisas essenciais para combater o envelhecimento é se manter hidratado, portanto, que isso sirva de alerta para que beba no mínimo de 6 a 8 copos de 250ml de água ao dia durante este plano.

Dica: Arranje uma garrafa de água reutilizável e mantenha-a perto de você o dia todo, inclusive quando estiver dirigindo, trabalhando etc. Dependendo da capacidade da garrafa, você precisará reabastecê-la algumas vezes por dia.

4. Cronometre o tempo que você leva para escovar os dentes de manhã e à noite, deixando um timer de cozinha perto da pia. Programe-o para 2 minutos — é mais tempo do que você pensa, portanto escove até o timer tocar e passe fio dental.

Lembrete: Pessoas com menos bactérias na boca e gengivas têm tipicamente melhores funções cognitivas do que quem tem a boca suja!

Restauração: Ciclo 1

Você já está pronto para começar a Restauração! Alguns dias incluem exercícios, técnicas de respiração ou de alongamentos específicos, grafados em itálico; eles são explicados com detalhes no Apêndice.

DIA 1

Ao levantar: Faça duas séries de 15 *squatjacks*.*

* Tipo de exercício de agachamento; veja a descrição completa para aprender como fazê-lo na página 309. (N. da E.)

Até 30 minutos depois de levantar: Tome um café da manhã reforçado, incluindo pelo menos um item da lista de alimentos anti-inflamatórios e uma xícara de chá de tomilho (receita na página 65).

- *Ideias:* Espinafre e omelete de clara de ovo, mirtilos frescos com flocos de aveia, pedaços de abacaxi com iogurte grego, um ovo inteiro cozido e suco de romã.

Manhã: Pratique a Meditação do Dr. Mike (descrita no Capítulo 5) por 30 minutos. Se possível, faça isso num lugar escuro, sozinho.

Meio da manhã: Ligue para o seu médico e marque consulta se:

- Você toma remédios e tem dúvidas sobre as doses, quantos medicamentos está tomando e quaisquer novas vitaminas ou suplementos que estiver tomando junto com eles.
- Seus pulmões não são auscultados por um médico há um ano ou mais.
- Você tem preocupações sobre a saúde do seu coração, cérebro ou pulmões.

Almoço: Inclua uma hortaliça ou fruta rica em carotenoides (qualquer hortaliça verde-escura e folhosa, cenoura, tomate, melancia, brócolis, abóbora, batata-doce).

Lanche da tarde: Seis nozes e uma maçã.

Meio da tarde: Pratique a *Respiração de fogo* por um minuto. Faça uma pausa depois de 30 segundos, se necessário.

Fim da tarde: Faça um itinerário diferente do trabalho para casa, ou quando sair para alguma coisa.

Ao anoitecer: Faça duas séries de *agachamentos na parede* de 1 minuto.

Antes do jantar: Faça uma caminhada de 30 minutos, ande em ritmo acelerado ou corra, dependendo do seu nível de condicionamento físico.

- *Alternativas*: usar em casa um DVD de exercícios cardiovasculares, uma aula de academia ou andar de bicicleta.
- Aumente o ritmo do seu exercício só um pouco a cada dia esta semana, para desafiar seu coração e pulmões. Vá um pouco mais longe ou se esforce um pouco mais.

Jantar: Inclua pelo menos dois itens da lista de alimentos anti-inflamatórios e espalhe cúrcuma nesses alimentos. (Se você toma suplementos de cúrcuma, não precisa usá-la nos alimentos.)

Antes de dormir: Ponha quatro gotas de óleo essencial numa panela de água fervendo no fogão. Respire o vapor aromatizado por 10 minutos. (Eu gosto de usar óleo de eucalipto.)

DIA 2

Ao levantar: Faça duas séries de 30 *polichinelos* e depois uma *expansão peitoral.*

O dia todo: Para ajudar você a tomar mais consciência da sua respiração, concentre-se em inspirar e expirar no mesmo ritmo dos seus passos quando estiver andando. E enquanto estiver sentado no carro ou à escrivaninha, concentre-se em manter os dois pés totalmente no chão e as costas eretas, para abrir o peito. Inspire lenta e profundamente por 30 segundos, de hora em hora.

Até 30 minutos depois de levantar: Tome um café da manhã reforçado, incluindo pelo menos um item da lista de alimentos anti-inflamatórios.

- *Ideia*: Tome um copo de suco de romã, ou ponha grãos de romã num copo de iogurte.

Manhã: Pratique a Meditação do Dr. Mike por 30 minutos.

Meio da manhã: Quando estiver no carro, no ônibus ou no metrô, ouça um tipo de música diferente.

A qualquer momento: Experimente maneiras de tornar agradável o ato de beber 8 copos de água por dia.

- *Ideia*: Ponha algumas fatias de pepino, morango, limão ou laranja numa jarra de água gelada.

Meio da tarde: Se você tem dificuldade para respirar regularmente, ou qualquer tipo de problema nas costas ou pescoço, considere a possibilidade de pedir que seu médico indique um quiroprático.

Lanche da tarde: Um punhado de mirtilos ou outras frutas vermelhas, uma maçã e uma xícara de chá de tomilho.

Ao anoitecer: Faça duas séries de 10 *agachamentos unilaterais*.

Antes do jantar: Faça uma caminhada de 30 minutos, ande em ritmo acelerado ou corra, dependendo do seu nível de condicionamento físico.

- *Alternativas*: usar em casa um DVD de exercícios cardiovasculares, uma aula de academia ou andar de bicicleta.
- Aumente o ritmo do seu exercício só um pouco a cada dia esta semana, para desafiar seu coração e pulmões. Vá um pouco mais longe ou se esforce um pouco mais.

Jantar: Inclua pelo menos dois itens da lista de alimentos anti-inflamatórios.

- *Ideia*: Coma fatias de abacaxi de sobremesa. Ou jogue pedaços de abacaxi no liquidificador com leite de coco com baixo teor de gordura e faça uma piña colada anti-inflamatória sem álcool!

Antes de dormir: Faça palavras cruzadas.

- Se você não tiver tempo de terminá-las, apenas comece e continue de onde parou mais tarde neste plano. (E você não precisa esperar pelo jornal de domingo — há muitas palavras cruzadas de graça na internet!)

DIA 3

Ao levantar: Meça seu *ritmo cardíaco em repouso*. Depois escolha uma canção animada de pelo menos 4 minutos e chacoalhe o esqueleto na sala de estar. Dance, pule, mexa-se, sacuda o corpo! Meça seu ritmo cardíaco novamente. Você entrou na sua *zona cardiovascular*?

Manhã: Faça a *postura da cobra*.

Até 30 minutos depois de levantar: Tome um café da manhã reforçado, incluindo pelo menos um item da lista de alimentos anti-inflamatórios.

- *Ideia*: Salmão defumado com torrada de grãos integrais.

Meio da manhã: Pratique a Meditação do Dr. Mike por 30 minutos.

Almoço: Inclua uma hortaliça ou fruta rica em carotenoides (qualquer hortaliça verde-escura e folhosa, aspargo, cenoura, brócolis, frutas cítricas, abóbora, batata-doce).

Meio da tarde: Pratique falar frases simples em outro idioma por 15 minutos. Lembre-se: use-o ou perca-o!

Lanche da tarde: Coma uma maçã e um punhado de mirtilos/frutas vermelhas OU uma vitamina feita com um copo de leite de coco com baixo teor de gordura, mirtilos/frutas vermelhas e uma colher de chá de mel de agave. (Nota: você vai comer muitas maçãs neste plano, então procure comprar variedades diferentes para manter a coisa interessante.)

Fim de tarde: Faça duas séries de 15 *agachamentos*.

De noite: Vá navegar... navegar na internet!

- Passe 30 minutos num site de busca, pesquisando alguma coisa sobre a qual você sempre quis aprender ou planejando férias imaginárias numa terra distante!

Antes do jantar: Faça uma caminhada de 30 minutos, ande em ritmo acelerado ou corra, dependendo do seu nível de condicionamento físico.

- *Alternativas*: usar em casa um DVD de exercícios cardiovasculares, uma aula de academia ou andar de bicicleta.
- Aumente o ritmo do seu exercício só um pouco a cada dia esta semana, para desafiar seu coração e pulmões. Vá um pouco mais longe ou se esforce um pouco mais.

Jantar: Inclua pelo menos dois itens da lista de alimentos anti-inflamatórios.

Ideia: Prepare um banquete vegetariano anti-inflamatório cozinhando no vapor brócolis, cenoura, cebola e couve-flor, e ponha bastante alho.

DIA 4

Ao levantar: Deite no chão e pague 20 flexões!

- Pode apoiar os joelhos no chão, mas tente ir progredindo até fazer flexões normais ao longo dos dias seguintes. Faça quantas você aguentar em sequência, com pausas, se necessário. Seu objetivo final são 20 flexões.

O dia todo: Concentre-se na postura. Não fique encurvado! Deixe o oxigênio fluir para o fundo dos seus pulmões, mantendo o peito expandido.

Até 30 minutos depois de levantar: Tome um café da manhã reforçado, incluindo pelo menos um item da lista de alimentos anti-inflamatórios.

Manhã: Pratique a Meditação do Dr. Mike por 30 minutos.

Almoço: Inclua uma maçã e um alimento rico em gordura poli-insaturada.

- *Ideia:* Pique a maçã, adicione algumas nozes e uma colher de chá de sementes de girassol trituradas.

Tarde: Pratique *respirar através de um canudinho* para aumentar sua capacidade pulmonar.

Lanche: Uma ou duas xícaras de chá de brócolis picado cozido no vapor ou cru.

- Vamos, você consegue. Tempere-o com um molho de ervas sem sal ou regue com vinagre balsâmico.

Fim de tarde: Pule corda (sua "corda" pode ser invisível) por 2 minutos.

De noite: Saia da rotina na cozinha reorganizando sua estante de temperos. Arrume-os por ordem alfabética ou então mude tudo do lado direito para o esquerdo, para que fique um pouco mais difícil lembrar onde as coisas estão.

Antes do jantar: Faça uma caminhada de 30 minutos, ande em ritmo acelerado ou corra, dependendo do seu nível de condicionamento físico.

- *Alternativas*: usar em casa um DVD de exercícios cardiovasculares, uma aula de academia ou andar de bicicleta.
- Aumente o ritmo do seu exercício só um pouco a cada dia esta semana, para desafiar seu coração e pulmões. Vá um pouco mais longe ou se esforce um pouco mais.

Jantar: Inclua pelo menos dois itens da lista de alimentos anti-inflamatórios e uma hortaliça rica em carotenoides, e espalhe cúrcuma nas hortaliças.

DIA 5

Lembrete: Você está tomando 8 copos de água durante o dia?

- *Ideia*: Faça cubos de gelo com frutas vermelhas, uvas ou outros pedacinhos de fruta dentro.

Ao levantar: Finja que está jogando basquete por 3 minutos. Pegue a bola invisível, pule e faça arremessos. (Ninguém está vendo!)

- O objetivo é levar seu coração a trabalhar, portanto, tire os pés do chão mesmo e tente fazer cestas imaginárias.

Até 30 minutos depois de levantar: Tome um café da manhã reforçado, incluindo pelo menos um item da lista de alimentos anti-inflamatórios.

Meio da manhã: Pratique a Meditação do Dr. Mike por 30 minutos.

Tarde: Pratique a *técnica de respiração diafragmática* por três minutos.

Lanche da tarde: Um punhado de tomates cereja e uma maçã.

- *Ideia*: Pique os tomatinhos, misture com vinagre e uma colher de chá de óleo de linhaça, acrescentando temperos sem sal.
- *Alternativa*: 1/4 de abacate.

Meio da tarde: Acelere seu ritmo cardíaco, marchando sem sair do lugar (LEVANTE esses joelhos!) por três minutos.

Antes do jantar: Faça uma caminhada de 30 minutos, ande em ritmo acelerado ou corra, dependendo do seu nível de condicionamento físico.

- *Alternativas*: usar em casa um DVD de exercícios cardiovasculares, uma aula de academia ou andar de bicicleta.
- Aumente o ritmo do seu exercício só um pouco a cada dia esta semana, para desafiar seu coração e pulmões. Vá um pouco mais longe ou se esforce um pouco mais.

Jantar: Inclua pelo menos dois itens da lista de alimentos anti-inflamatórios.

De noite: Faça palavras cruzadas, Sudoku ou jogue qualquer tipo de jogo.

Antes de dormir: Ponha quatro gotas de óleo essencial numa panela de água fervendo no fogão. Respire o vapor aromatizado por 10 minutos. (Eu gosto de usar óleo de eucalipto.)

DIA 6

Ao levantar: Faça duas séries de 10 *agachamentos unilaterais*.

Até 30 minutos depois de levantar: Tome um café da manhã reforçado, incluindo pelo menos um item da lista de alimentos anti-inflamatórios e uma xícara de chá de tomilho.

Manhã: Pratique a Meditação do Dr. Mike por 30 minutos.

Lanche da tarde: Um punhado de minicenouras cruas ou aipo cru picado.

- *Ideia*: Mergulhe as hortaliças em iogurte desnatado temperado com endro, pimenta-do-reino ou outras especiarias.

Meio da tarde: Pratique a *Respiração de fogo* por 1 minuto. Depois, faça duas séries de 20 *agachamentos na cadeira.*

Fim de tarde: Pratique falar frases simples em outro idioma por 15 minutos.

Antes do jantar: Faça uma caminhada de 30 minutos, ande em ritmo acelerado ou corra, dependendo do seu nível de condicionamento físico.

- *Alternativas*: usar em casa um DVD de exercícios cardiovasculares, uma aula de academia ou andar de bicicleta.
- Aumente o ritmo do seu exercício só um pouco a cada dia esta semana, para desafiar seu coração e pulmões. Vá um pouco mais longe ou se esforce um pouco mais.

Jantar: Inclua pelo menos dois itens da lista de alimentos anti-inflamatórios e pelo menos uma hortaliça rica em carotenoides. Espalhe cúrcuma nas hortaliças.

Antes de dormir: Escove os dentes com a mão esquerda, ou com a direita, se você for canhoto. E não se esqueça do timer de cozinha! Programe o alarme para 2 minutos.

DIA 7

Ao levantar: Faça duas séries de 15 *squatjacks.*

Até 30 minutos depois de levantar: Tome um café da manhã reforçado, incluindo pelo menos um item da lista de alimentos anti-inflamatórios.

Manhã: Pratique a Meditação do Dr. Mike por 30 minutos.

Almoço: Inclua uma hortaliça rica em carotenoides e um alimento rico em gordura poli-insaturada.

Lanche da tarde: Coma seis nozes e uma maçã.

Meio da tarde: Pratique *respirar através de um canudinho* por 2 minutos.

Fim de tarde: Faça duas séries de *agachamentos na parede* de 1 minuto.

Antes do jantar: Faça uma caminhada de 30 minutos, ande em ritmo acelerado ou corra, dependendo do seu nível de condicionamento físico.

- *Alternativas*: usar em casa um DVD de exercícios cardiovasculares, uma aula de academia ou andar de bicicleta.
- Aumente o ritmo do seu exercício só um pouco a cada dia esta semana, para desafiar seu coração e pulmões. Vá um pouco mais longe ou se esforce um pouco mais.

Jantar: Inclua pelo menos dois itens da lista de alimentos anti-inflamatórios.

De noite: Pratique um jogo de cartas que você não joga há muito tempo ou algum outro jogo on-line.

DIA 8

Ao levantar: Faça duas séries de 50 *polichinelos*.

Até 30 minutos depois de levantar: Tome um café da manhã reforçado, incluindo pelo menos um item da lista de alimentos anti-inflamatórios.

Manhã: Pratique a Meditação do Dr. Mike por 30 minutos.

Manhã: Tome um banho de chuveiro superquente hoje e inspire o vapor profundamente por 2 minutos para ajudar a manter os pulmões limpos.

Lanche da tarde: Um punhado de frutas vermelhas sortidas e uma maçã.

Meio da tarde: Pule corda (sua "corda" pode ser invisível) por 2 minutos.

Antes do jantar: Faça uma caminhada de 30 minutos, ande em ritmo acelerado ou corra, dependendo do seu nível de condicionamento físico.

- *Alternativas*: usar em casa um DVD de exercícios cardiovasculares, uma aula de academia ou andar de bicicleta.
- Aumente o ritmo do seu exercício só um pouco a cada dia esta semana, para desafiar seu coração e pulmões. Vá um pouco mais longe ou se esforce um pouco mais.

Jantar: Inclua pelo menos dois itens da lista de alimentos anti-inflamatórios.

De noite: Faça palavras cruzadas, Sudoku, ou jogue qualquer tipo de jogo.

DIA 9

Ao levantar: Primeiro meça seu *ritmo cardíaco em repouso*. Depois escolha duas canções animadas com tempo total de pelo menos 8 minutos e chacoalhe o esqueleto na sala. Faça seu coração trabalhar e verifique se está na sua *zona cardiovascular*.

Até 30 minutos depois de levantar: Tome um café da manhã reforçado, incluindo pelo menos um item da lista de alimentos anti-inflamatórios e uma maçã.

Manhã: Pratique a Meditação do Dr. Mike por 30 minutos.

Almoço: Inclua uma hortaliça rica em carotenoides, assim como um alimento que você nunca tenha experimentado.

- Deve ser de preferência uma hortaliça ou uma fruta.
- Outras opções são algum tipo de peixe, noz, castanha ou semente que você nunca tenha provado.

Meio da tarde: Pratique a *técnica de respiração diafragmática* por 3 minutos.

Lanche da tarde: Uma xícara de pepino picado.

- *Ideia*: Adicione folhas de endro, pimenta-do-reino moída, vinagre balsâmico e óleo de linhaça para dar sabor.

A qualquer momento: Pratique falar frases simples em outro idioma por 15 minutos.

Fim da tarde: Pegue sua bola de basquete invisível e pratique arremessos de dentro do garrafão por 2 minutos.

- *Ideia*: Se o seu barato é mais vôlei, pratique dar cortadas da rede. O mais importante é você pular!

Ao anoitecer: Teste sua memória recente, tentando gravar a placa de um carro na rua. Veja se ainda consegue lembrá-la 5 minutos depois.

Antes do jantar: Faça uma caminhada de 30 minutos, ande em ritmo acelerado ou corra, dependendo do seu nível de condicionamento físico.

- *Alternativas*: usar em casa um DVD de exercícios cardiovasculares, uma aula de academia ou andar de bicicleta.
- Aumente o ritmo do seu exercício só um pouco a cada dia esta semana, para desafiar seu coração e pulmões. Vá um pouco mais longe ou se esforce um pouco mais.

Jantar: Inclua pelo menos dois itens da lista de alimentos anti-inflamatórios e espalhe cúrcuma nas hortaliças.

DIA 10

Ao levantar: Você está tomando bastante água todo dia? Além disso, faça *agachamentos unilaterais explosivos* por um total de 4 minutos. Depois faça uma *expansão peitoral* por 2 minutos.

Até 30 minutos depois de levantar: Tome um café da manhã reforçado, incluindo pelo menos um item da lista de alimentos anti-inflamatórios.

Manhã: Pratique a Meditação do Dr. Mike por 30 minutos.

O dia todo: Tome consciência da sua respiração. Enquanto estiver sentado no carro, no ônibus, ou à mesa de trabalho, concentre-se em manter os dois pés totalmente no chão e as costas eretas. Inspire lenta e profundamente por 30 segundos, de hora em hora.

Almoço: Inclua uma hortaliça rica em carotenoides e um alimento rico em gordura poli-insaturada. Espalhe cúrcuma nas hortaliças.

Lanche da tarde: Um punhado de mirtilos ou outras frutas vermelhas e uma maçã.

Ao anoitecer: Faça duas séries de *agachamentos na parede* de 1 minuto.

Antes do jantar: Faça uma caminhada de 30 minutos, ande em ritmo acelerado ou corra, dependendo do seu nível de condicionamento físico.

- *Alternativas*: usar em casa um DVD de exercícios cardiovasculares, uma aula de academia ou andar de bicicleta.
- Aumente o ritmo do seu exercício só um pouco a cada dia esta semana, para desafiar seu coração e pulmões. Vá um pouco mais longe ou se esforce um pouco mais.

Jantar: Inclua pelo menos dois itens da lista de alimentos anti-inflamatórios.

De noite: Faça palavras cruzadas, Sudoku, ou jogue qualquer tipo de jogo.

DIA 11

Ao levantar: Deite no chão e pague 20 flexões!

Até 30 minutos depois de levantar: Tome um café da manhã reforçado, incluindo pelo menos um item da lista de alimentos anti-inflamatórios e uma xícara de chá de tomilho.

Manhã: Pratique a Meditação do Dr. Mike por 30 minutos.

Meio da manhã: Faça um pouco de aeróbica cerebral — hoje, enquanto trabalha no computador, tente usar a mão esquerda (ou a direita, se você for canhoto) para controlar o mouse. É desafiador, mas não desista!

Almoço: Inclua uma hortaliça rica em carotenoides.

Lanche da tarde: Um punhado de nozes e uma maçã.

Meio da tarde: Pratique a *Respiração de fogo* por 1 minuto.

Fim de tarde: Marche sem sair do lugar por 3 minutos. Levante esses joelhos! Seu coração está acelerado? Continue por 10 minutos, se quiser um desafio extra.

Antes do jantar: Faça uma caminhada de 30 minutos, ande em ritmo acelerado ou corra, dependendo do seu nível de condicionamento físico.

- *Alternativas*: usar em casa um DVD de exercícios cardiovasculares, uma aula de academia ou andar de bicicleta.
- Aumente o ritmo do seu exercício só um pouco a cada dia esta semana, para desafiar seu coração e pulmões. Vá um pouco mais longe ou se esforce um pouco mais.

Jantar: Inclua pelo menos dois itens da lista de alimentos anti-inflamatórios.

De noite: Navegue na internet por 30 minutos. Aprenda sobre outra cultura ou país.

DIA 12

O dia todo: Tome mais consciência das calorias que ingere e do tamanho de suas porções hoje, especialmente se estiver precisando perder peso. Tente comer só metade do que está no prato e largue o garfo antes de se sentir saciado.

Ao levantar: Pule sem sair do lugar por 2 minutos. Não precisa pular muito alto para que surta efeito. Depois, faça a *postura da cobra* por 5 minutos.

Até 30 minutos depois de levantar: Tome um café da manhã reforçado, incluindo pelo menos um item da lista de alimentos anti-inflamatórios e uma maçã.

Manhã: Pratique a Meditação do Dr. Mike por 30 minutos.

Almoço: Inclua uma hortaliça rica em carotenoides.

A qualquer momento: Pratique falar frases simples em outro idioma por 15 minutos.

Lanche da tarde: Uma batata-doce assada. Só porque se chama batata-doce, não significa que você deva acrescentar açúcar — experimente com uma pitada de canela e uma colher de chá de óleo de linhaça.

Meio da tarde: Faça duas séries de 10 *agachamentos*. Descanse 10 minutos e depois pratique *respirar através de um canudinho*.

Antes do jantar: Faça uma caminhada de 30 minutos, ande em ritmo acelerado ou corra, dependendo do seu nível de condicionamento físico.

- *Alternativas*: usar em casa um DVD de exercícios cardiovasculares, uma aula de academia ou andar de bicicleta.
- Aumente o ritmo do seu exercício só um pouco a cada dia esta semana, para desafiar seu coração e pulmões. Vá um pouco mais longe ou se esforce um pouco mais.

Jantar: Inclua pelo menos dois itens da lista de alimentos anti-inflamatórios.

De noite: Dê folga ao seu cérebro da TV esta noite. Acorde seus neurônios ouvindo música clássica enquanto reorganiza sua gaveta de meias ou roupas íntimas.

DIA 13

O dia todo: Alivie a ingestão de calorias hoje, se você tende a comer muito ou se estiver consumindo mais de 2 mil calorias por dia. Tente comer só metade do que está no prato, especialmente se estiver tentando perder peso.

Ao levantar: Faça duas séries de 15 *squatjacks*. Depois faça uma *expansão peitoral* por 2 minutos.

Até 30 minutos depois de levantar: Tome um café da manhã reforçado, incluindo pelo menos um item da lista de alimentos anti-inflamatórios, uma maçã e uma xícara de chá de tomilho.

Manhã: Pratique a Meditação do Dr. Mike por 30 minutos.

Almoço: Inclua uma hortaliça rica em carotenoides.

Lanche da tarde: É dia de brócolis de novo!

- Coma uma ou duas xícaras de chá de brócolis picados cozido no vapor (ou cru). Tempere-o com um molho sem sal. Ou regue com vinagre balsâmico e uma colher de chá de óleo de linhaça.

Meio da tarde: Prepare uma lista de músicas animadas para ouvir com fone de ouvido e faça uma caminhada acelerada de 10 minutos OU uma minifesta dançante bem agitada de 10 minutos. (Você pode fazer isso sozinho ou convidar amigos!)

Antes do jantar: Faça uma caminhada de 30 minutos, ande em ritmo acelerado ou corra, dependendo do seu nível de condicionamento físico.

- *Alternativas:* usar em casa um DVD de exercícios cardiovasculares, uma aula de academia ou andar de bicicleta.
- Aumente o ritmo do seu exercício só um pouco a cada dia esta semana, para desafiar seu coração e pulmões. Vá um pouco mais longe ou se esforce um pouco mais.

Jantar: Inclua pelo menos dois itens da lista de alimentos anti-inflamatórios.

De noite: Faça palavras cruzadas, Sudoku, ou jogue qualquer tipo de jogo.

DIA 14

Você está tomando bastante água? Continue assim!

Ao levantar: Faça três séries de *pranchas*. Depois, 1 minuto da postura do *gato/vaca*.

Até 30 minutos depois de levantar: Tome um café da manhã reforçado, incluindo pelo menos um item da lista de alimentos anti-inflamatórios e uma maçã.

Manhã: Pratique a Meditação do Dr. Mike por 30 minutos.

Almoço: Inclua uma hortaliça rica em carotenoides e um alimento rico em gordura poli-insaturada.

Meio da tarde: Pratique a *técnica de respiração diafragmática* por 3 minutos.

Lanche da tarde: Vagem com alho — cozinhe vagem no vapor com meio dente de alho picado. Ou espalhe alho em pó por cima. (É melhor ter uma bala de menta à mão para depois!)

Fim de tarde: Faça duas séries de 20 *agachamentos na cadeira*.

Antes do jantar: Faça uma caminhada de 30 minutos, ande em ritmo acelerado ou corra, dependendo do seu nível de condicionamento físico.

- *Alternativas*: usar em casa um DVD de exercícios cardiovasculares, uma aula de academia ou andar de bicicleta.
- Aumente o ritmo do seu exercício só um pouco a cada dia esta semana, para desafiar seu coração e pulmões. Vá um pouco mais longe ou se esforce um pouco mais.

Jantar: Inclua pelo menos dois itens da lista de alimentos anti-inflamatórios e espalhe cúrcuma nas hortaliças.

DIA 15

Ao levantar: Faça duas séries de 50 *polichinelos* e uma *expansão peitoral* por 2 minutos.

Até 30 minutos depois de levantar: Tome um café da manhã reforçado, incluindo pelo menos um item da lista de alimentos anti-inflamatórios e uma maçã.

Manhã: Pratique a Meditação do Dr. Mike por 30 minutos.

Meio da manhã: Faça *boxe com a sua sombra* por 3 minutos.

Almoço: Inclua uma hortaliça rica em carotenoides.

Tarde: Pratique *respirar através de um canudinho* por 2 minutos. (Nota: Isso está ficando mais fácil pra você?)

Lanche da tarde: Um punhado de minicenouras cruas ou aipo cru picado.

Fim de tarde: Pratique falar frases simples em outro idioma por 15 minutos.

Enquanto dirige ou a pé na rua: Tente memorizar a placa de um carro. Veja se ainda consegue lembrá-la 10 minutos depois.

Antes do jantar: Faça uma caminhada de 30 minutos, ande em ritmo acelerado ou corra, dependendo do seu nível de condicionamento físico.

- *Alternativas*: usar em casa um DVD de exercícios cardiovasculares, uma aula de academia ou andar de bicicleta.
- Aumente o ritmo do seu exercício só um pouco a cada dia esta semana, para desafiar seu coração e pulmões. Vá um pouco mais longe ou se esforce um pouco mais.

Jantar: Inclua pelo menos dois itens da lista de alimentos anti-inflamatórios.

DIA 16

O dia todo: Alivie sua ingestão de calorias hoje. Tente comer só metade do que está no prato.

Ao levantar: Deite no chão e pague 20 flexões! Depois, faça a *postura da cobra* por 5 minutos.

Até 30 minutos depois de levantar: Tome um café da manhã reforçado, incluindo pelo menos um item da lista de alimentos anti-inflamatórios.

Meio da manhã: Pratique a Meditação do Dr. Mike por 30 minutos.

Almoço: Inclua uma hortaliça rica em carotenoides.

Lanche da tarde: Um punhado de grãos de romã ou um punhado de mirtilos/frutas vermelhas e uma maçã.

Meio da tarde: Pratique a *Respiração de fogo* por 1 minuto. Depois faça duas séries de 50 *polichinelos*.

Antes do jantar: Faça uma caminhada de 30 minutos, ande em ritmo acelerado ou corra, dependendo do seu nível de condicionamento físico.

- *Alternativas*: usar em casa um DVD de exercícios cardiovasculares, uma aula de academia ou andar de bicicleta.
- Aumente o ritmo do seu exercício só um pouco a cada dia esta semana, para desafiar seu coração e pulmões. Vá um pouco mais longe ou se esforce um pouco mais.

Jantar: Inclua pelo menos dois itens da lista de alimentos anti-inflamatórios.

De noite: Faça palavras cruzadas, Sudoku, ou jogue qualquer tipo de jogo.

DIA 17

Ao levantar: Deite no chão e pague 20 flexões! Quantas você consegue fazer sem parar agora?

Até 30 minutos depois de levantar: Tome um café da manhã reforçado, incluindo pelo menos um item da lista de alimentos anti-inflamatórios e uma maçã, mais uma xícara de chá de tomilho.

Manhã: Pratique a Meditação do Dr. Mike por 30 minutos.

O dia todo: Quando estiver andando, concentre-se em inspirar e expirar no mesmo ritmo dos seus passos. Você já deve ter mais consciência da sua respiração naturalmente, a essa altura.

Meio da manhã: Pratique a *Respiração de fogo* por 1 minuto.

Almoço: Inclua uma hortaliça rica em carotenoides e espalhe cúrcuma no seu prato.

Lanche da tarde: Um punhado de tomates cereja.

- Pode picar os tomatinhos, misturar com vinagre e temperos sem sal.
- *Alternativa*: 1/4 de abacate.

Fim de tarde: Faça duas séries de *agachamentos na parede* de 1 minuto.

Ao anoitecer: Saia da rotina fazendo um itinerário diferente ao voltar do trabalho ou sair para qualquer coisa.

Antes do jantar: Faça uma caminhada de 30 minutos, ande em ritmo acelerado ou corra, dependendo do seu nível de condicionamento físico.

- *Alternativas*: usar em casa um DVD de exercícios cardiovasculares, uma aula de academia ou andar de bicicleta.
- Aumente o ritmo do seu exercício só um pouco a cada dia esta semana, para desafiar seu coração e pulmões. Vá um pouco mais longe ou se esforce um pouco mais.

Jantar: Inclua pelo menos dois itens da lista de alimentos anti-inflamatórios e um alimento rico em gordura poli-insaturada.

Parabéns! Você completou o Ciclo Restauração. Além de se sentir muito bem, você pode ver os resultados tangíveis das melhoras completando os bônus opcionais que discutimos. Compare seus níveis de colesterol e CRP de antes do Ciclo 1 e depois de apenas 17 curtos dias. Agora imagine a melhora que você pode alcançar continuando a fazer esses esforços simples.

Lembra o teste de memória do começo do Ciclo? Verifique o quanto sua memória recente melhorou, olhe para esta lista de compras por não mais do que 30 segundos e depois escreva o que você consegue lembrar. Aposto que consegue lembrar uma lista muito mais longa do que esta! Pronto? Um, dois, três... já.

Lista de compras para teste de memória

Brócolis congelado
Leite desnatado
Aveia
Morangos
Abobrinha
Cenoura
Flores frescas
Peru moído sem gordura
Framboesas
Queijo cottage
Manga
Amêndoas
Suplementos de vitamina C

No final do Ciclo Restauração, você deve estar se sentindo fantasticamente bem em todos os aspectos. Está respirando com mais facilidade, pensando mais claramente, se sentindo cheio de energia e talvez até cabendo melhor nas roupas. Seus sistemas circulatório, respiratório e nervoso reagem muito rapidamente a esforços tão pequenos e mudanças tão sutis, e com apenas 17 dias, você deu passos largos para retardar — e até reverter — os cinco fatores do envelhecimento. Viu como pode ser fácil controlar esses fatores? Você acaba de construir a base para equilibrar a metilação; prevenir danos ao coração, pulmões e sistema nervoso; evitar a glicosilação celular, mantendo assim seus órgãos flexíveis; impedir o estresse oxidativo e apagar as chamas da inflamação. Tudo isso apenas com alguns ajustes simples no estilo de vida. Impressionante, não?

Isso é só o começo... acompanhe-me para conhecer outras mudanças simples que você pode fazer em sua rotina diária para preservar mais a saúde de todos os sistemas do organismo. Agora que começamos a transformação do seu coração, pulmões e cérebro, vamos nos concentrar nos sistemas imunológico, digestivo, endócrino e musculoesquelético. Esses são os sistemas de apoio, aqueles que protegem, nutrem, regulam e dão ao seu corpo a capacidade de movimento. É hora de reconstruí-los e vitalizá-los para que você possa desfrutar de muita saúde e vigor a caminho do seu centésimo aniversário. Vamos continuar!

PARTE TRÊS

Ciclo 2: Reconstrução

Quero que você fique emanando saúde, explodindo de energia, que pareça e se sinta tão maravilhoso quanto possível — que é o tema central do Ciclo 2: Reconstrução. Ele se concentra na imunidade, digestão, saúde hormonal, força física e condicionamento físico. À medida que envelhecemos, certas coisas acontecem com essas partes secundárias (mas supervitais) do nosso corpo. Ele se torna menos capaz de resistir a algumas doenças à medida que o sistema imunológico começa a enfraquecer na meia-idade. A digestão fica mais lenta. Seu corpo vai perdendo a capacidade de processar o açúcar no sangue. O desgaste pode levar à artrite nas articulações. O tecido muscular diminui e você começa a perder aqueles contornos atraentes da juventude.

Você começará a reverter esses danos do tempo no Ciclo 2. Vou mostrar como melhorar seu sistema imunológico para que você raramente fique doente — o que significa nenhum tempo perdido e mais diversão na vida. Vou falar de como proteger o sistema digestivo de lentidões pouco saudáveis, para que você sinta energia todo dia. Há muito que você pode fazer, também, para evitar disfunções hormonais, como, por exemplo, o diabetes. Vamos discutir como fazê-lo. Em seguida vou passar a enfocar seus ossos e músculos, e como deixá-los tão em forma e fortes quanto possível. Você não gostaria de estar entre os que estão fora de forma! Eles têm três vezes mais chances de morrer prematuramente do que quem está em forma. Lembre-se, você quer viver até os 100 anos e além — e ficar saudável e em forma. E isso não é tão difícil assim. Você só precisa fazer uns pequenos ajustes no estilo de vida. Mas todos eles se somam numa versão de você mais em forma, atraente e vibrante. E que ajustes são esses? Continue virando as páginas e vai descobrir.

CAPÍTULO 7

O guardião do seu corpo

Quando o sistema imunológico se enfraquece, você fica suscetível a três coisas: infecções, doenças autoimunes e câncer (isso sem contar o mau humor, porque ninguém gosta de ficar doente!). Para entender por que e aprender como se proteger, deixe-me mostrar como as células do sistema imunológico funcionam. Depois que entender o básico, meus conselhos para manter o seu sistema imunológico em plena forma vão fazer mais sentido, e você estará a caminho de viver 100 anos felizes e saudáveis, bastando seguir meu plano dos 17 dias.

Sistema imunológico — Curso básico

Todo dia, nosso corpo está sob o ataque de germes e outros vilões, quer venham do muco do espirro do seu filho, do colega de trabalho que tosse ao seu lado ou até dos agentes patogênicos que você pode encontrar simplesmente atravessando a rua. Por sorte, o corpo contém vários tipos de células imunizadoras para proteger você. Algumas dessas células reconhecem os invasores, outras mandam avisos por todo o seu corpo sobre a invasão, outro tipo simplesmente engole os germes invasores e outro ainda serve de reforço. Juntas, elas realmente funcionam como um exército, cada uma desempenhando uma função diferente.

O sistema imunológico é mais complicado do que você imagina. Existem dois elementos principais: o sistema imunológico inato e o sistema imunológico adaptativo. E isso não é surpresa: seu sistema imunológico, de maneira geral, evolui à medida que você envelhece.

A imunidade inata funciona como os muros do castelo, e até como o fosso, para evitar que os germes entrem no seu organismo. Sua pele, seu reflexo de tossir, as mucosas do seu nariz, até o ácido do seu estômago, todos agem como barreiras para deter invasores virais, bacterianos ou de outros tipos. A seguir, para o caso de algum agente patogênico ter sobrevivido, seu organismo tem um conjunto especial de células que entram em ação. Essas células do sistema imunológico incluem:

Células-T. Essencialmente, as células-T são um tipo de glóbulo branco que o corpo usa para localizar e matar células estranhas, como vírus e bactérias. O que esses caras têm de mais legal é que, quando você contrai uma infecção, eles se programam para matar aquele agente patogênico específico, caso o encontrem de novo. Eles ficam no seu corpo por muito tempo, sempre procurando alguma ameaça vinda de fora. São como pequenos atiradores de elite protegendo-o! Você já deve ter ouvido falar de células-T em relação a alguém com HIV ou Aids. É que pessoas com a doença não têm mais células-T suficientes para combater as infecções.

Macrófagos. Essas células são como a ronda do bairro — elas policiam o seu corpo, estão sempre de olho em tecidos ou células potencialmente perigosos, que elas podem matar. Quando encontram um invasor, simplesmente o devoram! Elas têm substâncias químicas letais que destroem o inimigo enquanto o ingerem. No entanto, quando envelhecemos, nossos macrófagos ficam mais lentos na patrulha. Como um dos tipos de células estranhas que eles matam é o câncer, isso pode explicar por que temos mais chances de desenvolver câncer quando envelhecemos. Resumindo, é melhor fazer o que for possível para manter nossos macrófagos funcionando bem.

Agora passemos ao sistema imunológico adaptativo. Ele é bem mais complexo, por ser formado por muitos órgãos. Quando as glândulas incham no seu pescoço porque você está com faringite estreptocócica, essas glândulas fazem parte do sistema linfático, que tem um papel importante para a imunidade. Se você já teve dor de garganta ou resfriado, seu médico deve ter apalpado seu pescoço para verificar os gânglios linfáticos. E quando eles ficam inchados, é porque se enchem mais de um fluido chamado linfa para combater alguma infecção no organismo. A linfa é feita essencialmente de uma mistura de glóbulos brancos que combatem as infecções e um líquido branco ou transparente (quilo) que se origina no seu intestino delgado. Pense no sistema linfático como uma rede de filtros que se estende por todo o seu corpo. A linfa circula, capturando invasores infecciosos e destruindo-os dentro dos gânglios. Os gânglios linfáticos estão posicionados em grupos em várias áreas estratégicas do seu corpo: pescoço, virilha, axilas, abdome e peito. Outros órgãos dentro do sistema linfático são o timo, o baço, a medula óssea, as glândulas adenoides e as amígdalas. Vamos falar mais desse importante sistema, e de como mantê-lo saudável, mais adiante neste capítulo.

Às vezes o sistema imunológico entra em desordem. Isso acontece quando as células se confundem e acham que células saudáveis e outros tecidos são o inimigo. Elas atacam células perfeitamente saudáveis numa espécie de fogo amigo conhecido como doença autoimune. Por exemplo, quando o sistema imunológico ataca os folículos capilares, o resultado pode ser a calvície completa, conhecida medicamente como alopecia areata. Ou as células do sistema imunológico podem atacar células saudáveis nas articulações, causando a artrite reumatoide.

Em casos como esses, o corpo precisa voltar para os eixos. Para fazer isso, ele necessita dos recursos certos. É aí que entram em jogo as escolhas do estilo de vida — dieta, exercícios, controle do estresse e outras ferramentas. Se você conseguir fortificar o sistema imunológico, é provável que vá ficar doente com menos frequência, potencialmente evitando tudo, do resfriado ao câncer. Menos doença significa uma vida longa, saudável e produtiva... com sorte, 100 anos felizes e saudáveis.

MASSAGEM DE DRENAGEM LINFÁTICA

Quer você deseje apenas que sua pele do rosto pareça revitalizada ou esteja desesperado para afastar alguma alergia, deveria pensar em aprender como fazer uma massagem facial em si mesmo, porque isso estimula a drenagem da sua linfa. É bom fazer isso imediatamente antes de lavar o rosto à noite. Comece em direção ao meio da testa, pressione de leve os dedos na pele e mova-os em círculos. Mantenha-os ali por 3 a 5 segundos e depois passe para os lados da testa, descendo para as têmporas. Mexa-os para dentro, para o seu nariz, mas não diretamente sob os olhos. Continue com os movimentos circulares, descendo pelas bochechas até o contorno da boca. A seguir, você vai se concentrar na área da mandíbula, logo na frente dos ouvidos, indo até o pescoço. Massageie com bastante suavidade nessa área. Termine a massagem com movimentos bem delicados para baixo, começando pelo contorno da face e descendo para o pescoço. Também recomendo isso quando estiver resfriado ou com sinusite, porque pode ajudar a aliviar a pressão que você sente nos seios nasais. Também pode estimular o sistema linfático a trabalhar um pouco mais a seu favor.

Como o sistema imunológico envelhece

Como os outros sistemas de que falamos, o seu sistema imunológico envelhece de algumas formas não muito agradáveis:

A inflamação aumenta com a idade. Isso significa que ficamos mais suscetíveis a doenças do coração, artrite, fragilidade, diabetes tipo 2, limitações físicas e senilidade, entre outros problemas.

Menos anticorpos. Anticorpos são produzidos pelo sistema imunológico quando um antígeno é detectado nas proximidades. Antígenos são grandes moléculas que ficam na superfície de células, vírus, fungos, bactérias e algumas matérias inorgânicas como toxinas, substâncias químicas e partículas estranhas. Com a idade, o número de anticorpos produzido em resposta a um antígeno diminui, tornando mais difícil para o organismo combater uma infecção.

Células do sistema imunológico comprometidas. À medida que envelhece, você precisa se esforçar um pouco mais para manter um sistema imunológico sadio. Isso porque seu corpo cria naturalmente um número menor de células-T, o que também afeta o modo como o corpo reage a vacinas. Por exemplo, digamos que você tenha tomado a vacina contra gripe este ano. Essa vacina funciona porque suas células-T (aquelas que já não estão programadas para combater algum outro invasor) vão pegar essa vacina e produzir uma resposta imunológica no seu organismo para que aquela cepa do vírus da gripe não possa infectá-lo. Mas se você tem menos células-T, esse processo não funciona tão bem. (Claro que há exceções para toda regra, como a vacina contra herpes, que pode ser muito eficaz em pessoas mais velhas, que foram infectadas pelo vírus da catapora quando eram jovens.)

Mais uma coisa: à medida que o relógio do seu organismo for andando, você provavelmente não irá produzir o mesmo número de glóbulos brancos que produzia quando era criança. Portanto, suas defesas ficam um pouco mais fracas do que eram antes.

Problemas autoimunes. Se o seu sistema imunológico não consegue identificar corretamente as células invasoras no corpo, você pode ter doenças autoimunes ou imunossupressoras como doença celíaca, psoríase, lúpus, doença de Lyme, artrite reumatoide ou síndrome do cólon irritável. Essas doenças são resultado do estranho "fogo amigo" que acontece no sistema imunológico. Doenças autoimunes podem afetar pessoas de qualquer idade, mas corremos mais risco de desenvolvê-las à medida que envelhecemos.

Linfedema. Se o sistema linfático não funciona adequadamente quando você envelhece, a linfa pode se acumular, causando um inchaço visível nas suas pernas e às vezes nos braços. Isso pode ser resultado de um bloqueio ou uma obstrução dentro dos gânglios linfáticos.

Risco de câncer. Quando suas próprias células se transformam em invasores estranhos ao seu corpo, você pode desenvolver câncer. Em condições normais, o corpo propositalmente desativa algumas células num processo chamado apoptose — que basicamente significa que as células cometem suicídio. A apoptose acontece continuamente no seu corpo depois que as células normais fizeram o trabalho delas. Mais especificamente, a função da apoptose é assegurar que as células alvos se desativem, e as células necessárias não. Se os neurônios errados se desativam, você pode desenvolver demência senil. Se as células cardíacas erradas se desativam, você pode ter uma doença cardíaca. E se uma célula que é prejudicial não se mata como deveria — se ela perde a capacidade apoptótica —, o câncer pode invadir. Células cancerígenas são células renegadas que não se matam. O mais importante para você é fortalecer o sistema imunológico, para que ele possa achar essas células cancerígenas e acabar com elas. Por isso as estratégias que apresentarei a seguir são tão importantes.

SUPLEMENTOS QUE AJUDAM O SISTEMA IMUNOLÓGICO

- **Zinco:** 11mg no total diariamente para homens e 8mg no total diariamente para mulheres
- **Vitamina C:** 1.000mg no total diariamente
- **Ácido fólico:** 400mcg no total diariamente
- **Ginseng:** Conforme prescrição

Por quê? O zinco, a vitamina C e o ácido fólico fortalecem o sistema imunológico para que ele possa defender você melhor dos resfriados e todos os outros tipos de infecção. Verifique o rótulo do seu multivitamínico para ver se as doses adequadas são incluídas e, se não estiverem, tome-as separadamente.

Mais um suplemento a considerar, mas para usar com bom senso, é o ginseng. Houve relatos conflitantes ao longo dos anos sobre a sua utilidade, mas algumas das pesquisas mais instigantes mostram que ele pode ser muito benéfico para pessoas que sofrem de doenças crônicas. Como sempre, discuta os suplementos e os efeitos colaterais com o seu médico, mas você deveria considerar a inclusão destes no seu regime.

FAZER O QUE COM ALGA?

A espirulina é um tipo de alga azul-esverdeada que pode ajudar a reforçar a imunidade do organismo. Ainda são necessários mais testes para provar isso, mas acho que vale a pena experimentar. Os astecas do México certamente acreditavam nela; eles a secavam ao sol e suplementavam a dieta com a alga regularmente. A espirulina tem 62% de aminoácidos e é uma excelente fonte de proteína, vitamina B_{12} e betacaroteno.

Bem, eu não embarco nessa onda dos "superalimentos" e acredito firmemente em voltar ao básico. Mas a espirulina está lotada de nutrientes, portanto, não deve fazer mal consumi-la com moderação. Sempre consulte o seu médico antes de acrescentar suplementos como a espirulina, e ela não deve ser misturada com imunodepressores.

Estratégia número 1: Combater a glicosilação

Como expliquei no capítulo 1, a glicosilação é um processo danoso do organismo no qual moléculas de açúcar se ligam a proteínas ou gorduras. Essa ligação cria os produtos finais de glicosilação avançada (AGEs), que atacam virtualmente todas as partes do corpo, e eles tendem a perturbar as células do sistema imunológico. Os AGEs são uma das principais causas da deterioração em muitos órgãos. Eles causam inflamação e aumento da produção de radicais livres, duas coisas que estão na origem do envelhecimento.

Se a glicosilação é tão danosa, reduzir fontes de açúcar vai nos pôr a caminho de 100 anos felizes e saudáveis? Acredito que sim. Pelo seguinte motivo: a glicosilação altera a estrutura da proteína no organismo. Essa proteína alterada é reconhecida pelo sistema imunológico como um corpo estranho e, portanto, fica suscetível a um ataque autoimune. Lembre-se, essa é a situação de "fogo amigo" na qual seu corpo pensa erroneamente que suas próprias substâncias, tecidos ou órgãos são o inimigo e, portanto, os ataca. Além disso, proteínas glicosiladas foram associadas a doenças cardíacas, aos danos a órgãos vistos em diabéticos e à insuficiência renal, danos aos nervos, diabetes, catarata e até câncer. Já apresentei argumentos suficientes? Como a glicosilação está associada a essas condições que abreviam a vida, é vital que você tome medidas para reduzi-la o máximo possível — isto é, se quiser continuar saudável pelas próximas décadas.

Então, o que você pode fazer? Reduzir a quantidade de açúcar que ingere, especialmente o xarope de milho rico em frutose, é um passo importante para minimizar a quantidade de glicosilação que acontece no organismo. A pesquisa é bastante clara nessa recomendação. Ingerir frutose em excesso (como acontece quando você toma muito refrigerante todos os dias ou come muitos alimentos ricos em açúcar regularmente) atrapalha a capacidade de o seu corpo metabolizar esse açúcar. Em decorrência disso, frutose em excesso vai parar na corrente sanguínea. Esse excesso pode agravar reações autoimunes, aumentar a inflamação e acelerar o envelhecimento de maneira geral. Portanto, livre-se das bebidas e lanches doces e encontre opções saudáveis, sem açúcar. Alguns substitutos fáceis são sucos frescos, bebidas dietéticas, frutas frescas, nozes, hortaliças cruas, laticínios desnatados e grãos integrais.

Estratégias de apoio

Lave as mãos. Muitas infecções são transmitidas manualmente — quase todas as infecções, na verdade, especialmente na época das gripes. Você pode ouvir seu parceiro/a tossindo e pensar: "Droga, agora também vou ficar resfriado." Mas são os germes nas superfícies, e não os germes no ar, que você pega com mais facilidade. Aqui está um exemplo: digamos que você esteja viajando. A pessoa na sua frente, gripada, toca o corrimão da escada rolante (uma das superfícies mais infestadas de germes conhecidas pelo homem). Agora, todos que tocarem naquele corrimão terão aqueles germes nas mãos, e da próxima vez que tocarem a boca, os germes encontrarão um caminho para dentro do corpo. Portanto, é importante lavar as mãos habitualmente: antes das refeições, depois de ir ao banheiro, depois de cada aperto de mão e depois que você toca qualquer coisa em lugares públicos. (Não, não estou tentando lhe incutir medo de apertar a mão das pessoas! Só quero que leve os germes a sério.)

Mantenha as bactérias do seu trato gastrointestinal saudáveis. O sistema digestivo pode não ser a primeira coisa em que você pensa ao imaginar seu sistema imunológico trabalhando. Mas o equilíbrio bacteriano no seu estômago e intestinos desempenha um papel importante na capacidade de evitar doenças. (Eu falei que tudo está interligado de maneiras que você nem imagina!) Você tem 100 trilhões de bactérias na barriga, dez vezes mais que o número de células do seu corpo, e algumas dessas espécies bacterianas podem ser mortais. Portanto, você precisa se certificar de que terá um número suficiente das bactérias boas para combater as más. Os probióticos podem ajudá-lo a atingir o equilíbrio saudável necessário. Essencialmente, probióticos são bactérias "amigas" que trazem muitos benefícios para a saúde, além de fortalecer a imunidade. Eles podem ajudar a digestão, melhorar a absorção de nutrientes e até ajudar a perder peso.

Normalmente classificados como suplementos alimentares, probióticos são encontrados em alimentos como o quefir, o iogurte e o leite fermentado. Os probióticos são tão benéficos que outros alimentos estão sendo reforçados com eles. Você também pode tomar um suplemento de probióticos, como os importados Culturelle ou Align, diariamente. Probióticos ajudam a alcançar o equilíbrio saudável de que você precisa.

Coma alimentos naturais, "integrais". Dieta rica em alimentos integrais é aquela cheia de alimentos que estão muito próximos de sua forma natural, não processada e não refinada. Quanto mais perto um alimento está da natureza, melhor é para a sua imunidade. Abasteça-se de hortaliças, como cenoura, batata-doce, cebola, aipo, brócolis, couve-flor e todas as verduras folhosas e frutas, porque elas contêm antioxidantes como a vitamina C e o betacaroteno de que seu "exército" imunológico precisa para combater infecções. E você deve comê-las o mais perto possível do seu estado natural. Ou seja, cruas ou levemente cozidas no vapor. (Não é "ruim" fazê-las sauté ou assadas, mas cruas ou levemente cozidas no vapor, as hortaliças contêm mais nutrientes.) Se você acha hortaliças sem graça, tempere-as com ervas, faça uma vitamina no liquidificador, ou esconda-as amassadas em sopas. Encare como uma missão pessoal se tornar um apreciador de alimentos vegetarianos. A salada não precisa ser sempre entediante. Seja criativo! (Veja minha receita de purê de não batata para se inspirar!)

Purê de não batata do Dr. Mike

Hortaliças, especialmente aquelas ricas em antioxidantes, são ótimas protetoras da imunidade. E aposto que, quando você provar este purê, não vai querer mais o purê de batata normal, porque não vai sentir falta da manteiga, do creme de leite e de todo aquele sal que muitas vezes são usados para tornar o purê tão delicioso. Além disso, a couve-flor é riquíssima no antioxidante vitamina C. Também tem folato (que é do complexo B) e potássio. Pode confiar em mim; apenas prove!

Ingredientes:
1 couve-flor branca
Água para cozinhar no vapor
Temperos sem sal
Pimenta-do-reino para dar sabor
Opcional: Raiz-forte

Modo de fazer:
Pique a couve-flor em pedaços e cozinhe no vapor até ficar macia.

Coloque os pedaços num processador de alimentos ou liquidificador.

Deixe bater até ficar um creme uniforme, adicionando seus temperos sem sal favoritos, como alho ou tempero italiano (ou raiz-forte, se quiser um sabor mais marcante) e a pimenta-do-reino.

Continue provando enquanto acrescenta os temperos.

Sirva e aproveite!

Renda-se às frutas vermelhas. Já que estou falando de antioxidantes, gostaria de reservar um momento para elogiar as frutas vermelhas. Morangos, mirtilos, amoras, framboesas e outras frutas parecidas são todas doces e deliciosas usininhas de energia para a imunidade. Estão lotadas de vários antioxidantes, incluindo a vitamina C. Acompanhe-as com aveia, ou bata como vitamina sem leite, ou coma um punhado delas como lanche.

Corte as comidas "brancas" da sua dieta. Eu sempre digo aos meus pacientes: com exceção da couve-flor e de iogurte ou queijo desnatados, muito poucos alimentos brancos são saudáveis. Eu me refiro aos açúcares simples, carboidratos refinados, alimentos dos quais foram retirados os nutrientes e as fibras naturais, como a farinha branca muito usada na panificação, macarrão branco (em vez do macarrão feito com trigo integral), arroz branco e, claro, açúcar branco — todos eles são só calorias vazias com valor nutricional zero. Até consumidos com moderação, farão você se sentir — e parecer — velho antes do tempo. Quanto à imunidade, os carboidratos simples, como aqueles encontrados nos doces, causam picos de glicemia depois que você os come. Quando isso acontece, a glicose excessiva basicamente se acumula no sangue e afeta sua circulação. Sempre que sua circulação é afetada, significa que o sangue não consegue chegar com a mesma rapidez a uma área afetada por um problema. E se seu sangue não consegue chegar lá, naturalmente, seus glóbulos brancos também não conseguem, o que torna seu corpo incapaz de se curar ou combater as infecções com vigor. Regrinha básica: se for branco, não chegue perto!

Coma alimentos ricos em selênio. O selênio, um micronutriente encontrado em certos alimentos, é essencial para um sistema imunológico adequadamente funcional, e sua deficiência pode comprometer a imunidade de maneira geral. Esse mineral é um ingrediente da glutationa, um poderoso antioxidante e reforçador do sistema imunológico produzido naturalmente pelo seu corpo. O selênio ajuda a decompor o peróxido de hidrogênio — um dos radicais livres mais prejudiciais — em água. Muitas pesquisas mostram que o selênio pode auxiliar no combate a infecções, conservar as funções cerebrais à medida que envelhecemos e evitar alguns tipos de câncer. Você precisa ter selênio suficiente na sua dieta, mas não deve exagerar, pois se for demais, pode causar outros problemas de saúde. Trate de consumir quantidades moderadas de carnes magras, peixes como atum e bacalhau, sementes de girassol ou ovos. Uma única castanha-do-pará contém todo o selênio de que você precisa por um dia, portanto, em vez de se preocupar com selênio suplementar, coma uma dessas castanhas deliciosas por dia.

Saia de casa. A vitamina D, produzida naturalmente pelo corpo quando ele é exposto à luz solar, também oferece uma grande ajuda à imunidade. Um estudo da Universidade de Copenhague mostrou que a vitamina D pode, de fato, fazer as células do sistema imunológico entrarem em ação. O estudo também indicou que, se você não tiver vitamina D suficiente, suas células-T não reagirão adequadamente às infecções. Portanto, saia de casa e tome um solzinho. (Mas cuidado para não se queimar! Você só precisa de 10 a 15 minutos de sol por dia.)

Tenha um sono de qualidade. Dormir bem e o suficiente com regularidade é imperativo para manter uma imunidade saudável. Sei que nem sempre você consegue ter uma noite perfeita de sono, portanto, não se martirize se virar uma noite trabalhando ou voltar para casa mais tarde do que deveria. Mas tenha em mente que ficou provado que mesmo uma só noite maldormida aumenta a inflamação no seu corpo e pode elevar o risco de doenças autoimunes. Portanto, nada de ficar vendo aquelas reprises de seu seriado favorito que passam de madrugada; seu sono é mais importante!

Tome dois comprimidos infantis de ácido acetil salicílico por dia. Tomar Aspirina todo dia pode reduzir o risco de ter muitos tipos de câncer e evitar que os tumores se disseminem, de acordo com algumas pesquisas promissoras. Esse simples analgésico funciona controlando a inflamação crônica no seu corpo, que é a raiz de alguns tipos de câncer. Um estudo publicado em *The Lancet*, uma publicação médica, descobriu que o uso diário de Aspirina por vários anos pode reduzir o risco de alguns tipos de câncer em até 75%. Esse uso também pode reduzir o risco da disseminação dos tumores (metástases), especialmente em pacientes com câncer colorretal. A melhor aposta é tomar dois comprimidos com doses infantis por dia. Como sempre, converse com seu médico antes de começar esse ou qualquer outro regime medicamentoso, pois ele pode ter efeitos colaterais negativos, especialmente se você tiver úlcera estomacal.

As estratégias antienvelhecimento e o sistema imunológico

Nº 1: Movimentar-se. Mexer o corpo fortalece o sistema imunológico, aumentando sua circulação. Lembra o que eu disse sobre como alimentos com açúcar atrapalham a circulação, e os glóbulos brancos não conseguem atacar um invasor rápido o suficiente? Bem, o exercício faz exatamente o contrário; ele faz o coração e o sangue funcionarem para que os glóbulos brancos e outras células do sistema imunológico possam chegar aonde precisam.

Nº 2: Manter um peso saudável. Pessoas acima do peso tendem a sofrer mais infecção e doenças, e embora os estudos não tenham identificado o motivo exato, eles revelaram que as células do sistema imunológico de pessoas acima do peso ou obesas não reagem adequadamente a invasores de todos os tipos. Mas não tema — você encontrará algumas dicas simples que pode usar imediatamente para perder peso bem rápido.

Nº 3: Manter-se hidratado. Isso conserva as mucosas do nariz e pulmões, o que dificulta a entrada de vírus e bactérias que deixam você doente.

Nº 4: Parar de fumar. Você sabia que os fumantes tiram mais licenças médicas do trabalho que os não fumantes? Eles estão mais propensos a pegar resfriado, gripe e outras doenças porque seu sistema imunológico está fazendo hora extra para limpar todas as toxinas que vêm do fumo. Infelizmente, o mesmo se aplica ao maior risco de desenvolver todos os tipos de câncer, doenças das artérias coronárias, enfisema, bronquite — a lista tem 1 quilômetro. Mas, assim que você para, sua imunidade começa a melhorar imediatamente.

Nº 5: Suplementos. Anteriormente, você encontra informações sobre os melhores suplementos para incrementar o funcionamento do seu sistema imunológico.

Veja no Apêndice ideias, recursos e recomendações sobre como implementar essas cinco estratégias antienvelhecimento. Você também encontrará algumas ideias no Plano dos 17 dias do Ciclo 2: Reconstrução.

SE VOCÊ PRECISA PERDER UNS QUILINHOS...

Se você está obeso, as células do sistema imunológico e o sistema linfático não funcionam adequadamente. Sugiro que fale com seu médico sobre começar uma dieta de 1.200 a 1.500 calorias por dia para perder peso. Fazer dieta não é fácil, por isso permita-me mostrar algumas maneiras bem práticas de perder algum peso ou manter seu peso sob controle — elas exigem bem pouco esforço e dão muitas recompensas. Aí vão:

- **Não se entupa.** Coma apenas até ficar satisfeito. Comer demais é um dos maiores motivos para o aumento de peso. Afaste-se da mesa antes que comece aquela sensação desconfortável.

- **Coma porções menores.** Para pegar o jeito, compre por algum tempo alimentos prontos com calorias controladas das gôndolas refrigeradas do supermercado ou de um serviço de entrega de refeições, se seu orçamento permitir. O tamanho das porções vai te dar uma ideia de quanto (ou quão pouco) você deve comer para perder peso. Você ficará surpreso ao ver que não é preciso um caminhão de comida para satisfazer o seu apetite.

- **Faça trocas calóricas simples.** Troque o sorvete rico em gorduras por desnatado, por exemplo. Você vai economizar umas 100 calorias automaticamente. Passe molho de mostarda em vez de maionese nos sanduíches para cortar mais 100 calorias. Recuse frango frito e prefira frango assado com um pouco de tempero e economize de 200 a 300 calorias. Diga "não" a refrigerantes com açúcar e prefira água. Cada refrigerante que você não tomar economizará 150 calorias. Se você fizer essas três trocas num só dia, vai cortar cerca de 500 calorias da sua dieta.

- **Sempre coma no café da manhã.** Pessoas em dieta que começam o dia com uma refeição reforçada perdem mais peso do que aquelas que pulam o café da manhã; esse é um fato conhecido. Coma um ou dois ovos, uma fatia de torrada de pão integral e uma fruta fresca; ou uma tigela de cereal integral com iogurte e frutas frescas. Refeições como essas manterão você energizado e evitarão que coma em excesso mais tarde.

- **Livre-se das porcarias.** Tire da sua cozinha, carro e escritório todo alimento industrializado. Lembre-se: "Longe dos olhos, longe do coração." Você não pode comer o que não está lá.

RIA MAIS PARA VIVER MAIS

Você já ouviu o ditado: "Rir é o melhor remédio." Aqui está um dos motivos pelos quais isso é verdade: uma boa gargalhada aumenta muito a quantidade de oxigênio que você inspira. Isso, por sua vez, nutre e energiza órgãos importantes, como o coração e os pulmões. Além disso, já foi provado que uma risada melhora o sistema imunológico, encorajando a produção de anticorpos e células-T. Pesquisadores observaram esse fenômeno analisando amostras de sangue em experimentos planejados para provocar o riso em voluntários. Não sabemos ao certo como isso acontece, mas é definitivamente parte da conexão mente-corpo que leva à saúde e à longevidade.

O riso pode até aliviar a dor, com a emissão natural de endorfina que causa. Mais uma coisa (embora eu pudesse continuar escrevendo aqui o dia todo): especialistas da Universidade de Maryland descobriram que os vasos sanguíneos reagem de forma diferente quando você assiste a algum tipo de comédia em vez de um drama. Participantes do estudo que assistiram a comédias (e, portanto, riram) experimentaram um fluxo normal de sangue através dos vasos, enquanto as pessoas que assistiram a dramas tiveram a circulação reduzida. A lição? O riso melhora a circulação, o que por sua vez fortalece a imunidade.

Pode parecer bobagem, mas a *ioga do riso* é uma grande tendência hoje em dia, por bons motivos. Fique uns 10 minutos pensando em algo hilariante, ou assista a algum vídeo engraçado no YouTube.

Antes de começar o plano de 17 dias do Ciclo 2, faça este teste e some os pontos. Faça-o de novo depois de completar o plano. Seus resultados podem ser surpreendentes!

Seu sistema imunológico está a caminho de 100 anos felizes e saudáveis?

1. **Com que frequência você fica resfriado ou gripado, em média?**
   A. Mais de duas vezes por ano ☐ 0 ponto
   B. Só uma vez por ano, se tanto ☐ 2 pontos
   C. Nunca ☐ 4 pontos

2. **Com que frequência seus familiares ficam doentes?**
   A. Com frequência; alguém está sempre correndo para o médico. ☐ 0 ponto
   B. Às vezes; vamos ao médico pelo menos uma vez por mês. ☐ 2 pontos
   C. Quase nunca; todos são muito saudáveis. ☐ 4 pontos

3. **Com que frequência você ri alto?**

A. Não lembro quando foi a última vez que eu ri. ☐ 0 ponto

B. Rio algumas vezes por semana. ☐ 2 pontos

C. Eu encontro algum motivo para rir diariamente. ☐ 4 pontos

4. **Quanto você tem dormido nas últimas semanas?**

A. Cinco horas por noite ou menos ☐ 0 ponto

B. Nove ou mais horas por noite ☐ 2 pontos

C. Seis a oito horas por noite ☐ 4 pontos

5. **Como você avaliaria seu nível de estresse?**

A. Muito alto; fico estressado a maior parte do tempo. ☐ 0 ponto

B. Alto; fico estressado alguns dias por semana. ☐ 1 ponto

C. Moderado; fico estressado pelo menos uma vez por semana. ☐ 2 pontos

D. Baixo; eu não me estresso facilmente. ☐ 4 pontos

6. **Sua dieta principal inclui:**

A. Muitas porcarias: frituras, refrigerantes e alimentos processados (industrializados) ☐ 0 ponto

B. Carboidratos como pizza, pão branco, macarrão e doces, junto com um pouco de proteína, incluindo carnes vermelhas ☐ 1 ponto

C. Muitas frutas, hortaliças, grãos integrais, frango e peixe ☐ 4 pontos

7. **Você toma suplementos antioxidantes?**

A. Não, odeio comprimidos. ☐ 0 ponto

B. Só quando lembro, o que é raro ☐ 1 ponto

C. Sim, tomo diariamente. ☐ 4 pontos

8. **Você fuma?**

A. Sim, regularmente. ☐ 0 ponto

B. Parei há menos de um ano. ☐ 1 ponto

C. Parei há cinco anos ou mais ☐ 2 pontos

D. Nunca fumei. ☐ 4 pontos

9. **Com que frequência você lava as mãos?**
   A. Sou péssimo nisso, raramente lavo as mãos. ☐ 0 ponto
   B. Lavo as mãos uma vez por dia, em média. ☐ 1 ponto
   C. Lavo as mãos só depois que vou ao banheiro. ☐ 2 pontos
   D. Lavo as mãos frequentemente durante o dia. ☐ 4 pontos

10. **Quanto tempo você passa ao ar livre?**
   A. Só o tempo que demoro para andar até o carro ☐ 0 ponto
   B. Uns 10 a 15 minutos por semana, no total ☐ 1 ponto
   C. Pelo menos 10 minutos diariamente. ☐ 4 pontos

11. **Se você se encontra acima do peso, está usando algum método saudável para perder peso, atualmente?**
   A. Não ☐ 0 ponto
   B. Sim ☐ 4 pontos
   C. Não estou acima do peso. ☐ 4 pontos

12. **Como você se sente, de maneira geral?**
   A. Sempre cansado, com dor ou esgotado. ☐ 0 ponto
   B. Me sinto bem, mas raramente me sinto ótimo. ☐ 2 pontos
   C. Me sinto ótimo a maior parte do tempo e tenho muita energia. ☐ 4 pontos

13. **Você toma probióticos regularmente?**
   A. Não ☐ 0 ponto   B. Sim ☐ 4 pontos

14. **Os membros da sua família, incluindo seus avós, são longevos (85 anos de idade ou mais)?**
   A. Não ☐ 0 ponto   B. Sim ☐ 4 pontos

Pontuação:

0 a 11: URGENTE; se você fica doente o tempo todo e se sente esgotado constantemente, fale com seu médico a respeito do atual estado do seu sistema imunológico.

12 a 22: PERIGOSO; faça algumas mudanças imediatamente para melhorar sua imunidade.

23 a 33: MODERADAMENTE ARRISCADO; comece a incorporar minhas sugestões à sua rotina.

34 a 44: NA MÉDIA; você ainda pode fazer mudanças.

45 a 56: EXCELENTE; continue nesse rumo positivo.

Seu organismo foi equipado com alguns sistemas de defesa de alta tecnologia, mas eles exigem cuidado e atenção. Siga as sugestões deste capítulo e você estará dando ao seu sistema imunológico a chance de lutar para protegê-lo das doenças. Quanto menos doenças invadirem o seu corpo durante a vida, mais tempo ela vai durar *e* mais você conseguirá aproveitá-la!

CAPÍTULO 8

Ouça suas entranhas

Eu vejo muitos problemas digestivos no meu consultório. Isso não é surpresa, considerando que todo ano aproximadamente 70 milhões de adultos nos Estados Unidos sofrem de problemas digestivos como diarreia, dores abdominais, constipação e vários outros sintomas que causam desconforto ou coisa pior. A má digestão também pode estar na raiz de vários outros problemas, como fadiga, erupções cutâneas, dores de cabeça, falta de concentração e oscilações de humor — sintomas que você nem imaginaria que tivessem algo a ver com a digestão.

E não dá pra simplesmente parar de comer para que esses problemas desapareçam, certo? Além de precisarmos de comida para viver, a comida é uma obsessão! Não parece que nossa vida gira ao redor dela? Estamos eternamente planejando a próxima refeição. Um primeiro encontro acontece sempre num jantar. Do banquete do Natal ao churrasco do dia da Independência, cada feriado que comemoramos consiste em sentar-se ao redor de uma mesa e se entupir de comida. Embora eu espere que seus hábitos alimentares mudem quando você terminar de ler este livro (ou antes!), certamente não sou capaz de mudar o papel central que a comida desempenha em nossas vidas. Portanto, vamos manter nosso sistema digestivo saudável!

As informações deste capítulo ajudarão você a diminuir a chance de sofrer doenças digestivas perigosas e a manter suas entranhas saudáveis até a velhice. Ordens do médico: leve a sério sua saúde digestiva. O primeiro passo é alcançar uma compreensão básica das estruturas e funções envolvidas na digestão. Vamos começar?

Sistema digestivo — Curso básico

Trocando em miúdos, a digestão é o processo pelo qual seu organismo extrai os nutrientes e a energia de que precisa dos alimentos que você ingere. E o processo começa até antes de você colocar o alimento na boca — só sentir algum cheiro, como o de bacon na frigideira ou cookies de chocolate saindo do forno, já dá início à digestão. Você pode até estar salivando só de pensar a respeito! Essa saliva é o primeiro passo. Assim que você come, a saliva decompõe um pouco a comida, junto com a mastigação. Essas duas coisas juntas possibilitam que você engula o alimento. Sua língua também participa, empurrando a comida para o esôfago. A principal função do esôfago é transportar a comida para a próxima parada do itinerário, que é o estômago. A seguir, o estômago usa poderosos sucos gástricos para transformar aquela comida sólida em líquido, facilitando o trabalho do seu intestino delgado.

Esticado, o intestino delgado mede de 4,5 a 6 metros. É nele que boa parte da mágica acontece. O intestino delgado trabalha em conjunto com o pâncreas, a vesícula biliar e o fígado para ajudar seu organismo a absorver todas as proteínas, gorduras, sais minerais, vitaminas, água e outros nutrientes vitais do alimento que você ingeriu.

A seguir, e esse passo é crucial, os nutrientes que sua refeição forneceu passam direto do intestino para a corrente sanguínea. Esse sangue rico em nutrientes vai direto para o fígado para ser processado. O fígado filtra as toxinas e dejetos e transforma parte desses dejetos em bílis. O fígado até ajuda a calcular quantos nutrientes irão para o resto do corpo, e quantos irão para o armazenamento. Por exemplo, o fígado armazena vitaminas A e D e glicogênio, um tipo de açúcar que o organismo usa para obter energia.

Toda sobra do alimento de que o corpo não precisa é considerada excremento. Esse excremento viaja para o intestino grosso, que então empurra as fezes para o reto. O reto é realmente a última parada do trato digestivo. O excremento fica ali até você sentir vontade de ir ao banheiro. Acho que o resto você já sabe!

Mas vamos voltar por um momento para o intestino grosso. É nele que você vai encontrar uma imensa colônia de microflora viva e benigna (probióticos), que tem um papel vital na saúde digestiva. A microflora intestinal ajuda a combater o câncer, produzir vitaminas, degradar a bílis, promover a imunidade e digerir nutrientes. Essas bactérias amigas, em geral, são em maior número do que as bactérias ruins. No entanto, se você come besteiras demais, se estressa em excesso, toma muitos antibióticos ou tem infecções, esse equilíbrio pode facilmente ser perdido. As bactérias ruins começam a se multiplicar e dominar as bactérias amigáveis, comprometendo a saúde digestiva. Na verdade, o intestino grosso é o maior órgão do seu sistema imunológico, e é por isso que quero que você o nutra, junto com o resto do seu sistema digestivo. Afinal, sem uma digestão saudável, você não tem como obter os nutrientes de que precisa para ter energia e boa saúde.

O QUE SUAS FEZES DIZEM SOBRE VOCÊ

Como médico, eu penso além da mesa do jantar. Penso no que acontece no nosso organismo depois que consumimos toda aquela comida. E no fim das contas, sim, penso no que acontece quando nosso organismo termina o processo. Às vezes, o melhor jeito de um médico entender o que acontece dentro do seu corpo é inspecionar o que está saindo dele. Sim, estou falando de matéria fecal, excremento ou o que é mais conhecido simplesmente por "cocô". Não é um assunto que ninguém (bem, a não ser meus amigos gastroenterologistas) realmente goste de discutir. Mas as pistas que seu cocô revela podem ser informações valiosas para decifrar seu atual estado de saúde. Portanto, continue comigo e leia mais.

Duro ou empedrado: Pode indicar constipação ou desidratação; tome mais água!

Preto, bem escuro: Pode ser um sinal de sangramento no sistema digestivo superior (como de uma úlcera). Também é comum quando se consome muita proteína animal ou se tomam muitos suplementos de ferro.

Com a consistência de um pudim ou líquido: Um bolo fecal sem consistência pode indicar intolerância ou hipersensibilidade a certos alimentos ou uma infecção viral ou bacteriana.

Vermelho: Pode indicar hemorroidas, sangramento do cólon causado por diverticulite ou até câncer. No entanto, se você está comendo muita beterraba ou alimentos vermelhos, isso também pode ser a causa.

Macio, porém consistente: O bolo fecal "nota 10". O ideal é que ele tenha formato de "S".

Fino como um lápis: Pode indicar um estreitamento do intestino causado por uma obstrução ou câncer do cólon.

Sempre que você notar uma mudança persistente nas suas fezes, marque consulta com seu médico sem demora.

Como o sistema digestivo envelhece

Se você não quiser ficar doente (quem quer?) e quiser retardar o envelhecimento (quem não quer?), e se quiser se manter de bom humor e se sentindo maravilhosamente bem, então ter um sistema digestivo saudável deverá ser a sua prioridade. Quando o sistema digestivo está com problemas, nem a dieta mais nutritiva pode ajudar.

Você lembra os cinco fatores do envelhecimento de que falamos no início deste livro? O primeiro da lista é a inflamação. Ela pode fazer estragos em todo o corpo, e o sistema digestivo não é exceção. Se qualquer etapa da jornada digestiva fica inflamada, você pode ter sintomas incomodativos e até dolorosos, que podem se tornar crônicos se não forem tratados. A inflamação prolongada do trato digestivo também pode desgastar o revestimento do estômago ou dos intestinos e deixá-lo vulnerável a uma série de doenças graves, inclusive o câncer. Portanto, parte da estratégia para proteger a saúde do seu sistema digestivo é prevenir ou deter a inflamação.

Os sinais de um sistema digestivo envelhecido incluem sintomas que vão desde os mais benignos, como constipação frequente, até doenças um pouco mais graves, como DRGE (doença do refluxo gastroesofágico), úlcera, síndrome do cólon irritável, e fatais, como o câncer colorretal. Vou falar de cada uma delas separadamente, mas antes quero mostrar uma solução simples para retardar o envelhecimento do seu sistema digestivo, que é tomar um suplemento de probióticos.

SUPLEMENTOS QUE AJUDAM O SISTEMA DIGESTIVO

- **Probióticos:** de 1 a 10 bilhões de UFCs (unidades formadoras de colônias) ou organismos vivos diariamente

  Tome a dosagem indicada na embalagem, pois ela varia de produto para produto.

  Como alternativa, coma uma porção de iogurte desnatado diariamente.
- **Vitamina D:** de 800 a 1.000 UI diariamente
- **Vitamina E:** 15mg diariamente
- **Selênio:** 55mcg diariamente

Por quê: Você está lendo muita coisa neste capítulo sobre como os probióticos podem favorecer a digestão em geral, e por sua vez a imunidade. Eles também podem aliviar sintomas digestivos como a diarreia que vem depois de tomar alguns antibióticos receitados pelo médico. Mas, como já mencionei, você não precisa tomar um comprimido. Também pode conseguir essas bactérias amigas em alimentos fermentados como o iogurte, o quefir e o leite fermentado.

Quanto à vitamina D, já há algumas evidências de que manter um nível saudável de vitamina D no organismo pode reduzir o risco de câncer colorretal. Na China, um estudo com pessoas que tomavam suplementos de vitamina E e selênio mostrou um número reduzido de mortes por câncer no estômago.

Estratégia número 1: Probióticos

A maioria dos remédios atuais para problemas digestivos trata principalmente os sintomas (proporcionando alívio a curto prazo) e perturba o equilíbrio bacteriano do intestino. Isso pode levar à digestão incompleta da comida ou a problemas mais graves. Se as grandes moléculas de comida não conseguem passar pela parede intestinal, elas provocam uma reação imunológica do organismo que pode finalmente levar a uma disfunção autoimune. A má digestão também pode evitar que nutrientes importantes sejam absorvidos pelo corpo. E alguns cientistas acreditam que a digestão incompleta de proteínas possa tornar você mais suscetível a doenças graves.

Muito bem — vamos pedir ajuda aos suplementos probióticos. Eles funcionam pondo em desvantagem numérica as bactérias ruins do intestino, apoiando a função imunológica, melhorando a produção de vitaminas e destruindo toxinas e agentes cancerígenos. Os probióticos, quando consumidos adequadamente, podem fazer milagres, e há pouco que eles não sejam capazes de fazer em matéria de saúde digestiva.

Quando procurar um produto probiótico, escolha um de cepas múltiplas, ou seja, com vários tipos de bactérias amigas na lista de ingredientes. Ter várias cepas é bom porque cada uma traz benefícios diferentes. Uma cepa pode melhorar a digestão em geral, outra, incrementar a imunidade, outras ainda, aliviar a diarreia e a má digestão, e algumas promovem a boa saúde geral do cólon.

Tome os probióticos de estômago vazio e siga a recomendação do fabricante quanto à dose.

Agora, estratégias específicas que vão ajudar seu sistema digestivo a funcionar a todo o vapor e, finalmente, auxiliar você a viver 100 anos saudáveis.

As estratégias antienvelhecimento e o sistema digestivo

Nº 1: Movimentar-se. Não me importa se isso significa se matricular num curso de dança hip-hop, fazer polichinelos na sala ou dar uma corrida pelo quarteirão — o movimento é vital para a digestão, especialmente para evitar a constipação.

Nº 2: Manter um peso saudável. Estar acima do peso causa pressão indevida na região abdominal e, portanto, no seu trato digestivo. Essa pressão pode provocar ou exacerbar os sintomas da DRGE.

Nº 3: Manter-se hidratado. Até uma desidratação leve pode causar problemas digestivos, especialmente constipação. Tomar pouca água pode deixar seu bolo fecal seco e duro. O resultado é que os músculos do final do cólon e do reto terão dificuldade para expulsar fezes grandes e secas do corpo. Isso leva não só à constipação, mas também a cãibras, inchaço, gases, hemorroidas, sangramento e outros sintomas incômodos. Além disso, tomar muita água pode ajudar a diluir os ácidos do seu estômago, prevenindo assim a DRGE.

Nº 4: Evitar o fumo. Já foi provado que o fumo danifica o revestimento do estômago, e isso deixa você mais vulnerável às causas da úlcera. Também aumenta o risco de câncer do estômago e colorretal. E o fumo afeta a parte inferior do esôfago, a ponto de ela não conseguir transportar adequadamente o alimento até o estômago.

Nº 5: Suplementos. Consulte a seção de suplementos para mais informações sobre que suplementos promovem a saúde geral da digestão.

Problemas digestivos relacionados com a idade

Para começar, aqui estão as coisas que podem dar errado no sistema digestivo quando você envelhece — e o que fazer a respeito.

DRGE (Doença do refluxo gastroesofágico)

Ela é comum demais, na minha opinião. De fato, estima-se que mais de 60 milhões de americanos sintam a ardência da DRGE ao menos uma vez por mês. A DRGE é uma doença digestiva crônica que acontece quando o ácido do estômago ou até mesmo a bílis voltam e sobem pelo seu esôfago, causando azia. Essa ressaca horrorosa de ácido irrita o revestimento do esôfago e causa sintomas muito indesejáveis, como uma sensação de queimação ou dor no peito, dificuldade para engolir, tosse seca ou garganta irritada. Resumindo, a DRGE é um saco.

Estratégias de apoio contra a DRGE

- Use roupas na medida certa. Roupas apertadas ou restritivas demais podem promover esse movimento contrário do ácido estomacal.
- Coma devagar e faça refeições menores.

- Depois da refeição, fique de pé ou sentado com as costas eretas. Jamais se deite.
- Mantenha a cabeça e o pescoço levemente elevados ao dormir. Essa posição evita que os ácidos do estômago voltem para o esôfago.

Diverticulite

Depois dos 40 anos de idade, é muito provável que você desenvolva pequenas bolsas anormais no revestimento do seu cólon ou intestino grosso. Quem tem isso apresenta uma condição chamada de diverticulose, pois essas bolsas se denominam divertículos. Cerca de metade das pessoas com mais de 60 anos tem diverticulose.

Quando uma dessas bolsas fica inflamada ou infectada, isso se chama diverticulite. Cerca de 10% a 25% das pessoas que têm diverticulose (formação de bolsas no cólon) vão acabar tendo diverticulite. Essa doença muitas vezes é acompanhada de sintomas perceptíveis: dor abdominal repentina e forte, febre, náusea e mudança nos hábitos de defecação (como constipação ou diarreia). Não está totalmente claro o que causa a formação dos divertículos, mas há alguns fatores de risco que você deve conhecer: não comer fibra suficiente, não se exercitar o bastante e estar obeso podem aumentar suas chances de ter diverticulite.

Se você recebeu um diagnóstico de diverticulite, provavelmente seu médico vai receitar uma dieta específica que muitas vezes inclui dois dias só tomando líquidos durante uma crise, para que seu sistema digestivo possa descansar. Depois disso, é provável que o médico aconselhe você a evitar certos alimentos, como nozes e sementes, pois eles podem ficar presos nos divertículos e causar uma nova crise. Leve esse diagnóstico bem a sério, porque isso pode provocar uma perfuração intestinal que pode ser fatal.

Estratégias de apoio para evitar a diverticulite

- Certifique-se de que está ingerindo fibra suficiente todos os dias, de preferência em sua forma natural (frutas, hortaliças e leguminosas).

- Nunca ignore a vontade de fazer o “número dois”. Se você adiar, o bolo fecal pode endurecer e a passagem será mais difícil.

Síndrome do cólon irritável (SCI)

A SCI virou quase uma expressão da moda nos últimos tempos, o que significa, infelizmente, que muitos pacientes autodiagnosticam essa doença quando sentem dores abdominais e problemas para evacuar. Mas é importante que você dê ao seu médico a oportunidade de descartar vários problemas sérios de saúde antes de concordar com o diagnóstico de SCI. Se você está sentindo dores abdominais ou sintomas digestivos crônicos, precisa marcar uma consulta com o médico. Esses problemas podem indicar apendicite, infecções, vários tipos de câncer, doença celíaca, diverticulite, uma perfuração intestinal e muitas outras doenças sérias. No entanto, se tudo o mais foi descartado e os sintomas persistirem, a SCI pode ser a causa deles.

Todos sofrem de diarreia, constipação ou inchaço em algum momento da vida. Posso praticamente garantir isso. Mas quando me refiro à SCI, não estou falando de uma ou duas vezes evacuando líquido depois de comer ostras estragadas (embora você possa ficar alerta para sinais de desidratação, nesse caso). Estou falando de um longo período de tempo com sintomas incômodos e irregulares na evacuação, que parecem não passar sozinhos. Estou falando daquela horrível sensação de "será que eu chego ao banheiro a tempo?", que acontece muito frequentemente. Vários pacientes meus chegam a ficar emotivos quando falam de como essa condição prejudica a vida deles.

Estratégias de apoio para a SCI

Muitos médicos atribuem a SCI ao estresse e à depressão, e deixam por isso mesmo. Essa é uma reação médica tradicional a uma doença maldefinida do intestino.

Eu não acho que o problema seja psicológico, isto é, coisa da sua cabeça. Se você recebeu esse diagnóstico, infelizmente, vai sofrer com dor e desconforto contínuo, e talvez com o estigma de ter sido diagnosticado com uma doença psicológica.

Peça que o seu médico faça um teste simples do hálito que detecta a presença de bactérias intestinais. Pessoas com SCI, tipicamente, apresentam uma concentração anormalmente alta de bactérias no intestino delgado. Na medicina, nos referimos a essa condição como "hiperproliferação bacteriana no intestino delgado". Já foi provado que ela pode causar a SCI.

Se você tem essa hiperproliferação, seu médico deve fazer duas coisas: a primeira envolve adicionar bactérias benignas ao intestino, na forma de suplementos probióticos. A outra é diminuir seletivamente o número de bactérias intestinais ruins com um antibiótico absorvível como a rifaximina (Xifaxan). Estudos clínicos de pacientes com SCI corroboram essa abordagem.

Você pode reforçar essa terapia com recomendações na dieta. Embora nenhuma dieta específica funcione de maneira geral para reduzir os sintomas de SCI, encorajo esses pacientes a fazerem experiências, acrescentando ou retirando certos alimentos da dieta. Por exemplo, pessoas que consomem muitos laticínios deveriam pensar em limitar esses produtos com lactose por duas ou três semanas e ver se acontece alguma mudança.

Também, ao contrário do que você possa imaginar, a fibra alimentar é extremamente importante aqui. Recomendo aumentar a quantidade de alimentos ricos em fibras, mas um suplemento de fibras pode ser a solução para alguns — apenas certifique-se de que ele não está cheio de açúcar ou adoçantes artificiais. Mais uma coisa: tente limitar os alimentos e os líquidos que você sabe que estimulam o trato digestivo. Exemplos incluem a cafeína, refeições pesadas ou gordurosas, além de certos medicamentos e suplementos. Portanto, tente essa nova abordagem, e espero que sua hiperproliferação bacteriana fique no passado, assim como sua SCI.

Constipação

Todos sabemos que isso se refere não só à incapacidade de evacuar, mas também a problemas durante a evacuação. A constipação é um sintoma de várias doenças, mas não é uma doença por si só. Viajar ou sair da rotina podem causar constipação. O câncer colorretal também, mas as causas mais comuns da constipação são uma dieta pobre em fibras; não tomar água suficiente; e ingerir certos medicamentos, como antidepressivos ou narcóticos. Exercícios físicos regulares também são importantes para que o intestino funcione bem. Em pessoas menos ativas, os dejetos não se movem pelo intestino muito rapidamente. Se você só vai ao banheiro três vezes por semana, a maioria dos médicos vai considerar que você está constipado. Isso fica mais frequente à medida que envelhecemos.

A constipação é um problema de movimentação. Se seu intestino não está se "movendo" adequadamente, pode ser que você não esteja movendo o corpo o suficiente. Se você está constipado, um bom regime de exercícios pode aliviá-lo muito, bem rapidamente. Outros motivos pelos quais os pacientes sofrem com a constipação são: não comer fibra suficiente (está notando um certo padrão?), efeitos colaterais dos remédios que eles tomam ou não beber água suficiente.

OS AFF'S (ALIMENTOS FIBROSOS FAVORITOS) DO DR. MIKE

Fibra. Parece algo tão... sem graça. Quando eu dizia aos meus pacientes que eles precisavam comer mais fibra, eles me olhavam como se eu tivesse acabado de roubar o bichinho de estimação deles. Mas fibra pode ser algo delicioso, na verdade. Quem não gosta de morder uma pera suculenta ou bater uma banana no liquidificador e fazer uma vitamina bem indulgente?

Você deve estar pensando: "Quê? Não preciso derramar shakes de fibra espessos e barrentos goela abaixo enquanto tapo o nariz pra não sentir o sabor?" Isso mesmo. Até prefiro que você obtenha fibra dos alimentos que a natureza nos fornece. Aqui estão alguns dos meus alimentos fibrosos favoritos. Todos eles já são deliciosos, mas eu incluí algumas opções de receitas rápidas que você pode usar para acompanhá-los, se desejar.

- Uma xícara de framboesas (8 gramas de fibra)

  Opção 1: Batidas no liquidificador com meia xícara de leite de amêndoas como um shake de framboesa

  Opção 2: Por cima de uma xícara de aveia (para mais 4 gramas de fibra)

  Opção 3: Espalhadas sobre uma salada de verduras

- Uma pera com casca (5,5 gramas de fibra)

  Opção 1: Fatiada e servida com uma porção de queijo suíço light em fatias

Opção 2: Em cubos, numa salada de frutas

Opção 3: Batida com suco de limão e água de coco, como vitamina de néctar de pera

- Uma alcachofra cozida ou uma xícara de fundos de alcachofra em conserva (10,3 gramas de fibra)

Opção 1: Cozinhe no vapor e mergulhe as pétalas numa mistura de mostarda Dijon, suco de limão e temperos.

Opção 2: Asse uma lata de fundos de alcachofra no forno com um pouco de azeite de oliva.

Opção 3: Adicione fundos de alcachofra picados na panela quando fizer frango assado ou sauté.

OUTROS AFF'S

1 xícara de chá de lentilha cozida (15,6 gramas de fibra)

1 xícara de chá de feijão-preto cozido (15 gramas de fibra)

1 xícara de chá de feijão-de-corda ou feijão-verde (13,2 gramas de fibra)

1 xícara de chá de ervilhas (8,8 gramas de fibra)

1 xícara de chá de espaguete de trigo integral (6,2 gramas de fibra)

1 xícara de chá de brócolis (5,1 gramas de fibra)

1/4 de xícara de chá de sementes de girassol (3,9 gramas de fibra)

1 banana (3,1 gramas de fibra)

1 laranja (3,1 gramas de fibra)

1 xícara de chá de aveia (4 gramas de fibra)

Agora, quando eu "receito" mais fibra para meus pacientes, eles comemoram. Você também, espero! E caso esteja se perguntando quanta fibra deve ingerir num dia, eu sigo o que o Instituto de Medicina da Academia Nacional de Ciências recomenda atualmente: homens abaixo dos 50 anos precisam de cerca de 38 gramas por dia, e mulheres, cerca de 25 gramas. Homens acima dos 50 anos precisam de 30 gramas por dia, e mulheres, cerca de 21 gramas.

Estratégias de apoio para a constipação

Se você já aplicou as cinco estratégias antienvelhecimento deste livro e continua com problemas na hora de ir ao banheiro, acho que é boa ideia procurar opções alternativas de tratamento. Por exemplo, eu sou um incentivador da acupuntura, contanto que você escolha um profissional qualificado, com práticas seguras. Também acho que a massagem pode ser uma boa opção para algumas pessoas, porque tem um efeito relaxante sobre os músculos, e, portanto, sobre os intestinos.

Aumentar o consumo de fibra também ajuda. Ela é vital para evitar a constipação. A fibra — as partes fragmentadas dos alimentos de origem vegetal — não é digerida facilmente. Pense nela como um trem no seu sistema digestivo — em seu trajeto, nutrientes, sais minerais e água sobem e descem do trem. Ela é essencialmente um veículo para a absorção ao longo do trato digestivo. Junto com a água e os fluidos, a fibra dá consistência às fezes. A consistência mantém as fezes em movimento e evita que elas sequem e endureçam.

Úlcera (Péptica/Estomacal)

Ah, a úlcera — ela é, talvez, um dos mais conhecidos e menos entendidos problemas de saúde de que se ouve falar. Todos com certeza temos um pai, mãe, avô ou avó que põe a mão no estômago num momento de tensão e diz: "Minha úlcera está atacando!" Permita-me revelar a verdade sobre esses machucadinhos no estômago que causam dores gigantes.

Primeiro, por que ela é chamada de úlcera "péptica"? A pepsina é uma enzima digestiva que fica no estômago. Dependendo da localização da úlcera, ela tem nomes diferentes. Por exemplo, a úlcera gástrica é aquela do revestimento do estômago, enquanto a úlcera esofágica fica no esôfago. Os pacientes com úlcera em geral se queixam de uma dor ardente na área do estômago, mas essa dor pode acontecer em qualquer lugar, do umbigo até a região do peito.

O chocante é que de meio milhão a 850 mil americanos são diagnosticados com úlcera péptica a cada ano. E, ao contrário do que seus avós podem considerar a causa de uma úlcera, a verdade é que as comidas apimentadas ou o estresse não têm nada a ver com isso. Pesquisas agora revelaram que às vezes uma bactéria chamada *Helicobacter pylori* é a culpada.

(Outras causas incluem o uso regular de vários medicamentos vendidos com e sem receita médica.) De qualquer forma, a presença da *H. pylori* não significa necessariamente que você vai ter úlcera. Ao contrário, há pessoas que têm úlcera, mas dão negativo para a bactéria. A bactéria *H. pylori* muitas vezes é inofensiva, mas às vezes ela perturba o equilíbrio intestinal e acaba causando uma inflamação que leva à úlcera.

Então, você já está se perguntando se a bactéria que causa úlcera é contagiosa? A resposta é sim, ela pode ser contagiosa. Já foi demonstrado que essa cepa de bactérias se espalha de um ser humano para outro, como qualquer outro agente patogênico contagioso: pela comida, água, beijo e outras formas de contato.

Estratégias de apoio para a úlcera

- Limite ou evite o álcool. O álcool irrita o revestimento do seu estômago e aumenta muito os níveis de ácido. Se você já tem úlcera, recomendo que se abstenha totalmente de beber álcool.

- Controle o estresse. Embora o estresse não cause a úlcera, ele a piora. Eu sei que, quando o assunto é controlar o estresse, falar é fácil, mas quero que você tente. Exercícios físicos regulares ajudam muita gente a controlar a ansiedade, como também escrever num diário, reservar tempo para o relaxamento e o convívio social ou até procurar a ajuda de um analista.

Hemorroidas

Na verdade, existem dois tipos de hemorroidas: as internas e as externas. Quando hemorroidas internas (localizadas dentro do canal anal) incham e ficam inflamadas, o paciente pode encontrar rastros de sangue no papel higiênico, depois de evacuar. O mesmo sintoma pode acontecer quando hemorroidas externas (localizadas perto do ânus) ficam irritadas.

Uma hemorroida é simplesmente uma veia que ficou inflamada devido à pressão. As hemorroidas são mais comuns em pessoas mais velhas porque as paredes dos vasos sanguíneos enfraquecem com o tempo. Metade da população sofrerá de hemorroidas quando chegar aos 50 anos de idade.

Além da presença de sangue no papel higiênico ou nas próprias fezes, outros sintomas de hemorroidas incluem uma saliência dura dentro ou ao redor do ânus, coceira e irritação.

Estratégias de apoio para as hemorroidas

- Não fique muito tempo de pé ou sentado sem sair do lugar. Se você trabalha num escritório, esforce-se para levantar e andar um pouco a cada meia hora.

- Se você usa as idas ao banheiro para pôr em dia sua leitura, pode estar correndo um risco maior de ter hemorroidas.

- Tente não fazer força ao evacuar. Isso só aumenta a pressão lá embaixo.

- Uma maneira de não ter que fazer força é manter seu bolo fecal macio e saudável, bebendo muito líquido e comendo... isso mesmo... muita fibra.

Doença inflamatória intestinal (DII)

A palavra-chave na DII é "inflamatória". Sim, é a terrível inflamação dando duro para destruir sua saúde de novo. Se os seus intestinos ou qualquer parte do seu trato digestivo estão inflamados, você sente todo tipo de sintomas incômodos e lamentáveis. Pacientes com qualquer condição classificada como DII, como a doença de Crohn ou a colite ulcerativa, vão experimentar vários problemas, incluindo dores abdominais, diarreia, às vezes febre, sangramento retal, perda de apetite e perda de peso patológica. Essas condições podem realmente alterar a sua vida e fazer você se sentir no fundo do poço. Os especialistas não conseguem apontar causas específicas, mas há algumas evidências de que o trato digestivo sofra crises em resposta ao ataque de um vírus ou bactéria invasora, e que isso desencadeia uma reação que leva à inflamação crônica. Talvez a genética também desempenhe um papel; pessoas com familiares próximos que têm DII podem ter mais propensão a contraí-la, embora isso não esteja cientificamente claro, no momento. Se você recebeu um diagnóstico de qualquer tipo de DII, fale com o médico sobre as estratégias nutricionais e de outros tipos adequadas para minimizar os sintomas.

Câncer colorretal e do estômago

O câncer colorretal é o terceiro mais comumente diagnosticado nos Estados Unidos e mata mais de 50 mil pessoas por ano. Um dos principais fatores de risco para o câncer colorretal é a idade, com mais de 90% dos casos atingindo pessoas de 50 anos ou mais.

Os possíveis sintomas desse câncer incluem:

- Mudança nos hábitos de evacuação
- Sangue (vermelho-vivo ou bem escuro) nas fezes
- Diarreia, constipação ou a sensação de que o intestino não se esvazia completamente
- Fezes mais finas do que de costume
- Dores de flatulência frequentes, inchaço, sensação de estar cheio ou cãibras
- Perda de peso sem nenhum motivo aparente
- Sensação de cansaço intenso
- Vômito

Os pólipos podem se formar no revestimento do estômago, onde houver uma inflamação. Quando esses pólipos se tornam malignos (cancerosos), são chamados de adenocarcinomas.

Estratégias de apoio para evitar o câncer colorretal e do estômago

- Consuma menos sódio. Pesquisas relacionaram sal aumentado na dieta a um risco mais alto de câncer do estômago. Olhe, a comida já tem muito sódio por si só. Jogue fora seu saleiro e evite alimentos embalados e industrializados, que sabidamente têm alto teor de sódio. Tente usar alho como tempero, já que existe uma associação entre o consumo elevado de alho e uma redução no risco de alguns tipos de câncer, inclusive o de estômago.

- Coma mais frutas e hortaliças, especialmente as que têm muita vitamina C e betacaroteno. Pesquisas promissoras indicam que dietas ricas em hortaliças e frutas amarelas, laranja e verde-escuras podem diminuir o risco de câncer de estômago.

Antes de começar o Ciclo 2: Reconstrução, faça este teste para descobrir o atual estado da sua saúde digestiva. Depois, quando completar o plano de 17 dias, faça o teste de novo para ver quanto sua pontuação melhorou!

Seu sistema digestivo está a caminho de 100 anos felizes e saudáveis?

1. **Com que frequência você tem uma sensação de enchimento ou inchaço no estômago, principalmente depois de comer?**
   A. Diariamente ☐ 0 ponto
   B. Frequentemente ☐ 1 ponto
   C. Sem muita frequência ☐ 3 pontos
   D. Nunca ☐ 4 pontos

2. **Com que frequência você tem intestino solto (diarreia)?**
   A. Diariamente ☐ 0 ponto
   B. Frequentemente ☐ 1 ponto
   C. Sem muita frequência ☐ 3 pontos
   D. Nunca ☐ 4 pontos

3. **Com que frequência você sofre de constipação?**
   A. Diariamente ☐ 0 ponto
   B. Frequentemente ☐ 1 ponto
   C. Sem muita frequência ☐ 2 pontos
   D. Nunca ☐ 4 pontos

4. **Você evita comer certos alimentos porque eles provocam desconforto?**
A. Sim ☐ 0 ponto B. Não ☐ 4 pontos

5. **Com que frequência você sente cãibras ou dores abdominais?**
A. Diariamente ☐ 0 ponto
B. Frequentemente ☐ 1 ponto
C. Sem muita frequência ☐ 3 pontos
D. Nunca ☐ 4 pontos

6. **Você já tomou algum antibiótico por mais de um mês seguido?**
A. Sim ☐ 0 ponto B. Não ☐ 4 pontos

7. **Com que frequência você evacua?**
A. Menos de duas vezes por semana ☐ 0 ponto
B. Menos de três vezes por semana ☐ 1 ponto
C. Quatro a cinco vezes por semana ☐ 3 pontos
D. Diariamente ☐ 4 pontos

8. **Qual a cor do seu cocô, na maioria das vezes?**
A. Amarelado ou esverdeado ☐ 0 ponto
B. Marrom-claro ☐ 3 pontos
C. Marrom-escuro ☐ 4 pontos

9. **Você já evacuou fezes pretas?**
A. Sim ☐ 0 ponto B. Não ☐ 4 pontos

10. **Já constatou sangue nas suas fezes?**
A. Sim ☐ 0 ponto B. Não ☐ 4 pontos

11. **Suas fezes têm um cheiro anormalmente horrível?**
A. Sim ☐ 0 ponto B. Até que não ☐ 4 pontos

12. **Com que frequência você sente uma vontade intensa de comer doces ou amidos?**
A. Diariamente ☐ 0 ponto
B. Várias vezes por semana ☐ 1 ponto
C. Algumas vezes por semana ☐ 2 pontos
D. Raramente ☐ 4 pontos

13. **Com que frequência você tem indigestão?**
A. Diariamente ☐ 0 ponto
B. Várias vezes por semana ☐ 1 ponto
C. Algumas vezes por semana ☐ 2 pontos
D. Nunca ☐ 4 pontos

14. **Com que frequência você arrota ou tem flatulência?**
A. Diariamente ☐ 0 ponto
B. Várias vezes por semana ☐ 1 ponto
C. Algumas vezes por semana ☐ 2 pontos
D. Nunca ☐ 4 pontos

Pontuação:

0 a 11: URGENTE; consulte o seu médico o quanto antes sobre a saúde do seu sistema digestivo.

12 a 22: PERIGOSO; mude seus hábitos digestivos arriscados imediatamente.

23 a 33: MODERADAMENTE ARRISCADO; comece a incorporar mais das minhas sugestões de mudanças para melhorar sua digestão.

34 a 44: NA MÉDIA; você ainda pode fazer mudanças.

45 a 56: EXCELENTE; continue nesse rumo positivo.

O sistema digestivo precisa de um equilíbrio delicado de nutrientes para fazer o melhor trabalho para você; portanto, dê ouvido às necessidades dele e faça tudo o que pode para satisfazê-las. Os sintomas digestivos muitas vezes são incômodos e embaraçosos, podendo alterar drasticamente seu humor e sua qualidade de vida em geral. Os passos a serem tomados para evitar esses problemas não são tão difíceis, se você pensar bem. Espero que tenha um pouco mais de respeito pela jornada da digestão e que esteja disposto a fazer sua parte para ajudá-la, a fim de que você possa ter 100 anos de saúde digestiva.

CAPÍTULO 9
Está se sentindo hormonal?

À medida que nos aproximamos da meia-idade e passamos por ela, alguns de nós ficam desesperados para encontrar a proverbial Fonte da Juventude. Muitos especialistas em longevidade acreditam que esse elixir mágico se encontra nos hormônios. Parte do sistema endócrino, os hormônios são substâncias químicas que funcionam como mensageiras. São fabricados numa parte do corpo, em geral uma glândula, e viajam para outras partes a fim de ajudar a regular o modo como as células e os órgãos desempenham suas funções. Um bom exemplo é o hormônio insulina. Ele é feito no pâncreas, mas liberado na corrente sanguínea para ajudar a controlar a glicemia (nível de açúcar no sangue) do organismo.

O equilíbrio hormonal adequado pode atrasar os ponteiros do tempo? Concordo com alguns especialistas; os hormônios desempenham um papel importante à medida que envelhecemos. Mas quando as pessoas levam isso longe demais e começam a abusar de coisas como o hormônio de crescimento humano (HGH) ou fazem uso impróprio de terapias de reposição hormonal, é aí que podem ter problemas. Minha posição é a seguinte: tomar hormônios sexuais como o estrogênio ou a testosterona, o hormônio de crescimento humano (HGH) ou DHEA (dehidroepiandrosterona, um elemento da construção dos hormônios sexuais) não é uma intervenção antienvelhecimento que dê resultado isoladamente — embora esses hormônios apresentem benefícios promissores para retardar o envelhecimento quando usados junto com outras medidas, como aquelas de que falei até aqui e outras que já vou explicar.

Sistema endócrino — Curso básico

Endo significa "dentro", em grego, e *crinis* significa "secreção". Portanto, a principal função do seu sistema endócrino é produzir e secretar hormônios dentro de certas glândulas. As glândulas a que me refiro são o hipotálamo, o pâncreas, as suprarrenais, os ovários e testículos, a pituitária, a tireoide, a pineal, o timo e as paratireoides. Os hormônios produzidos nessas glândulas têm várias funções, que vão desde controlar o uso de glicose (açúcar) no organismo até manter o metabolismo, preservar a força do sistema imunológico e criar células reprodutivas. Sim, acontece muita coisa no sistema endócrino! Aqui está um panorama mais detalhado:

Tireoide e paratireoides. A tireoide fica na parte da frente do seu pescoço e tem o formato aproximado de uma gravata-borboleta. Ela produz primariamente tiroxina (T4) e tri-iodotironina (T3). As glândulas paratireoides são quatro glândulas menores grudadas na tireoide. Entre outras coisas, os hormônios produzidos pela tireoide controlam o metabolismo, enquanto o PTH (hormônio da paratireoide) regula adequadamente o uso de cálcio na construção dos ossos.

Glândula pituitária. Essa glândula do tamanho de uma ervilha fica dentro do cérebro (embora não faça parte dele, na verdade) e atua como a "capitã" de todas as outras glândulas endócrinas, mandando mensagens que as encorajam a produzir seus respectivos hormônios. Junto com outros hormônios, a glândula pituitária secreta o hormônio de crescimento humano.

Hipotálamo. Essa glândula faz, sim, parte do cérebro e cria substâncias chamadas de neuro-hormônios. Os sistemas endócrino e nervoso trabalham muito em conjunto, e esse órgão é um exemplo perfeito de como eles estão conectados ou entrelaçados. Os hormônios produzidos por ele têm um efeito sobre a glândula pituitária e as outras. Ele tem um papel importante na regulação da temperatura do organismo, pressão arterial, hábitos do sono, atividade sexual, humor e muitas outras funções corporais.

Ovários. Essas glândulas do sistema reprodutor feminino, mais ou menos do tamanho de amêndoas, produzem células reprodutivas e hormônios sexuais responsáveis pelos diversos atributos femininos das mulheres. Os ovários produzem, sobretudo, estrogênio e progesterona, assim como pequenas quantidades de testosterona.

Testículos. Esses órgãos reprodutores masculinos, em geral do tamanho de uvas grandes e localizados abaixo do pênis, dentro do saco escrotal, são encarregados de criar os espermatozoides (as células reprodutivas masculinas) e a testosterona.

Pâncreas. Essa glândula fica atrás do estômago e produz insulina, que é um componente vital para a capacidade do seu organismo de utilizar adequadamente a glicose. Ter um pâncreas sadio é indispensável para uma digestão saudável.

Suprarrenais. Essas são duas glândulas situadas logo acima dos rins. Elas produzem vários hormônios, especialmente em resposta ao estresse. As funções dos hormônios nelas produzidos têm a ver com as situações de "luta ou fuga", o metabolismo, a glicemia e outras coisas.

Pineal. A glândula pineal fica perto do centro do cérebro. Ela produz melatonina, que regula seu ciclo do sono.

Como o sistema endócrino envelhece

Em condições ideais, o organismo sintetiza apenas as quantidades certas dos vários hormônios necessários para manter você saudável, mas, à medida que envelhece, essa síntese muda. Essencialmente, a produção diminui. A linha de montagem dos hormônios não se move com o mesmo ritmo de quando você tinha 20 anos. O que isso significa para a saúde? Um efeito é a diminuição da capacidade de reagir aos vários tipos de estresse, devido a uma redução dos hormônios do hipotálamo. Outra reação física é a diminuição da massa muscular, causada por um declínio do hormônio de crescimento humano.

As glândulas suprarrenais criam um hormônio chamado aldosterona, que ajuda a manter seu nível de hidratação. Como você produz menos esse hormônio à medida que envelhece, corre mais risco de ficar desidratado. (Esse é mais um ótimo motivo para beber sempre muita água!)

Também, com o tempo, a tireoide pode começar a desenvolver nódulos. Isso é algo que seu clínico geral pode sentir apalpando durante um exame de rotina. Uma tireoide envelhecida e a diminuição na produção dos hormônios têm um papel na desaceleração do metabolismo. O metabolismo é o processo pelo qual o organismo obtém combustível dos alimentos. Ele ajuda a transformar proteínas, carboidratos e gorduras em energia. Quanto mais eficiente o metabolismo, melhor o corpo queima gordura. Na verdade, o metabolismo atinge o ápice quando você tem 20 anos e começa a desacelerar um pouco a partir desse ponto. Por isso fica mais difícil manter uma silhueta esbelta à medida que envelhecemos. Por sorte, você pode turbinar seu metabolismo com exercícios físicos regulares (sobretudo exercícios com pesos) e uma dieta prudente de alimentos naturais e proteína magra.

O pâncreas também sofre mudanças à medida que envelhece. Você pode produzir menos insulina com o tempo, e a insulina que ainda produz pode se tornar menos eficaz. Lembre-se, o papel da insulina é permitir que o açúcar que você consome se torne a energia que você queima. Portanto, a produção reduzida pode levar a mudanças na forma de o seu corpo reagir ao açúcar dos alimentos. A melhor tática para evitar problemas com a insulina é administrar o tamanho das porções que você come e o consumo de açúcar. Aconselho meus pacientes a fazerem isso do jeito mais fácil: usando as mãos. Um punho fechado representa a quantidade de hortaliças e frutas a se consumir numa refeição; a palma da mão equivale a uma porção razoável de proteína, como frango, peixe ou carne magra. Uma mão em copa representa uma porção de macarrão, arroz ou cereal integral, e o tamanho do polegar é a quantidade de azeite, molho de salada, manteiga, maionese ou outra gordura que você deve comer.

Já foi demonstrado que a glândula pituitária encolhe à medida que envelhecemos. Como você pode imaginar, a redução no tamanho diminui a eficácia. Como a glândula pituitária está no comando de muitas outras funções endócrinas, o mau funcionamento dela pode aparecer em sintomas atribuídos à tireoide, aos órgãos sexuais e às suprarrenais. Disfunções pituitárias podem causar diminuição da libido, dores de cabeça, menstruação irregular, alterações na fertilidade e um sem-número de outros problemas.

Em resumo, como as estruturas do sistema endócrino estão todas interligadas, e também interligadas aos outros sistemas do seu organismo, é melhor você preservar a saúde e a vitalidade desse sistema. Veja como!

SUPLEMENTOS QUE AJUDAM O SISTEMA ENDÓCRINO

- **Cálcio:** 1.000mg diariamente no total
- **Vitamina D:** de 800 a 1.000 UI diariamente no total
- **Chá-verde:** uma xícara por dia no total

Por quê: O hipertireoidismo, em particular, pode acelerar o envelhecimento dos ossos e até causar desgastes; por isso a suplementação de cálcio e vitamina D é uma ideia especialmente boa para quem tem essa disfunção. Mas você sabia que refrigerantes e outros produtos com cafeína podem fazer você absorver menos o cálcio ingerido? O sal de cozinha também pode drenar o cálcio dos ossos, aumentando o risco de osteoporose. Portanto, mesmo ingerindo a quantidade recomendada de cálcio diariamente, você pode anular o bem que isso faz se tomar muito refrigerante ou colocar sal em todas as suas refeições.

O chá-verde — seja descafeinado ou não — contém antioxidantes que podem manter você saudável e até acelerar o seu metabolismo. Você pode usar o chá descafeinado ou não. Mas não estrague seus benefícios adoçando-o com açúcar.

Estratégia número 1: Controlar o estresse

A principal prioridade do sistema endócrino é manter algo chamado homeostasia dentro do seu corpo. Ele quer que você e sua saúde fiquem consistentemente estáveis. Parece bom, certo? Quem não gosta de estabilidade? Portanto, qual o obstáculo entre você e a homeostasia? Numa palavra: estresse. E como uma certa dose de estresse na vida é inevitável, seu sistema endócrino vem com um plano preparado para proteger você desse inimigo. As glândulas do sistema endócrino liberam certos hormônios em resposta ao tipo de estresse, seja qual for, que esteja pondo em risco sua saúde. Bem, o estresse surge de muitas formas. Talvez seja uma má notícia nos negócios ou um desentendimento em família; talvez um pequeno acidente de carro ou mesmo um simples resfriado. Seja qual for a causa, o estresse põe o sistema endócrino em ação para devolver você à homeostasia.

Porém, quando o estresse continua por um período longo, seu sistema endócrino precisa fazer hora extra para produzir as quantidades corretas de hormônios para que todos os sistemas do seu organismo funcionem adequadamente. Esse esforço extra pode levar a problemas do sistema cardiovascular, incluindo a hipertensão. Também pode baixar a imunidade. Você já notou como fica mais fácil pegar um resfriado ou uma gripe quando você está estressado? Ele pode até ter um efeito negativo no sistema reprodutor, levando a alterações na menstruação, para as mulheres, e na produção de testosterona e espermatozoides, para os homens. Sim, um desequilíbrio hormonal devido ao estresse prolongado pode ter efeitos profundos no corpo todo.

O estresse é sorrateiro. Tantos pacientes que eu recebo estão convivendo com níveis máximos de estresse, e o que mais assusta é que eles nem se dão conta disso. O estresse se tornou quase um estilo de vida, para eles. Na minha opinião, o estresse prolongado é uma escolha. Não, você não escolhe que coisas ruins aconteçam, não é isso que quero dizer. Mas o modo como reage a situações potencialmente estressantes está totalmente sob o seu controle. Acredito sinceramente que se você conseguir aprender as maneiras de controlar o estresse na sua vida, poderá evitar muitos problemas de saúde e aumentar bastante as chances de viver 100 anos felizes e saudáveis.

Estratégias de redução de estresse

Aprender a assumir o controle do seu nível de estresse e entender que *você* decide, ao menos até certo ponto, quanto estresse permite que seu corpo sinta é um elemento vital para melhorar a saúde do seu sistema endócrino, bem como de todo o corpo. Você pode achar que desestressar é algo que só se consegue num spa que cobra uma fortuna, numa viagem de férias extravagante ou com a ajuda de um analista caro. Essas coisas podem ser ótimas, mas não são essenciais para controlar o estresse na vida diária. Eu garanto!

Avalie o seu estresse. Primeiro, conheça o seu nível de estresse. Pergunte-se, durante o dia, como está o seu estresse, numa escala de 1 a 10: 1 é você estar calmo, relaxado, porém alerta; 10 é quando sirenes estão tocando na sua cabeça, suas mãos estão suando e você está sentindo um estresse danado. Se seu nível de estresse fica na faixa de 6 a 10 por muito tempo, é hora de fazer grandes mudanças.

Faça uma lista de soluções para o estresse. Faça uma lista com duas colunas, com tudo que estressa você na coluna da esquerda. Só o ato de anotar todas essas coisas no papel já pode ajudar; de alguma forma, tira a força delas. Quando você completar a lista do estresse, comece a preencher a coluna da direita, que é uma lista de possíveis soluções. Mesmo se a primeira coisa que você pensar for absurda (por exemplo, "pedir demissão e fugir para Bora Bora"), anote-a! Não espere que vá surgir uma solução realística para cada coisa estressante logo de cara, mas mantenha essa lista à mão, e quando pensar em algo, acrescente a ela. Logo você descobrirá que cada detalhezinho que causa estresse pode ser controlado, resolvido, delegado ou excluído.

Mude sua percepção de "movimento". O movimento tem um efeito especial sobre o estresse psicológico; quando você se exercita, seu cérebro fica ocupado com a manutenção de todas as suas funções durante o esforço físico. Ele se concentra em levar oxigênio ao coração e aos músculos e em manter tudo se mexendo com segurança e eficácia. Isso significa que ele se preocupa menos em ruminar todas as coisas estressantes da vida. Sua mente parece "clarear". (E todo aquele oxigênio com certeza também ajuda!) Mas, para muitos de vocês, o exercício diário pode acabar indo parar na lista de coisas estressantes! Se a ideia de se arrastar até a academia e se torturar na esteira realmente revira seu estômago, vamos fazer um esforço para mudar sua percepção.

O exercício físico pode ser divertido. É verdade! Ele deveria ser algo que você fica ávido para fazer, porque é uma espécie de fuga da rotina massacrante. Tente lembrar a última vez em que você se divertiu enquanto estava ofegante e suando. Foi quando estava dançando com seu/sua parceiro/a ou um grupo de amigos, há alguns anos? Então arranje um DVD de ginástica cheio de passos de dança divertidos e acelerados e dê uma festa na sua sala! Se foi quando você estava jogando futebol na quinta série, então entre num time amador de futebol. Se foi quando você era criança e ficava pulando na cama, arranje uma cama elástica ou um trampolim, ponha uma música divertida e morra de rir pulando pra cima e pra baixo! Falando sério, gente, não há nenhum motivo para abominar o exercício. Com todos os benefícios que ele tem para oferecer, encorajo todos a descobrirem um jeito de curtir 30 minutos de movimento por dia. Sejam criativos!

Use suas ferramentas de tempo. Muitas pessoas que estão estressadas, tensas, esgotadas e oprimidas, por coincidência, também são pessoas que não sabem gerenciar muito bem o próprio tempo. Por mais tarefas diárias que você tenha que desempenhar, sempre existe uma maneira de gerenciar o tempo eficientemente, para que não esteja sempre atrasado e se sentindo esgotado. Você provavelmente usa o e-mail, o que significa que deve ter acesso a alguma espécie de agenda que pode enviar lembretes. É uma ótima ferramenta que você pode usar para manter um cronograma detalhado. Se sincronizar seus horários com os da sua família representa um problema, encontre uma área comum da casa (talvez a cozinha) para criar um calendário geral. Faça todos escreverem nele, para que estejam em sintonia. Resumindo: encontre uma maneira de organizar melhor o seu tempo. Isso ajudará você a se sentir mais no controle e menos ansioso.

Saiba quando você precisa de ajuda. Os transtornos de ansiedade são muito reais e podem ser devastadores. Se você desconfia que está com um problema psicológico, procure a ajuda de um conselheiro ou analista. Encontre alguém em quem confia. A ajuda existe; você poderá se beneficiar com terapia cognitivo-comportamental, psicanálise ou até medicamentos.

As estratégias antienvelhecimento e o sistema endócrino

Nº 1: Movimentar-se. Especialmente se você está estressado, é bom se exercitar para manter a saúde do sistema endócrino porque isso pode diminuir a liberação de hormônios relacionados ao estresse. Lembre-se daqueles movimentos NEAT (termogênese por atividades não ginásticas) que você deve fazer o dia todo! Ou encontre maneiras de "disfarçar" o exercício, como fazer agachamentos unilaterais enquanto passa aspirador de pó ou elevação plantar enquanto espera na fila no supermercado. Pode ser ótimo liberar o estresse se matriculando num curso de kickboxing ou batendo num saco de pancadas.

Nº 2: Manter um peso saudável. Se você está obeso, o excesso de peso pode desencadear algo que chamamos de síndrome metabólica, uma combinação de fatores de risco para diabetes do tipo 2, doença cardíaca e derrame. A gordura visceral, o tipo que fica sob a parede abdominal e sufoca seus órgãos, é especialmente perigosa com relação ao risco de diabetes. De acordo com os pesquisadores da Escola de Saúde Pública de Harvard, quando o assunto é diabetes tipo 2, o principal fator que determina se alguém vai desenvolver a doença é se a pessoa está acima do peso ou obesa. Em parte, estar acima do peso aumenta as chances de um diagnóstico de diabetes devido ao modo como as células processam o açúcar, que pode levar à glicemia elevada. Isso também pode fazer com que as células produtoras de insulina tenham que se esforçar ainda mais para normalizar a glicemia, o que finalmente pode ocasionar a falência celular. Assim, estar acima do peso ou obeso afeta negativamente todo o seu corpo, até as menores células.

Nº 3: Manter-se hidratado. Manter uma hidratação adequada todo dia pode realmente ajudar o metabolismo. Um estudo da Universidade de Utah descobriu que adultos que bebiam de 8 a 12 copos de 250ml de água por dia queimavam mais calorias do que pessoas que estavam desidratadas. Queimar mais calorias simplesmente bebendo água? Eu acho muito bom!

Nº 4: Evitar o fumo. O fumo pode interferir no funcionamento do sistema endócrino, especificamente da tireoide. Ele aumenta o risco de doença de Graves (um tipo de hipertireoidismo) e diabetes tipo 2.

Nº 5: Suplementos. Consulte minha lista de suplementos que ajudam especificamente o sistema endócrino.

Problemas endócrinos relacionados com a idade

Primeiro, vamos conhecer algumas das coisas que podem dar errado no sistema endócrino à medida que você envelhece e, claro, como evitá-las, ou pelo menos retardá-las.

Diabetes tipo 2

A Associação Americana de Diabetes informa que mais de 25 milhões de americanos convivem com o diabetes, e 90% a 95% deles têm diabetes tipo 2. A doença do diabetes, essencialmente, é um problema do hormônio insulina. Significa que o pâncreas não produz insulina suficiente para controlar a glicemia (nível de açúcar no sangue) ou que o organismo não a está usando adequadamente. Vou gastar um pouco mais de tempo neste assunto, não porque eu queira assustar você, mas porque quero que fique informado. Sabia que o Centro de Controle e Prevenção de Doenças estima que, se continuarmos no caminho que estamos seguindo, um em cada três adultos nos Estados Unidos será diagnosticado como diabético até o ano 2050? Essa é uma estatística horripilante — e ela não precisa se concretizar. O CCD também relata que o diabetes é a sétima causa mais frequente de morte nos Estados Unidos. Além disso, pessoas com diabetes têm no mínimo o dobro de chances de desenvolver uma doença cardíaca ou sofrer um derrame. Ele também é a principal causa de novos casos de cegueira em pessoas dos 20 aos 74 anos de idade. Você corre mais risco de ter diabetes se:

- Tem mais de 45 anos
- Tem excesso de peso na cintura (e talvez também em outros lugares)
- Seu HDL está abaixo de 35mg/dl
- Tem hipertensão
- Não mexe o corpo o suficiente!
- Alguém na sua família tem ou teve diabetes

Não estou dizendo que está condenado a um diagnóstico de diabetes se se enquadrar em um ou mais desses critérios. Mas quero que sua maior prioridade seja diminuir os fatores de risco que você pode controlar.

Estratégias de apoio para evitar o diabetes tipo 2

Faça o exame. Se você tem fatores de risco, é uma boa ideia marcar um exame. Conhecimento é poder! Seu médico pode fazer um teste rápido de glicemia ou de hemoglobina glicosilada (A1C); eles podem ajudar no diagnóstico e na prevenção.

Escolha os alimentos com prudência. Ter uma dieta saudável é mais simples do que você imagina. O primeiro passo é tomar consciência do que está comendo. Comece fazendo um esforço para ingerir 14 gramas de fibra para cada mil calorias que você consome. Por que falo especificamente de fibra? Parece que ela tem um efeito positivo sobre a glicemia.

Troque de óleo. Tente usar óleo de coco para cozinhar de vez em quando. Ele é composto de ácidos graxos de cadeia média, que produzem energia, em vez dos ácidos graxos de cadeia longa encontrados em gorduras animais como banha e manteiga. O uso de uma combinação de diferentes tipos de gordura foi associado a uma redução no risco de diabetes tipo 2 e também de doença cardíaca. Portanto, é mais saudável trocar o óleo, evitando cozinhar sempre com o mesmo tipo.

Problemas da tireoide

Quero enfatizar aqui três condições. A primeira é o hipotireoidismo, que se refere a uma tireoide hipoativa — que não produz em quantidades suficientes certos hormônios necessários para manter o metabolismo e várias reações químicas no organismo. A Associação Americana de Endocrinologistas Clínicos estima que 27 milhões de americanos adultos têm a tireoide hipo ou hiperativa. Mulheres têm um risco sete vezes mais alto do que os homens para problemas da tireoide, especificamente o hipotireoidismo, quando ficam mais velhas. Os sintomas comuns do hipotireoidismo são a fadiga sem motivo aparente, constipação, rouquidão, rosto inchado e pálido, aumento de peso inexplicável e uma sensação geral de lerdeza.

O segundo problema é o hipertireoidismo, que ocorre quando a tireoide é hiperativa e produz em excesso a tiroxina, um hormônio vital para o metabolismo. Os sinais típicos são perda repentina de peso, ritmo cardíaco acelerado, excesso de suor ou uma sensação de nervosismo, mais apetite do que o normal, hipersensibilidade ao calor e evacuações frequentes. Mas é possível não ter nenhum sintoma! Por isso, também, fazer exame da tireoide é imperativo.

Finalmente, há o câncer de tireoide. Qualquer tipo de câncer parece bastante assustador. Mas há algumas boas notícias sobre o câncer de tireoide. Se você é diagnosticado na fase I ou II dos vários tipos de câncer de tireoide, seu índice de sobrevivência é de quase 100%. Dito isso, é bom você tomar cuidado mesmo assim com a saúde da sua tireoide e ficar de olho nos sintomas do câncer de tireoide. Pessoas que tiveram bócio, ou têm familiares com bócio, correm mais risco de ter câncer de tireoide, assim como pessoas com certas síndromes genéticas ou que foram expostas à radiação. Se você sentir um nódulo no pescoço, uma dor que não passa depois de alguns dias, ou dificuldade para engolir, fale com seu médico para fazer um exame de tireoide.

Estratégias de apoio para uma tireoide sadia

Faça um exame de tireoide. A recomendação da Associação Americana da Tireoide é que pessoas acima dos 35 anos façam exame de tireoide a cada cinco anos. Você também pode fazer um autoexame. É bom fazê-lo duas vezes por ano para detectar quaisquer mudanças na sua tireoide. Basta olhar no espelho para o pescoço, inclinar um pouco a cabeça para trás, e então engolir. Sua tireoide fica em volta do centro do pescoço, um pouco saltada; você a verá se mexer quando engolir. Faça isso algumas vezes, procurando qualquer coisa anormal sobre ela ou perto dela.

Fique de olho nos sintomas. Especialmente se você é mulher, precisa vigiar mudanças sutis na sua saúde. Não transforme isso em paranoia, mas não quero que negligencie qualquer sensação de letargia, aumento de peso repentino ou outros sintomas de hipotireoidismo. Existem medicamentos que podem controlar isso, portanto, dê ao seu médico a chance de ajudar!

Ingira bastante cálcio e vitamina D. O hipertireoidismo, em particular, pode acelerar o envelhecimento dos ossos e até desgastá-los, portanto, tomar cálcio e vitamina D suplementares é boa ideia.

Coma iodo suficiente. Como nosso sal de cozinha é iodado desde a década de 1970, nós, médicos, não temos visto muitos pacientes com deficiências sérias de iodo. Porém, quanto mais as pessoas se preocupam com o consumo de sódio, mais ficamos de olho nos efeitos da falta de iodo. Os alimentos a serem incorporados na dieta são ostras ou peixe, ovos, cebola, rabanete, salsinha e alga marinha.

Lanchinho de algas

Se você andou recentemente pelos corredores de uma loja de alimentos naturais, ou até mesmo alguns supermercados normais, deve ter notado nas prateleiras certas guloseimas industrializadas feitas com algas. Se você não é muito aventureiro, deve ter passado reto por aqueles lanches estranhos a caminho da prateleira do molho de tomate. Mas deixe-me tentar convencer você a experimentá-los ou, melhor ainda, faça-os você mesmo! Recomendo, sobretudo, provar algas assadas; é um lanche pouco calórico, mas que sacia e pode ser um substituto saudável para a batata frita porque é bem crocantezinho.

As algas marinhas também contêm algumas vitaminas e sais minerais nutritivos, incluindo potássio, vitamina K, cálcio, vitamina C, magnésio e iodo. Embora seja importante ter iodo na dieta, não vejo muitos pacientes com deficiência de iodo. Isso se deve, sobretudo, à quantidade de sal iodado que consumimos na dieta típica. Por outro lado, à medida que cada vez mais pessoas precisam observar atentamente seu consumo de sal, podemos começar a ver mais pacientes sentindo os efeitos negativos da deficiência de iodo sobre a tireoide. Uma dieta pobre em iodo pode causar o bócio, ou inchaço da tireoide.

Aqui está minha receita: especialmente se você estiver controlando o sal, prove o lanche de algas assadas. Veja como prepará-las em casa!

Ingredientes:
4 folhas grandes de nori torrado (encontrado na seção de produtos orientais do supermercado ou loja de produtos naturais)
1 colher de chá de óleo de gergelim

Modo de fazer:
Preaqueça o forno a 135ºC. Usando uma faca ou tesoura de cozinha, corte as folhas de nori torrado em quadrados do tamanho de batatas fritas. Passe uma camada fina de óleo de gergelim dos dois lados dos quadrados. Asse-os de 10 a 15 minutos até ficarem crocantes. Sirva como lanche!

Rendimento: *10 a 12 pedaços*

Metabolismo mais lento

O metabolismo é o modo como o seu corpo transforma os nutrientes dos alimentos e bebidas que você ingere em energia. E energia é algo necessário, literalmente, o tempo todo. Você não precisa dela apenas quando vai correr ou trabalhar no quintal. A energia é essencial para que seu corpo funcione em todos os níveis.

À medida que você envelhece, o metabolismo fica mais lento. Portanto, é melhor fazer todo o possível para alimentar o seu fogo e mantê-lo bem aceso. Quanto mais acelerado o seu metabolismo, mais energia você tem e melhor seu corpo consegue processar os nutrientes.

Estratégias de apoio para acelerar o metabolismo

Coma no café da manhã. Sua mãe sempre disse que o café da manhã é a refeição mais importante do dia. Ela estava certa... nisso também! Recomendo comer até 30 minutos depois de acordar, para mudar o seu metabolismo do modo de "repouso" para o de "queima". Se você não come no café, está praticamente pedindo que seu organismo armazene calorias sob forma de gordura, porque assim ele se prepara para a pior das hipóteses: nada de comida! Além disso, é só usar o bom senso: você estará mais propenso a exagerar na próxima refeição se passar fome por muito tempo.

Atinja o equilíbrio com a proteína magra. Você tende a queimar mais calorias para digerir proteínas. Um estudo sugeriu que a quantidade ideal de proteína magra (pense em peito de frango, peru, carnes magras, tofu etc.) é um terço do total de calorias diárias. Portanto, se você consome 2 mil calorias por dia, cerca de 650 calorias devem vir de alimentos ricos em proteína magra.

Mantenha uma rotina no sono. Se você não dorme o suficiente com frequência, seu metabolismo não funciona de forma ideal. E você já notou como sente muito mais fome depois de uma noite maldormida? A pesquisa ainda não está clara, mas é possível que a falta de sono bagunce os hormônios reguladores do apetite. Tente dormir o mesmo período de tempo todas as noites — não deixe para dormir só nos fins de semana!

Tome água gelada. Para algumas pessoas, tomar água gelada acelera o metabolismo. O motivo: seu corpo dá uma turbinada para aumentar a temperatura interna. Não ficou provado que esse efeito dure muito tempo, mas qualquer coisa já ajuda!

Faça exercícios no fim do dia. Se você consegue malhar à noite sem atrapalhar seu sono, aconselho tentar. Há evidências de que isso faz seu metabolismo ficar menos lento à noite, o que significa que você queima mais calorias mesmo enquanto está na terra dos sonhos. Mas se a malhação noturna o deixa com fome e causa assaltos à geladeira no meio da noite, trate de escolher alimentos ricos em proteína e ficar longe dos carboidratos.

AVISO: A MODA DO USO DE HGH CONTRA O ENVELHECIMENTO

Você pode ter ouvido falar recentemente de pessoas que recorrem a injeções de HGH para fazer o tempo retroceder. Você ouvirá dizer que essa droga "milagrosa" aumenta a libido, dá um brilho de juventude à pele, até elimina os cabelos brancos! Mas o fato é que a reposição de HGH só é segura para quem realmente tem uma deficiência do hormônio de crescimento, o que é bem raro. Ele não é uma fonte milagrosa da juventude e não foi aprovado pela FDA (Food and Drug Administration, o órgão do governo americano que regulamenta a produção e comercialização de alimentos e medicamentos) para uso contra o envelhecimento. As injeções de HGH podem causar efeitos colaterais que incluem dores nas articulações e nos músculos, inchaço e aumento do tecido mamário nos homens. Podem até contribuir para os fatores de risco de diabetes, doença cardíaca e câncer. Como poucos estudos foram realizados com esse hormônio, não conhecemos ao certo todos os riscos. E para mim isso basta para dizer que injeções de HGH, a menos que sejam receitadas por um médico responsável com uma causa legítima e aprovada, devem ser evitadas.

Agora faça este teste para descobrir o quanto seu sistema endócrino está saudável. Depois de completar o Ciclo 2: Reconstrução, faça o teste de novo para ver o quanto sua nota melhorou!

Seu sistema endócrino está a caminho de 100 anos felizes e saudáveis?

1. **Na última semana, cerca de um terço das suas calorias diárias veio de proteína magra?**
   A. Sim ☐ 4 pontos B. Não ☐ 0 ponto

2. **Você sofreu recentemente aumento ou perda de peso sem motivos aparentes?**
   A. Sim ☐ 0 ponto B. Não ☐ 4 pontos

3. **Você tem peso normal para a sua altura?**
   A. Normal (com uns 2 quilos de tolerância) ☐ 4 pontos
   B. Preciso perder de 2 a 5 quilos ☐ 2 pontos
   C. Estou mais de 7 quilos acima do peso ☐ 0 ponto

4. **Se você tem mais de 45 anos, já fez um exame de tireoide?**
   A. Sim ☐ 4 pontos B. Não ☐ 0 ponto

5. **Algum dos seus familiares próximos tem diabetes?**
   A. Sim ☐ 0 ponto B. Não ☐ 4 pontos

6. **Quantas vezes você fez exercício cardiovascular na última semana?**
   A. Uma vez ou nenhuma ☐ 0 ponto
   B. Duas ou três vezes ☐ 2 pontos
   C. Quatro vezes ou mais ☐ 4 pontos

7. **Você tem dificuldade para dormir?**
   A. Sim ☐ 0 ponto B. Não ☐ 4 pontos

8. **Você se sente lerdo ou cansado?**
   A. Sim ☐ 0 ponto B. Não ☐ 4 pontos

9. **Sua energia diminui à tarde?**
   A. Sim, frequentemente ☐ 0 ponto
   B. Às vezes ☐ 2 pontos
   C. Nunca ☐ 4 pontos

10. **Você sentiu alguma mudança na sua evacuação?**
A. Sim ☐ 0 ponto B. Não ☐ 4 pontos

11. **Você está estressado?**
A. Sim, o tempo todo! ☐ 0 ponto
B. Ocasionalmente (não todo dia) ☐ 3 pontos
C. Não, comigo é só sossego ☐ 4 pontos

12. **Quantas vezes por dia você come?**
A. Uma refeição reforçada e lanchinhos ☐ 1 ponto
B. Três refeições reforçadas ☐ 2 pontos
C. De quatro a seis refeições leves durante o dia todo ☐ 4 pontos

13. **Você já teve diabetes na gravidez?**
A. Sim ☐ 0 ponto B. Não ☐ 4 pontos

14. **Você come 25 gramas de fibra por dia, se for mulher, e 38 gramas por dia, se for homem?**
A. Sim ☐ 4 pontos B. Não ☐ 0 ponto

Pontuação:

0 a 11: URGENTE; se você teve aumento de peso sem motivo aparente, letargia extrema ou outros sintomas alarmantes, consulte seu médico ou seu endocrinologista para uma avaliação.

12 a 22: PERIGOSO; pare com os maus hábitos e comece alguns bons imediatamente para melhorar o funcionamento do seu sistema endócrino. Se algum sintoma não melhorar, consulte seu médico.

23 a 33: MODERADAMENTE ARRISCADO; comece a seguir mais das minhas recomendações para ter um sistema endócrino saudável.

34 a 44: NA MÉDIA; você ainda pode fazer mudanças.

45 a 56: EXCELENTE; continue nesse rumo positivo.

Entendo que reduzir o estresse possa parecer uma tarefa impossível e que evitar o diabetes quando você tem um histórico dessa doença na família possa parecer nadar contra a correnteza. Mas garanto que as duas coisas são possíveis. Portanto, agora que você entende como o seu sistema endócrino funciona e como ele regula as funções do organismo, sugiro que cuide dele, porque, se você fizer isso, terá energia ilimitada e evitará muitas doenças que podem encurtar sua vida. Mudanças simples na rotina diária podem fazer maravilhas pelo seu sistema endócrino e ajudar você a parecer, se comportar e se sentir mais jovem do que nunca!

CAPÍTULO 10

Ossos do ofício

À medida que envelhecemos, nossos músculos começam a enfraquecer. Tarefas diárias, como subir um lance de escadas, carregar malas ou sacolas de compras, se tornam mais difíceis. Podemos sentir falta de equilíbrio e nos cansar facilmente.

Também existe o risco de cair e se machucar. Estou falando de todas as maneiras em que podemos nos machucar, incluindo hematomas, fraturas, cortes e contusões — centenas de coisas ruins podem acontecer ao corpo humano quando ele sofre uma queda.

E por falar em quedas, uma em cada três pessoas de 65 anos ou mais sofrerá uma queda. E o que é pior, parece que a chance de morrer por lesões sofridas numa queda aumentaram bastante nos últimos 10 anos. Essa é uma notícia triste e mantém a nós, médicos, ocupados.

Eu preferiria que *você* ficasse ocupado, saindo de casa e fazendo as coisas que adora, não importa em que idade — esportes, compras, passeios, seja o que for, sem se preocupar em cair e quebrar alguma coisa. Você pode ter uma vida ótima se cuidar do seu sistema musculoesquelético — seus músculos, ossos e articulações. Sem essas partes vitais do corpo, não conseguiríamos ficar de pé, andar, nem mesmo sentar, portanto, cuidar delas é essencial, começando agora mesmo.

Sistema musculoesquelético — Curso básico

O corpo tem mais de 650 músculos, que constituem metade do peso corporal. Os músculos estão grudados nos ossos por tecidos fortes, chamados de tendões. Eles ajudam os músculos a mover os ossos.

Nós temos três tipos de músculos: músculos estriados, músculos lisos e o músculo cardíaco.

Os estriados são do tipo que você treina quando vai para a academia. Eles são encontrados por todo o corpo, sobretudo nas pernas, braços, abdome, peito, pescoço e rosto. Têm esse nome porque são formados por fibras que têm estrias horizontais visíveis ao microscópio. Esses músculos unem os ossos do esqueleto, dando forma ao seu corpo, e o ajudam a fazer os movimentos do dia a dia.

Outros músculos no corpo são "lisos". Eles também são feitos de fibras, mas não são estriados. Não são os músculos que você vê num fisiculturista. Os músculos lisos ficam dentro do corpo, até dentro dos órgãos, incluindo aqueles que revestem seu estômago, intestino delgado e cólon. Você não decide quando vai "flexionar" esses músculos; o cérebro manda sinais para eles quando precisam entrar em ação. Esses músculos ajudam a digerir os alimentos, transportá-los pelo sistema digestivo e também empurrar o sangue pelas paredes dos vasos sanguíneos para auxiliar a manutenção da pressão arterial.

O terceiro tipo de músculo encontrado no corpo é o músculo cardíaco. Cada vez que você sente seu coração bater no peito, imagine todas aquelas fibras musculares trabalhando para bombear sangue pelo corpo.

Ossos

Seu corpo tem 206 ossos, que começaram a se desenvolver antes de você nascer. Pelo resto da vida, acontece um processo mágico de "reforma" nos ossos. Essencialmente, seu esqueleto continua a se reprojetar e até se transformar no nível celular. Você tem três tipos de células ósseas: osteócitos, osteoclastos e osteoblastos. Pense neles como operários desempenhando funções num canteiro de obras. Primeiro vêm os osteócitos, que trabalham como operadores de guindastes. São responsáveis por pegar e movimentar materiais (nutrientes e dejetos) de um lugar para outro. A seguir, os osteoclastos: eu os comparo a uma bola de ferro ou uma retroescavadeira. Eles desmancham o osso para que ele seja reconstruído mais forte. Finalmente, os osteoblastos: eles são como os operários propriamente ditos, que constroem o novo material ósseo. Eles também consertam áreas danificadas dos ossos.

Dentro das fibras de proteína dos ossos há cristais em formato de agulha feitos de cálcio, fósforo e outros materiais de reforço. Você sempre ouve falar da importância do cálcio para a saúde dos ossos, certo? Isso mesmo! O cálcio dá a força estrutural que permite aos ossos aguentar o peso e ancorar os músculos. O cálcio que não é usado imediatamente fica armazenado nos ossos. O nível de certas vitaminas e sais minerais que você ingere, especialmente a vitamina D e o cálcio, afeta diretamente a quantidade de cálcio armazenado.

E acontecem ainda mais mágicas dentro dos seus ossos. Dentro de muitos deles fica a medula óssea, onde a maioria das células sanguíneas é produzida. A medula óssea está cheia de células-tronco que produzem glóbulos vermelhos, plaquetas e alguns tipos de glóbulos brancos. Os glóbulos vermelhos transportam oxigênio para os tecidos do organismo, e as plaquetas regulam a coagulação quando você se corta. Os glóbulos brancos ajudam o corpo a combater as infecções.

Os ossos são unidos uns aos outros por faixas longas e fibrosas chamadas de ligamentos. A cartilagem, uma substância flexível e borrachuda das articulações, protege os ossos nos lugares onde eles sofrem atritos, como nos joelhos e cotovelos.

Articulações

A dor nas articulações é uma das queixas mais comuns quando envelhecemos, portanto, acho que você consegue facilmente lembrar alguns exemplos de articulações. Seus joelhos, quadris e cotovelos são todos exemplos de lugares onde dois (ou mais) ossos se encontram. O osso da coxa está ligado ao osso do quadril... e por aí vai. As articulações nos dão flexibilidade — como você poderia andar se não conseguisse dobrar os joelhos?

Quando as articulações começam a ranger e ficar duras, isso indica problemas, como artrite ou alguma outra coisa que limita os movimentos. São doenças que acabam com a qualidade de vida, por isso queremos evitá-las o máximo de tempo possível. (Ou, melhor ainda, para sempre!)

Como o sistema musculoesquelético envelhece

O envelhecimento do sistema musculoesquelético é o que realmente pode fazer você se sentir velho. Os ossos são fortes, mas obviamente podem se partir ou enfraquecer. Os músculos também podem enfraquecer, e as articulações (tendões, ligamentos e cartilagens) podem ser danificadas por machucados ou doenças. Uma porção de problemas pode afetar os ossos, músculos e articulações à medida que envelhecemos. Aqui estão alguns deles:

Declínio esquelético. Entre os 30 e 40 anos de idade, você começa gradualmente a perder massa óssea. Os ossos ficam mais finos e relativamente mais fracos a partir daí. O número de osteoblastos (células que constroem os ossos) começa a diminuir, enquanto o número de osteoclastos (células que destroem os ossos) continua igual. O que acontece é que os osteoclastos removem cálcio mais rapidamente do que os osteoblastos conseguem repor, por isso seus ossos enfraquecem. Ossos fracos quebram mais facilmente.

Hormônios masculinos/femininos. Você pode não perceber, mas os hormônios — mensageiros químicos vitais do organismo — têm relação com a saúde dos ossos e com a perda óssea. Três hormônios importantes estão envolvidos no complexo processo da formação dos ossos. Um é o hormônio da paratireoide, produzido por pequenas glândulas no seu pescoço. O hormônio da paratireoide libera o cálcio dos ossos; à medida que você envelhece, esse hormônio aumenta no corpo. Isso significa que o ritmo com que o cálcio sai dos ossos é maior do que o ritmo com que ele é absorvido pelos ossos.

A testosterona e o estrogênio também estão envolvidos na manutenção dos ossos. A testosterona estimula a formação dos ossos, e o estrogênio protege contra a perda óssea. Quando você envelhece, há um declínio natural desses hormônios — um processo que também contribui para a perda de massa dos ossos. Homens, vocês perdem testosterona, e isso afeta a sua massa óssea, ainda que muito lentamente. Mulheres, depois da menopausa, há uma diminuição dramática do estrogênio, que leva a uma perda óssea potencialmente rápida. A incidência de fraturas é de duas a três vezes maior nas mulheres do que nos homens.

Tamanho e força dos músculos. Com a idade, seus músculos perdem um pouco de tamanho e força, à medida que o diâmetro das fibras dos músculos estriados diminui. O efeito geral é menos força muscular, resistência reduzida, e uma tendência a se cansar rapidamente. E lembre-se, o coração também é um músculo, e seu desempenho pode piorar.

A perda de massa muscular acelera por volta dos 75 anos de idade. Isso pode deixar você frágil e aumentar o risco de quedas e fraturas. Os músculos ficam mais fracos e você se cansa mais facilmente. Embora o exercício físico seja o melhor remédio, você pode não sentir vontade de praticar atividades, o que por sua vez ameaça ainda mais a massa muscular. Pode virar um círculo vicioso, se deixar que vá longe demais.

Disfunções dos ossos. A osteoporose, que deixa o tecido ósseo quebradiço e fino, é o tipo mais comum de doença óssea. Ela faz os ossos se quebrarem mais facilmente, e às vezes a espinha dorsal começa a enfraquecer. Pesquisadores estimam que uma em cada cinco mulheres americanas acima dos 50 anos de idade tenha osteoporose. Cerca de metade de todas as mulheres acima dos 50 sofrerão uma fratura do quadril, pulso ou vértebras.

Osteoartrite. Está acontecendo com muitos de nós: passe tempo demais correndo ou fazendo aulas de aeróbica de alto impacto, e você fica dolorido depois. Talvez seus joelhos inchem ou fiquem avermelhados. Você toma uns analgésicos e se sente bem... mas fica pensando: "Pois é, não sou mais uma criança!"

Para outros, a dor continua e continua, às vezes por anos — e não é por causa de músculos lesionados ou fatigados. É a osteoartrite, a doença das articulações mais comum para nós, médicos, e é dolorosa de se testemunhar, porque nossos pacientes sofrem de verdade. Ela é causada pela idade e pelo desgaste das articulações — em outras palavras, lesões nas articulações. Quando a cartilagem em volta das articulações se quebra e se desgasta, os ossos sofrem atrito. Isso causa dor, inchaço e rigidez. Os ligamentos e músculos ao redor da articulação também enfraquecem e enrijecem.

Boa parte do risco de osteoartrite vem do fato de certas articulações, sobretudo as dos joelhos, pulsos ou dedos, serem sobrecarregadas por determinados trabalhos ou atividades esportivas. Se o seu emprego requer que você trabalhe ajoelhado ou agachado, por exemplo, você corre o risco de ter osteoartrite nos joelhos. O mesmo vale para movimentos repetitivos como a digitação; isso pode levar à osteoartrite nas mãos. Para evitar isso, pense em criar um ambiente de trabalho ergonômico, usar programas de ditado ou dispositivos que digitem por você, e para uma mudança positiva, em vez de escrever um e-mail para um colega, levante-se e vá até a sala dele (e o benefício extra é um pouco de exercício).

Outros fatores de risco para a osteoartrite incluem a hereditariedade e estar acima do peso (o que submete as articulações a uma pressão prejudicial).

ALIVIE SUA CARGA!

A Associação Americana de Quiropraxia se posiciona contra sacolas gigantes, valises pesadas e bolsas enormes. Elas podem estar na moda, mas se marcam mais de 10% do seu peso na balança, deveriam estar fora de cogitação. Os efeitos a longo prazo no seu esqueleto não são tão legais. Estou falando de perda de equilíbrio, declínio da saúde da espinha dorsal, curvatura da coluna, dores de cabeça crônicas, dores nas costas e um maior risco de contusões.

Lembre-se: se você é mulher e pesa 68 quilos, aquela bolsa que você joga no ombro deveria pesar menos de 6,8 quilos. Afinal, você precisa de todos aqueles nécessaires de maquiagem, garrafas de água, material de leitura e todas as outras tranqueiras que enfia nela todo dia? Se a resposta é sim, então arranje uma mala com rodinhas!

As estratégias antienvelhecimento e o sistema endócrino

Nº 1: Movimentar-se. Quando o assunto é evitar contusões e preservar a saúde e vitalidade dos seus ossos, músculos e ligamentos, essa deveria ser sua maior prioridade. É um tema recorrente neste capítulo, e você vai aprender movimentos e exercícios específicos que maximizam seu tempo de treinamento e têm efeitos positivos no sistema musculoesquelético como um todo.

Nº 2: Manter um peso saudável. Com certeza você vai perder peso e manter sua nova silhueta se mexendo e se balançando tanto. Vai sentir muitos benefícios maravilhosos da perda de peso, como sobrecarregar menos as articulações (seus joelhos, por exemplo) e baixar os níveis de inflamação (que podem levar à artrite). Quem quer ficar entrevado, dolorido e estalando a cada passo a caminho dos 100 anos? Você não!

Nº 3: Manter-se hidratado. A hidratação adequada ajuda a lubrificar as articulações. No caso dos joelhos, a fricção é a inimiga, pois pode levar a cartilagem a se romper. A água ajuda as articulações a deslizarem suavemente. Mas os ossos não são os únicos beneficiados: os músculos também precisam de água. De fato, eles são feitos principalmente de H_2O! Portanto, beba bastante água para ter ossos e músculos saudáveis.

Nº 4: Evitar o fumo. O fumo pode levar a fraturas na velhice porque as toxinas do fumo enfraquecem a estrutura óssea geral, limitando o suprimento de sangue para os ossos, de que eles precisam desesperadamente para continuar o processo de construção e fortalecimento com o passar do tempo. Além disso, o fumo impede que seu organismo absorva adequadamente o cálcio dos alimentos. Se você não fuma ou decidiu parar recentemente, parabéns! Seus ossos agradecem.

Nº 5: Suplementos. Consulte minha lista de suplementos que ajudam especificamente o sistema musculoesquelético... em especial o cálcio!

Estratégia número 1: Mexa-se

Você malha para ficar em forma, perder peso ou manter seu coração trabalhando direitinho, mas já pensou em se exercitar pelo bem do seu sistema musculoesquelético? Bem, você deveria pensar, porque o exercício físico tem efeitos quase milagrosos sobre esse sistema. Ele aumenta os músculos, fortalece os ossos e protege as articulações.

O exercício desenvolve o tecido muscular rasgando-o e reconstruindo-o — essencialmente, sobrecarregando-o. Durante a parte do processo em que ele é rasgado, células "satélites" fora do tecido muscular se dividem e se multiplicam. Depois elas se fundem e se unem às fibras musculares danificadas para consertá-las, exatamente como você faz quando cola alguma coisa com SuperBonder. Depois que o conserto está pronto, o tecido muscular está maior e mais forte do que antes.

Com o exercício — particularmente exercícios com pesos —, seus ossos reagem de forma parecida. Eles ficam maiores e mais fortes porque você os está sobrecarregando. Como os músculos, os ossos se adaptam ao desgaste, tornando-se mais fortes. No nível celular, as células ósseas se multiplicam e fabricam mais osso. Por isso o exercício é uma das melhores maneiras de evitar a osteoporose.

O exercício também pode proteger as articulações, o que significa proteção contra a osteoartrite. Ele mantém suas articulações flexíveis para que você possa fazer uma maior variedade de movimentos. É como o óleo WD40 para as articulações!

Finalmente, o exercício também alivia a dor nas articulações. Quanto mais músculo você constrói ao redor de uma articulação, mais apoio dá a ela; portanto, a articulação precisa trabalhar menos. Mais músculos ajudam a melhorar o equilíbrio e a estabilidade e a evitar quedas.

Basicamente, o exercício conserta quase tudo que dá problema nesse sistema. Nós fomos criados para viver ativamente. O exercício não vai apenas ajudar você a se mexer melhor, mas você também vai dormir melhor, comer melhor e ficar menos doente quando começar a levar um programa de exercícios a sério.

Então, por favor: exercite-se a maioria dos dias da semana, e com vigor. Isso vai ajudá-lo a viver 100 anos felizes e saudáveis.

SUPLEMENTOS QUE AJUDAM SEU SISTEMA MUSCULOESQUELÉTICO

- **Cálcio:** 1.000mg diariamente
- **Vitamina D:** de 800 a 1.000 UI diariamente

Por quê: Se o seu objetivo é ter energia suficiente para um dia poder jogar bola com seus netos, você precisa fornecer ao organismo os nutrientes de que ele necessita para a saúde dos músculos e ossos. O cálcio sustenta os ossos. Pense nele como um cimento — ele realmente endurece seus ossos e os mantém fortes. Se você não ingere cálcio suficiente por muito tempo, pode se expor a um risco mais elevado de ter ossos propensos a fraturas e quebradiços e até desenvolver osteoporose. A vitamina D ajuda seu corpo a absorver o cálcio que você ingere, portanto, juntos, eles são a dupla perfeita.

Estratégias de apoio para a saúde dos ossos

Faça um exame dos ossos. Recomendo que você pense seriamente em fazer um exame da densidade dos ossos, em especial uma densitometria óssea, sobretudo se você se enquadra em qualquer fator de risco para osteoporose.

Esse exame mede a quantidade de massa óssea que você tem. Seu médico usa esse exame para prever o risco de sofrer fraturas no futuro. Eu gostaria de garantir, de qualquer forma, que estar em risco não significa que você tem osteoporose ou que vá devolvê-la. Significa apenas que deve tomar mais cuidado com a saúde dos seus ossos.

Abasteça-se de cálcio natural. Como mencionei na seção de suplementos deste capítulo, o cálcio é vital para a saúde dos ossos, especificamente para prevenir a deterioração dos ossos quando você envelhecer. É bom manter os ossos fortes para que eles sempre sustentem os movimentos e mantenham você longe da cadeira de rodas daqui a anos. Mas lembre-se, quero que você obtenha suas vitaminas primeiro dos alimentos e use os suplementos como uma garantia. Aqui estão os alimentos vencedores na categoria cálcio.

Alimentos ricos em cálcio incluem

Iogurte desnatado (220 gramas = aprox. 345mg de cálcio)
Leite desnatado ou com 2% de gordura (1 copo = aprox. 297mg de cálcio)
Queijo light (especialmente suíço e muçarela)
(30 gramas = aprox. 200-270mg de cálcio)
Sardinhas com espinhas (85 gramas = aprox. 324mg de cálcio)
Soja (edamame) (1 xícara de chá = aprox. 180mg de cálcio)
Queijo cottage (1 xícara de chá = aprox. 160mg de cálcio)
Hortaliças verdes e folhosas:
Espinafre (1/2 xícara de chá = aprox. 130mg de cálcio)
Couve (1/2 xícara de chá = aprox. 90mg de cálcio)
Couve-manteiga (1/2 xícara de chá = aprox. 74mg de cálcio)
Tofu (1/2 xícara de chá = aprox. 253mg de cálcio)
Quiabo (1/2 xícara de chá = aprox. 88mg de cálcio)

Lembre-se, sua meta são mil miligramas diários; portanto, se você tomar uma xícara de iogurte desnatado, duas porções de espinafre, uma xícara de edamame e um copo de leite desnatado, já atingiu seu objetivo.

Evite quedas. Isso é crucial, especialmente à medida que você envelhece! Evite medicações que causam tontura e retire objetos perigosos de sua casa (incluindo tapetes escorregadiços) para reduzir o risco de fraturas. Use óculos ou lentes de contato se não enxerga muito bem. Outras maneiras de evitar quedas incluem as seguintes:

Não saia sozinho em dias gelados ou chuvosos.
Use barras na banheira, quando necessário.
Segure-se nos corrimãos quando subir e descer escadas.
Use sapatos na medida certa.
Deixe sua casa bem iluminada.

Tratamentos médicos. Seu médico pode receitar bifosfonatos para prevenir e tratar a osteoporose. Os bifosfonatos administrados por via oral incluem alendronato (Fosamax), ibandronato (Boniva) e risedronato (Actonel). Outra opção é a calcitonina; ela diminui o ritmo da perda óssea e alivia as dores nos ossos. É comercializada como spray nasal ou injeção. Os principais efeitos colaterais são a irritação do nariz, no caso do spray nasal, e a náusea, no caso da apresentação injetável. O raloxifeno (Evista) também é usado na prevenção e no tratamento da osteoporose. Ele pode reduzir o risco de fraturas na coluna em até 40%. Mas não parece prevenir outras fraturas, nem as da bacia.

Exercício. Estes tipos específicos de exercícios são importantes não só para fortalecer os ossos, mas também para estabelecer o tônus muscular e criar uma sinergia entre todos os elementos do sistema musculoesquelético: ligamentos, ossos, músculos etc.

- *Exercícios com pesos ou esforço contra resistência* — treino de força, Pilates, caminhada, corrida, tênis e dança. Esses exercícios ajudam a aumentar a sobrecarga saudável dos ossos, estimulando assim a produção de novas células ósseas.

- *Exercícios de equilíbrio* — tai chi, ioga. Tanto a ioga quanto o tai chi promovem uma grande variedade de movimentos dos membros, e isso aumenta a flexibilidade. Movimentos e posturas de equilíbrio também são incorporados; alguns requerem que você se equilibre numa perna só, por exemplo. Assim, os movimentos lentos e fluidos desses exercícios trabalham os músculos e melhoram o equilíbrio e a agilidade.

- *Exercício cardiovascular* — já foi demonstrado que exercícios cardiovasculares como caminhada rápida, corrida, bicicleta ou remo ancoram a massa óssea na região da parte inferior da coluna e da bacia. Eles melhoram a saúde do seu coração e dos seus pulmões, também, além de ajudar a queimar gordura e controlar o peso.

MADAMES: DESÇAM DOS SALTOS!

Quando o assunto é criar uma base estável para o sistema musculoesquelético, tudo se resume a um bom par de sapatos. Quantas vezes você já reclamou que os calçados de salto alto acabam com seus pés? Você não é a única. De acordo com a Academia Americana de Cirurgiões Ortopédicos, oito em cada dez mulheres pesquisadas disseram que seus sapatos causam dor. Bem, essa dor são seus pés pedindo pra você lhes dar uma folga! Sapatos que não calçam corretamente ou causam dor indevida são os principais causadores dos gastos de quase 2 bilhões de dólares anuais com cirurgias corretivas dos pés. Você quer se enquadrar na categoria de sete entre dez mulheres, que sofrem com algum tipo de deformidade dos pés, como dedo do pé em martelo ou joanete? Sei que às vezes você acha que a beleza requer sofrimento, mas vale realmente a pena as mulheres serem nove vezes mais propensas a terem problemas nos pés do que os homens?

Usar um par de tênis confortáveis é um grande passo para evitar lesões e dor crônica do seu sistema musculoesquelético. Portanto, para este plano de 17 dias, desça dos saltos e calce tênis, botinhas, sapatilhas ou sandálias. Escolha algo que calce bem, fique confortável e ofereça sustentação. Com certeza você não se incomoda em ter mais uma desculpa para ir comprar sapatos, certo?

Estratégias de apoio para a osteoartrite

Se eu fizesse uma radiografia das articulações de todos que chegam aos 65 anos ou mais, a maioria dos pacientes teria um pouco de osteoartrite. Se você a tiver, em geral vai sentir dores nos joelhos, quadris, mãos ou espinha depois de chegar à meia-idade. Suas articulações podem parecer rígidas, também, e será difícil fazer movimentos completos com elas. Se tiver osteoartrite no quadril, andar pode ficar difícil. Se for no joelho, ele pode ceder ou se dobrar enquanto você anda. Dores nas costas podem ser um sinal de osteoartrite na espinha. Felizmente, você pode fazer muita coisa para preveni-la ou evitar que ela piore. Aqui estão algumas estratégias importantes.

Vigie seu peso. Atinja e mantenha um peso saudável. Essa é a estratégia preventiva número 1 para evitar a osteoartrite nos joelhos, quadris e espinha. Use o exercício para ajudar a manter o peso saudável. O exercício também pode minimizar a dor, aumentar a força dos músculos e melhorar a flexibilidade.

Controle a dor. Aplique calor ou compressas frias se você sentir dor nas articulações. O frio entorpece a área afetada, aliviando a dor. O calor relaxa os músculos e alivia as articulações doloridas. Tente tomar anti-inflamatórios. Recomendo acetaminofeno (Tylenol) primeiro, porque ele tem menos efeitos colaterais do que outros medicamentos. Se a dor persistir, seu médico pode recomendar outros anti-inflamatórios não esteroides (AINEs). AINEs comuns incluem a Aspirina, o ibuprofeno e o naproxeno.

Mas cuidado: alguns desses medicamentos têm efeitos colaterais sérios, como sangramento intestinal ou danos aos rins. Se uma articulação estiver muito danificada, o médico pode querer injetar esteroides nela para aliviar a dor. Um tratamento mais natural é a suplementação com sulfato de glucosamina (um suplemento alimentar). Ele é seguro e também eficaz para os sintomas de osteoartrite. Outro é aplicar um creme como o Zostrix, que contém capsaicina, um analgésico natural. A capsaicina bloqueia a capacidade de sentir dor sem causar dormência. Ela age de duas formas: primeira, drenando dos nervos a "substância P", um mensageiro químico que leva sensações de dor para o sistema nervoso central; e segunda, aumentando o fluxo sanguíneo na área atingida pela dor (o aumento do fluxo sanguíneo é uma das principais formas de o corpo se curar).

Estratégias de apoio para a saúde dos músculos

Treinamento com pesos. Músculos fortes e definidos não ajudam você apenas a ter um belo físico, eles também protegem seus ossos e ajudam a evitar que se quebrem. Portanto, se você treina com pesos, é um felizardo. O treinamento com pesos estimula a formação dos ossos. Também melhora a força física e o equilíbrio, o que significa que você estará menos propenso a sofrer quedas e fraturas.

Muitas vezes eu enfatizo para os pacientes que a melhor "terapia" para a saúde dos músculos e a boa forma, desde sempre, é o treinamento com pesos — o exercício que aumenta a força muscular e a resistência por meio do uso de pesos ou elásticos. Se você não está acostumado com o treinamento de força, o melhor é se exercitar três dias por semana, em dias não consecutivos. Esse cronograma dá ao seu organismo tempo para que ele possa reagir, aumentando a força dos ossos e músculos. Se você nunca fez treinamento de força na vida, gostaria de encorajá-lo a trabalhar com um personal trainer qualificado, que vai ensinar tudo o que precisa saber. Você precisa dominar o básico antes de passar ao levantamento de pesos mais intenso.

Recomendo se concentrar em quatro padrões de exercício:

- **Empurrar contra resistência.** Faça exercícios que envolvam empurrar, como flexões, para desafiar seus tríceps, peito e ombros.

- **Puxar.** Exercícios de puxar, como barra, rosca de braço e remo, privilegiam o alto das costas, a parte de trás dos ombros e os bíceps.

- **Trabalhe as pernas.** Vários exercícios, incluindo extensões de pernas, agachamentos livres e unilaterais, escada e saltos podem ajudar a melhorar a força das suas coxas e panturrilhas.

- **Construa o seu tronco.** Exercícios como abdominais sentado ou deitado e movimentos de torção se concentram nos músculos do abdome e das costas. O fortalecimento do tronco preserva a mobilidade e protege os músculos das suas costas.

Proteína. Fala-se muito das dietas ricas em proteína hoje em dia, por isso vou simplificar a questão. As mulheres precisam em média de 46 gramas de proteína por dia, e os homens, de 56 gramas. Isso significa que de 10% a 35% das suas calorias diárias devem vir da proteína.

Alimentos ricos em proteína incluem

- Atum (85g) — cerca de 22 gramas de proteína
- Bife magro (115g) — cerca de 23 gramas de proteína
- Peito de frango (85g) — cerca de 21 gramas de proteína
- Camarão (85g) — cerca de 18 gramas de proteína
- Uma xícara de chá de feijão (cozido) — cerca de 16 gramas de proteína
- Um copo de 250g de iogurte grego desnatado — cerca de 11 gramas de proteína
- Um copo de leite com 2% de gordura — cerca de 8 gramas de proteína
- Um ovo de galinha inteiro — cerca de 7 gramas de proteína
- Uma clara de ovo de galinha — cerca de 4 gramas de proteína

Então, sua dieta diária fornece proteína suficiente sem implicar gordura extra? Caso não, pense em tomar um shake de proteína de soro de leite (*wheyprotein*) depois do exercício ou logo de manhã. Especialistas acreditam que a proteína de soro de leite seja o mais "biodisponível" de todos os suplementos proteicos; sua absorção é rápida e ela é facilmente digerida pelo organismo. Mas não exagere, pois não traz benefício exceder a dose diária recomendada de proteína, a não ser que você seja um atleta ou esteja em treinamento.

Antes de começar o plano dos 17 dias do Ciclo 2, quero que você responda a este teste e veja a sua pontuação. Responda novamente depois de completar os 17 dias para ter uma prova de sua melhora.

Seu sistema musculoesquelético está a caminho de 100 anos felizes e saudáveis?

Leia cada pergunta com cuidado e escolha a sua resposta. Some os pontos e veja a sua pontuação.

1. **Quantas flexões você consegue completar em 60 segundos? Apoie os joelhos no chão, se precisar.**

A. 10 ou mais ☐ 0 ponto
B. 11 a 15 ☐ 1 ponto
C. 16 a 20 ☐ 2 pontos
D. 21 a 30 ☐ 3 pontos
E. Mais de 30 ☐ 4 pontos

2. **Você consegue erguer os braços completamente acima da cabeça, usando resistência (como dois halteres de 2,5 a 5kg)?**

A. Não ☐ 0 ponto
B. Só parcialmente ☐ 2 pontos
C. Sim ☐ 4 pontos

3. **Até onde você consegue se curvar?**

A. Mal consigo me curvar. ☐ 0 ponto
B. Mais ou menos até a metade. ☐ 2 pontos
C. Consigo tocar os meus joelhos. ☐ 3 pontos
D. Consigo me curvar até tocar com os dedos ou as mãos no chão. ☐ 4 pontos

4. **Alguém da sua família já recebeu um diagnóstico de osteoporose?**

A. Sim, familiares próximos, inclusive avós ☐ 0 ponto
B. Sim, parentes mais distantes, como primas ou tias ☐ 2 pontos
C. Não, ou que eu saiba, não ☐ 4 pontos

5. **Você é fumante?**

A. Sim, fumo regularmente. ☐ 0 ponto
B. Fumo às vezes, em reuniões ou nos finais de semana. ☐ 1 ponto
C. Estou tentando parar. ☐ 2 pontos
D. Não ☐ 4 pontos

6. **Qual a quantidade total de bebida alcoólica que você toma, em média, por dia?**

A. Três ou mais doses ☐ 0 ponto
B. Duas doses ☐ 2 pontos
C. De nenhuma a uma dose ☐ 4 pontos

7. **Quantos copos de bebidas cafeinadas (café, refrigerante ou chá) você toma no total, numa semana?**

A. Mais de 14 ☐ 0 ponto
B. De 7 a 14 ☐ 2 pontos
C. De nenhum a 6 ☐ 4 pontos

8. **Quanto (e que tipo de) exercício você faz, em média?**

A. Nenhum ☐ 0 ponto
B. Exercícios leves como ioga, tai chi ou natação, dois ou três dias por semana ☐ 2 pontos
C. Atividades como caminhada, corrida, esportes com bola ou exercícios com pesos, ao menos três dias por semana ☐ 4 pontos

9. **Você come laticínios ou toma suplementos de cálcio?**

A. Não ☐ 0 ponto
B. Sim, de vez em quando ☐ 1 ponto
C. Sim, ao menos uma vez por dia ☐ 4 pontos

10. **Você passa, em média, 10 ou mais minutos ao ar livre diariamente?**

A. Não, eu evito o sol sempre que posso ☐ 0 ponto
B. Só no verão, quando está quente ☐ 2 pontos
C. Sim, pelo menos 10 minutos na maioria dos dias ☐ 4 pontos

11. **Você está acima do peso, no momento?**

A. Sim, e não estou tentando ativamente perder peso. ☐ 0 ponto
B. Sim, mas estou seguindo um programa para perder peso. ☐ 2 pontos
C. Não, não estou acima do peso. ☐ 4 pontos

12. **Você ingere, em média, 46 gramas de proteína por dia se for mulher, ou 56 gramas de proteína por dia se for homem?**

A. Não ☐ 0 ponto B. Sim ☐ 4 pontos

13. **Você atualmente tem artrite ou um histórico familiar de artrite?**

A. Sim, e não estou tomando nada para ela. ☐ 0 ponto
B. Sim, mas estou tomando suplementos ou medicamentos para melhorar. ☐ 2 pontos
C. Não ☐ 4 pontos

14. **Com que frequência você usa salto alto?**
   A. Com muita frequência ☐ 0 ponto
   B. Às vezes ☐ 2 pontos
   C. Raramente ☐ 3 pontos
   D. Nunca ☐ 4 pontos

Pontuação:

0 a 11: URGENTE; consulte o seu médico o quanto antes sobre a saúde dos seus ossos e músculos.

12 a 22: PERIGOSO; mude seus maus hábitos musculoesqueléticos imediatamente.

23 a 33: MODERADAMENTE ARRISCADO; comece já a integrar mais das minhas estratégias para ter ossos saudáveis.

34 a 44: NA MÉDIA; você ainda pode fazer mudanças.

45 a 56: EXCELENTE; continue nesse rumo positivo.

O modo como você se move, dança, corre, pula e anda depende do maior sistema do seu organismo — o sistema musculoesquelético. Quero que você passe para sua idade avançada de cabeça erguida, costas retas e até com um andar confiante. Faça um pequeno esforço para proteger seus preciosos ossos, músculos, ligamentos, tendões e articulações agora e colha os benefícios mais tarde, ficando bem longe da cadeira de rodas.

CAPÍTULO 11
Ciclo 2: O plano dos 17 dias

No Ciclo 1: Restauração, nos concentramos em fazer seus sistemas primários voltarem a funcionar bem e com um nível básico de boa saúde. Não é incrível como mudanças simples na rotina diária podem fazer tanta diferença?

Se você acha que ainda precisa trabalhar nos sistemas do Ciclo 1, não se preocupe, pois não vamos abandoná-los durante o Ciclo 2: Reconstrução. Como todos os sistemas do seu organismo estão interligados, o que beneficia um sistema simultaneamente fortalece outro. Além disso, você alternará os dias de Restauração com dias de Reconstrução. Em outras palavras, continuará restaurando a saúde do coração, pulmões e cérebro enquanto estiver reconstruindo e fortalecendo seus sistemas de apoio.

O Ciclo 2: Reconstrução age sobre os sistemas imunológico, digestivo, endócrino e musculoesquelético. Você trabalhará para melhorar a saúde deles, a fim de que funcionem em seu melhor nível — agora e no futuro. O que quero dizer é isso:

Objetivos do Ciclo 2: Reconstrução

Aumentar sua resistência a doenças

Melhorar o modo como você se sente, de maneira geral

Melhorar o sono

Reduzir quaisquer sintomas digestivos (constipação, refluxo de ácido etc.)

Otimizar a absorção de nutrientes

Acelerar o metabolismo

Manter e/ou melhorar o funcionamento da tireoide

Reduzir o estresse

Prevenir a osteoporose ou retardá-la

Construir músculos para aumentar a queima de calorias

Aliviar e prevenir a dor nas articulações

As metas podem parecer ambiciosas, mas, repetindo, você ficará surpreso ao ver como pequenos ajustes nas suas atividades do dia a dia favorecerão imensamente esses sistemas e, no fim das contas, sua saúde e bem-estar geral. Há algumas coisas que você precisa ter em mente diariamente durante todo o Ciclo 2: Reconstrução.

Antes de começar o Ciclo 2

1. Faça uma limpeza completa da cozinha. Elimine todas as porcarias industrializadas, processadas e cheias de açúcar. E sem essa desculpinha de que seu primo vai te visitar por umas semanas ou qualquer outra bobagem que você diz a si mesmo para explicar por que não pode se livrar dessas drogas. Tire tudo dali!

2. Sua próxima parada é o supermercado. Abasteça-se de frutas e hortaliças coloridas no seu estado natural, bem como outros alimentos saudáveis e não processados.

3. Certifique-se de que está ingerindo 1.200 miligramas de cálcio e de 800 a 1.000 UI (unidades internacionais) de vitamina D. Provavelmente, você terá que tomar dois suplementos para isso.

4. Compre um suplemento de probióticos e zinco. Tome toda manhã junto com seu multivitamínico. Em vez de um probiótico em comprimidos ou em pó, você pode tomar uma porção por dia de iogurte desnatado com lactobacilos vivos durante o plano.

5. **Para quem sofre de artrite:** Se seu médico recomendou ou aprovou que você tome suplementos de glucosamina e condroitina, tome a dose recomendada na embalagem todo dia.

Orientações gerais para o Ciclo 2: Reconstrução

1. Tente ir para a cama e levantar nos mesmos horários todo dia durante este plano. Isso reforça os ritmos circadianos, ou ciclos naturais de sono, do seu organismo, e promove um sono mais profundo. Esse

sono regular permitirá que o sistema imunológico seja reiniciado toda noite, para conseguir trabalhar com mais afinco por você.

2. Lave meticulosamente as mãos com água e sabão muitas vezes durante todos os dias deste plano, em especial depois de apertar a mão de alguém, tocar algo em público ou usar o banheiro e antes de preparar ou comer alimentos. Evitar a disseminação dos germes antes que eles possam entrar no seu organismo é vital para não ficar doente. Você também deveria pensar sempre em carregar álcool gel para as mãos na bolsa.

3. Ligue para o(s) seu(s) médico(s) e marque consulta(s) se alguma coisa da lista a seguir se aplicar a você:
   - Você não está em dia com qualquer uma das vacinas para adultos.
   - Está na época de você fazer mamografia.
   - Está na época de você fazer densitometria óssea.
   - Você está sentindo algum novo sintoma (incluindo letargia).
   - Se você não tem certeza de quando está na hora de considerar qualquer um desses itens, basta um telefonema para descobrir. Não use a desorganização como desculpa!

4. Passe pelo menos 10 minutos por dia ao ar livre. Absorva um pouco de sol para que seu corpo possa produzir vitamina D naturalmente. (Preciso admitir que moro na Califórnia, onde o sol brilha bastante. Entendo que isso não é possível para todos diariamente durante o inverno, mas para as outras três estações, com certeza se aplica.)

5. Encontre maneiras de aumentar sua NEAT (termogênese por atividades não ginásticas) a cada dia neste ciclo. Aqui estão alguns exemplos:
   - Fique de pé e ande enquanto fala ao telefone.
   - Vá a pé até os lugares.
   - Estacione mais longe das lojas.
   - Vá pela escada em vez de pegar o elevador.
   - Faça uma faxina vigorosa em casa.

- Fique de pé enquanto dobra a roupa lavada.
- Recolha as folhas do jardim.
- Faça reuniões durante caminhadas.

6. Além das atividades NEAT, ache tempo para 30 minutos de exercício cardiovascular contínuo todo dia. Esforce-se para chegar à sua *zona cardiovascular*, mas não passe dela. Você descobrirá como calcular sua *zona cardiovascular* no Apêndice.
   - Você também encontrará muitos exercícios planejados para melhorar a saúde do seu sistema musculoesquelético neste plano. As opções e descrições desses exercícios também podem ser encontradas no Apêndice.

7. **Escolhas alimentares em geral:** Comprometa-se a fazer o seguinte pelos próximos 17 dias (não é tanto tempo!):

   - Nada branco: Retire de sua dieta todos os alimentos "brancos", como açúcar refinado (incluindo refrigerantes e doces), pão branco, macarrão feito com farinha branca (farinha de trigo integral pode) e outros alimentos preparados com farinha branca.
   - Coma todos os seus alimentos o mais perto possível do estado natural e integral.
   - Certifique-se de que aproximadamente um terço de suas calorias venha de proteína magra, que é o equilíbrio mais saudável para o seu sistema endócrino.
   - Fibra: Coma a quantidade recomendada de fibra todo dia (prove alguns dos meus AFFs!):
   - Mulheres abaixo dos 50 anos: 25 gramas de fibra diariamente
   - Mulheres acima dos 50 anos: 21 gramas de fibra diariamente
   - Homens abaixo dos 50 anos: 38 gramas de fibra diariamente
   - Homens acima dos 50 anos: 30 gramas de fibra diariamente

8. Tome os seguintes suplementos, que também são mencionados nos capítulos anteriores. Mas verifique o seu multivitamínico para ver se não está dobrando nenhuma dose:
   - Zinco: 11mg diariamente para homens, 8mg diariamente para mulheres
   - Vitamina C: 1.000mg diariamente
   - Ácido fólico: 0,4mg diariamente
   - Ginseng: conforme instruções
   - Probióticos: de 1 a 10 bilhões de UFCs (unidades formadoras de colônias) ou organismos vivos. Tome a dosagem indicada na embalagem, pois ela varia de produto para produto. Como alternativa, coma diariamente uma porção de iogurte desnatado com lactobacilos vivos.
   - Vitamina D: 800 a 1.000 UI diariamente
   - Vitamina E: 15mg diariamente
   - Selênio: 55mcg diariamente
   - Cálcio: 1.000mg diariamente
   - Chá-verde: Uma xícara de chá diariamente

9. Comece a prestar atenção nos seus hábitos alimentares. Não coma com a TV ligada. Mastigue lentamente, solte o garfo entre os bocados e evite tomar líquidos durante as refeições para não lavar os preciosos nutrientes que está ingerindo com os alimentos.

10. Compre ou faça lanchinhos de algas marinhas para comer periodicamente durante este ciclo, não só pelo iodo que eles fornecem para a sua tireoide, mas também porque é um alimento com poucas calorias e cheio de nutrientes. Se você não gosta de algas (embora eu as ache deliciosas), coma algumas porções de outros alimentos ricos em iodo, como ostras, rabanete ou salsinha.

11. Toda noite durante este plano, algumas horas antes de dormir, encorajo você a avaliar seu nível de estresse numa escala de 0 a 10 e anotar.

Você está no nível 5 ou acima? Nesse caso, anote o que está te estressando num gráfico de estresse. Comece a pensar em soluções para resolver esses detalhes. Reserve 2 minutos para respirar fundo, liberando o estresse a cada vez que expira. Dedique-se a relaxar o resto de cada noite antes de ir dormir. Esse procedimento ajuda muito você a aprender a controlar o estresse em sua vida.

12. Limite, ou melhor ainda, elimine o álcool da sua dieta durante este ciclo. São só 17 dias; você consegue! Isso vai ajudar sua digestão e diminuir a ingestão total de açúcar, o que melhora a imunidade e permite que seu corpo absorva melhor o cálcio para ter ossos fortes.

DIA 1

Ao levantar: Faça 10 minutos de *exercícios de puxar* à sua escolha.

Café da manhã: Inclua um alimento rico em cálcio e uma fruta rica em antioxidantes.

- *Ideia*: Coma 250 gramas de iogurte desnatado com canela para dar mais sabor e um punhado de qualquer fruta vermelha.

O dia todo: Não use o ar-condicionado ou a calefação do seu carro, casa ou escritório no máximo. Deixe seu corpo trabalhar para refrescar ou aquecer você. Isso acelera o sistema endócrino e o metabolismo.

Almoço: Inclua pelo menos um alimento rico em selênio.

- *Exemplos*: Bacalhau, peru, atum, halibute, champignons, sementes de girassol, castanha-do-pará, cevada.
- *Ideia*: Espalhe sementes de girassol e champignons picados numa salada de espinafre.

Meio da tarde: Faça a *posição da cegonha* por 2 minutos para desafiar seu equilíbrio, fortalecer os ossos e prevenir quedas na velhice.

Jantar: Prepare sua proteína magra com duas colheres de chá de óleo de coco em vez do óleo que você usa normalmente para cozinhar.

- Lembre-se, mudar o tipo de gordura usada no cozimento pode ajudar a evitar o diabetes tipo 2 no futuro.

De noite: Ria alto por 10 minutos para ativar a circulação e, portanto, a imunidade.

Ideia: Veja vídeos engraçados no YouTube ou pratique a *ioga do riso*.

DIA 2

Siga o Dia 2 do **Ciclo Restauração.**

DIA 3

Ao levantar: Faça *exercícios de empurrar* à sua escolha por 10 minutos.

Café da manhã: Inclua um alimento rico em cálcio e uma fruta rica em antioxidantes.

- *Ideia*: Coma uma fatia de queijo light com duas claras de ovos e um punhado de qualquer fruta vermelha.

Almoço: Inclua pelo menos um alimento rico em antioxidantes.

Meio da tarde: Tome um suplemento de espirulina (ou uma porção de espirulina em pó numa vitamina) e coma um alimento rico em cálcio como lanche.

De noite: Prepare uma receita dupla do *Purê de não batata do Dr. Mike* e divida em vasilhas. Coma no lanche pelo resto da semana!

Jantar: Inclua pelo menos um alimento rico em betacaroteno ou outros antioxidantes, mas mantenha-o tão próximo da forma natural quanto possível.

- *Ideia*: Pique aspargos e pimentões e faça-os sauté, cozinhando ligeiramente para que se mantenham consistentes.

DIA 4

Siga o Dia 4 do **Ciclo Restauração**.

DIA 5

Ao levantar: Faça *exercícios de empurrar* à sua escolha por 10 minutos.

O dia todo: Não use o ar-condicionado ou a calefação do seu carro, casa ou escritório no máximo. Deixe seu corpo trabalhar para refrescar ou aquecer você.

Café da manhã: Inclua um alimento rico em cálcio e uma fruta rica em antioxidantes.

- *Ideia*: Coma 230 gramas de queijo cottage e um damasco.

A qualquer hora: Durante seu treino cardiovascular, dê 10 *pontapés no traseiro* com cada perna.

Almoço: Inclua pelo menos um alimento rico em antioxidantes.

- *Ideia*: Delicie-se adicionando um pouco de *Purê de não batata do Dr. Mike* à sua proteína magra.

Meio da tarde: Tome um suplemento de espirulina ou bata uma colherada de espirulina em pó num shake de proteína.

Jantar: Inclua pelo menos um alimento rico em selênio.

- *Ideia*: Faça *tacos* caseiros com bacalhau ou peixe e espalhe sementes de girassol em cima!

De noite: Ria alto por 10 minutos.

DIA 6

Siga o Dia 6 do **Ciclo Restauração**.

DIA 7

Ao levantar: Faça 10 minutos de *exercícios para as pernas* à sua escolha.

- Fortalecer os quadríceps e outros músculos das pernas ajuda a evitar dores nos joelhos e quadris no futuro.

Café da manhã: Inclua um alimento rico em cálcio e uma fruta rica em antioxidantes.

O dia todo: Não use o ar-condicionado ou a calefação do seu carro, casa ou escritório no máximo. Deixe seu corpo trabalhar para refrescar ou aquecer você.

Meio da manhã: Tome um suplemento de espirulina ou bata uma colherada de espirulina em pó num shake de proteína.

Almoço: Inclua pelo menos um alimento rico em antioxidantes, especificamente, betacaroteno.

Depois do almoço: Tome um copo de água geladinha para dar aquela turbinada vespertina no metabolismo.

Jantar: Inclua pelo menos um alimento rico em selênio e prepare sua proteína magra com óleo de coco.

Antes de dormir: Quando for lavar o rosto, massageie o rosto e o pescoço por um minuto. Concentre-se nos gânglios linfáticos e mova os dedos para baixo, encorajando a drenagem da linfa.

DIA 8

Siga o Dia 8 do **Ciclo Restauração**.

DIA 9

Café da manhã: Inclua um alimento rico em cálcio e uma fruta rica em antioxidantes.

- *Ideia*: Coma uma tigela de cereais ricos em fibra e com pouco açúcar misturados a meia xícara de chá de leite desnatado, mais um punhado generoso de amoras por cima.

Meio da manhã: Faça quatro séries de *exercícios para o tronco* à sua escolha.

Almoço: Inclua pelo menos um alimento rico em antioxidantes.

Meio da tarde: Exercite seus tornozelos fazendo 2 minutos de *círculos com os tornozelos.* Eles vão ajudar a evitar lesões nos tornozelos durante os exercícios e no dia a dia.

Jantar: Inclua pelo menos um alimento rico em selênio.

- Lembre-se, uma só castanha-do-pará tem selênio suficiente para fornecer toda a sua dose diária recomendada.

DIA 10

Siga o Dia 10 do **Ciclo Restauração**.

DIA 11

A qualquer hora: Durante seu treino cardiovascular, dê 10 *pontapés no traseiro* com cada perna.

Café da manhã: Inclua um alimento rico em cálcio e uma fruta rica em antioxidantes.

Almoço: Inclua pelo menos um alimento rico em antioxidantes.

Meio da tarde: Tome um suplemento de espirulina ou bata uma colherada de espirulina em pó num shake de proteína.

Fim de tarde: Tome um copo de água geladinha para dar aquela turbinada no metabolismo.

De noite: Prepare mais uma receita dupla do *Purê de não batata do Dr. Mike* e divida em vasilhas. Coma no lanche pelo resto da semana!

Jantar: Inclua pelo menos um alimento rico em selênio.

DIA 12

Siga o Dia 12 do **Ciclo Restauração**.

DIA 13

Ao levantar: Faça 10 minutos de *exercícios para as pernas* à sua escolha e 10 minutos de *exercícios de puxar*.

Café da manhã: Inclua um alimento rico em cálcio e uma fruta rica em antioxidantes.

O dia todo: Não use o ar-condicionado ou a calefação do seu carro, casa ou escritório no máximo. Deixe seu corpo trabalhar para refrescar ou aquecer você.

Meio do dia: Tome um suplemento de espirulina ou bata uma colherada de espirulina em pó num shake de proteína.

Jantar: Inclua pelo menos um alimento rico em selênio.

De noite: Faça um *exercício de equilíbrio* à sua escolha por 5 minutos.

DIA 14

Siga o Dia 14 do **Ciclo Restauração**.

DIA 15

O dia todo: Não use o ar-condicionado ou a calefação do seu carro, casa ou escritório no máximo. Deixe seu corpo trabalhar para refrescar ou aquecer você.

Café da manhã: Inclua um alimento rico em cálcio e uma fruta rica em antioxidantes.

Meio do dia: Tome um suplemento de espirulina ou bata uma colherada de espirulina em pó num shake de proteína.

Lanche da tarde: Coma um lanche rico em selênio e uma colher de sopa de sementes de girassol.

Jantar: Inclua pelo menos um alimento rico em betacaroteno.

De noite: Antes de praticar seu exercício cardiovascular de hoje, faça 2 minutos de *círculos com os braços*, mudando de direção a cada 20 segundos.

Antes de dormir: Quando for lavar o rosto, massageie o rosto e o pescoço por um minuto. Concentre-se nos gânglios linfáticos e mova os dedos para baixo, encorajando a drenagem da linfa.

DIA 16

Siga o Dia 16 do **Ciclo Restauração**.

DIA 17

Ao levantar: Faça 10 minutos de *exercícios de puxar* à sua escolha.

Café da manhã: Inclua um punhado de frutas vermelhas (morangos, mirtilos, amoras) na sua aveia ou shake de proteína.

Meio da manhã: Faça duas séries dos *alongamentos executivos* e quatro séries de *exercícios para o tronco*.

Almoço: Inclua pelo menos um alimento rico em selênio. *Exemplos*: bacalhau, peru, atum, halibute, champignons, sementes de girassol, castanha-do-pará, cevada.

Meio da tarde: Tome um suplemento de espirulina, ou bata uma colherada de espirulina em pó num shake de proteína.

Jantar: Inclua pelo menos um alimento rico em selênio.

De noite: Ria alto por pelo menos 10 minutos. Faça o que for preciso para conseguir uma boa e longa sessão de gargalhadas!

Antes de dormir: Quando for lavar o rosto, massageie o rosto e o pescoço por um minuto. Concentre-se nos gânglios linfáticos e mova os dedos para baixo, encorajando a drenagem da linfa.

Você completou o Ciclo 2: Reconstrução — como se sente? Imagino que esteja pronto para desafiar o coelhinho da Duracell e saltar por cima de prédios. Você entrou numa zona totalmente nova de queima de gorduras, acelerando o seu metabolismo, tornou sua reação imunológica geral a germes invasores mais rápida, tonificou e moldou seus músculos de sustentação e construiu ossos mais fortes — tudo isso em apenas 17 dias. Isso sem mencionar que, aposto, você está mais descansado do que jamais se sentiu em muito tempo! Os hábitos são bem simples de adotar, e quero encorajá-lo a continuar seguindo-os daqui por diante.

É hora de prosseguir nossa jornada para uma vida de boa saúde e felicidade com o Ciclo 3: Refinamento. Vamos em frente!

PARTE QUATRO

Ciclo 3: Refinamento

No Ciclo 3: Refinamento, vamos voltar nosso foco para os delicados sistemas reprodutores e o urinário. Como os sistemas que exploramos até aqui, esses três são altamente suscetíveis aos cinco fatores do envelhecimento. Para deter ou reverter o declínio e para proteger a saúde geral enquanto você marcha para o futuro, é importante que entenda os papéis deles e como fortalecê-los.

Afinal, você não quer fazer todo o possível para prevenir a incontinência urinária na sua velhice? E que tal ajudar seu corpo a queimar calorias e gordura, para evitar aqueles pneuzinhos na meia-idade?

Também darei as ferramentas de que você precisa para reduzir o risco de doenças associadas ao sistema reprodutor à medida que envelhece. Senhoras, já pensaram que a menopausa pode ser um motivo para comemorar? Vou contar por que e vou ajudá-las a entender como nunca entenderam as suas opções. Senhores: vocês também encontrarão um capítulo especificamente voltado para melhorar o funcionamento do sistema reprodutor masculino à medida que vocês envelhecem. Ele inclui todos os segredos para adiar ou reverter os efeitos da andropausa, ou o que algumas pessoas chamam rancorosamente de "machopausa".

Escute, eu quero que você ame e aprecie a vida cada vez mais à medida que vira as páginas do seu calendário. Tenho paixão por ajudar as pessoas a se tornarem e permanecerem saudáveis o suficiente para realizar seus sonhos. Você pode precisar fazer algumas mudanças, mas elas vão valer a pena. Mal posso esperar que comece!

CAPÍTULO 12
Sexy, mesmo depois de tantos anos

Sim, madames, agora é definitivo: as mulheres mais velhas foram oficialmente declaradas sexy. Olhem ao seu redor... os modelos de comportamento de mulheres fabulosas com mais de 50 anos abundam, especialmente na mídia: Diane Keaton, Michelle Pfeiffer e Angela Bassett, só para citar algumas. E as "lobas" estão recebendo muita atenção hoje em dia, com tantos homens mais jovens disputando a atenção delas. Você vai envelhecer como essas beldades ou vai passar seus anos dourados relembrando nostalgicamente como já foi jovem e vibrante? Tenho certeza de que prefere a primeira opção, por isso vou ajudá-la a chegar lá. Envelhecer pode, sim, ser sexy, se você seguir meus conselhos. Vamos começar com uma pequena lição de anatomia sobre o seu sistema reprodutor, uma das fontes da sua sensualidade e feminilidade.

Sistema reprodutor feminino — Curso básico

Os órgãos que formam seu sistema reprodutor incluem os ovários, o útero e a vagina, e todos eles assumem papéis que vão além de suas funções básicas. Os ovários, por exemplo. Embora eles estejam encarregados de produzir óvulos e manter o ciclo menstrual em bom funcionamento, também são responsáveis pela secreção de hormônios que ajudam você a se sentir bem e ter boa aparência enquanto cria seus filhos. O útero carrega e nutre o bebê em desenvolvimento, e se esse for seu desejo, atende à sua necessidade de se tornar mãe. A vagina aceita o esperma, e é o caminho pelo qual o bebê vem ao mundo. Claro que é também um órgão sexual, com suas muitas terminações nervosas que dão prazer durante os momentos íntimos.

Todos esses órgãos mudam com a idade, e é compreensível que essas mudanças afetem a sua percepção de si mesma. Os ovários e a vagina encolhem com a menopausa. A vagina pode parar de se lubrificar, e o desejo sexual pode minguar em decorrência disso. Você pode precisar que seu útero ou ovários sejam removidos por motivos médicos e de saúde. Mas nem tudo são más notícias — longe disso. Na minha prática, vi mulheres que se mantêm saudáveis, com o corpo em forma, e têm uma atitude realista e positiva sobre essas mudanças. O resultado é uma vida sexual satisfatória, uma vida saudável e uma alegria de viver que dura até seus anos dourados. Neste capítulo, vou ajudar você a entrar para a irmandade das mulheres ainda sexy.

Então, vamos começar no meio da sua vida — com a menopausa. Mesmo que você já tenha notado ruguinhas aparecendo ou cabelos grisalhos se proliferando bem antes de chegar à meia-idade, é nessa hora que você pode se dar conta mais profundamente de que envelhecer é inevitável.

Como o seu sistema reprodutor envelhece

Mulheres, seu sistema reprodutor vai envelhecer gradualmente e pode fazer isso de muitas formas diferentes, das naturais (como a menopausa) às antinaturais (como o câncer). Antes de falar das estratégias específicas para adiar ou melhorar sua experiência com essas mudanças, deixe-me falar do fator de envelhecimento mais importante entre todos aqueles que você pode controlar, que é o estresse oxidativo. Como você deve lembrar, o estresse oxidativo acontece quando os radicais livres, que causam danos às células, estão em vantagem numérica sobre os antioxidantes protetores. Portanto, é bom você fazer tudo o que ensinei para prevenir o estresse oxidativo: tomar suplementos de antioxidantes, comer alimentos coloridos e ricos em antioxidantes, fazer exercícios e manter o peso sob controle, porque a obesidade aumenta o estresse oxidativo e o risco para os tipos de câncer que atingem as mulheres. Outra estratégia para combater o estresse oxidativo é considerar a terapia de reposição hormonal (TRH) depois de chegar à menopausa. Isso porque o estresse oxidativo no organismo da mulher aumenta depois da menopausa, e a terapia de reposição somente com estrogênio pode ajudar a evitá-lo. A propósito da menopausa, vamos falar de como lidar com essa etapa inevitável da vida de uma forma que ajudará você a continuar jovem e vibrante a caminho dos 100 anos felizes e saudáveis.

SUPLEMENTOS QUE AJUDAM O SISTEMA REPRODUTOR FEMININO

- **Vitamina E** — 400 UI diariamente (não exceda a dose)

Por quê: Descobriu-se que a vitamina E diminui os sintomas tanto da TPM quanto da menopausa, porque pode reduzir no organismo a produção de prostaglandinas, que são substâncias parecidas com hormônios que causam cólicas e inchaço dos seios.

Mas não ultrapasse a dose diária recomendada de vitamina E, pois o excesso pode levar a problemas de coagulação sanguínea e aumentar o risco de derrame.

SETE MOTIVOS PARA FALAR COM SEU MÉDICO SOBRE A TERAPIA DE REPOSIÇÃO HORMONAL (TRH)

1. Você tem sintomas terríveis da menopausa, como ondas de calor ou insônia.
2. Você quer turbinar sua libido. (A TRH aumenta o impulso sexual e lubrifica suas regiões íntimas para um sexo mais satisfatório.)
3. Você corre risco de ter osteoporose. (A TRH diminui esse risco.)
4. Você está preocupada com doenças cardíacas. Uma pesquisa de Harvard revela que mulheres que começam a TRH logo depois do início da menopausa têm um risco 30% menor de doença cardíaca, se comparadas com aquelas que nunca tomaram hormônio.
5. Você corre risco de ter câncer do cólon (há casos na família ou você já teve pólipos no cólon).
6. Você tem problemas de incontinência urinária. (O estrogênio ajuda a evitá-los.)

7. Você não se incomodaria de ter uma pele mais jovem. (Especialistas acreditam que o estrogênio ajuda a evitar que a pele envelheça.)

A TRH envolve tomar estrogênio, às vezes em combinação com a progesterona. Ela pode tratar a maioria dos sintomas da menopausa: ondas de calor severas, suores noturnos, problemas com o temperamento e secura vaginal. É uma opção ótima para muitas mulheres, mas se você seguir esse tratamento, seu médico precisa monitorá-la regularmente. Primeiro, você precisa fazer um exame de hormônios (um tipo de exame de sangue) para saber exatamente quais são suas deficiências hormonais. Existem vários tipos e métodos de TRH (incluindo comprimidos, adesivos, cremes, anéis vaginais, tabletes etc.); portanto, decida junto com o seu médico qual o melhor para você.

Alguns especialistas acreditam que a TRH pode aumentar o risco de câncer de mama nas mulheres, então, especialmente se você tem histórico familiar de câncer de mama ou ovários, discuta esses fatores com seu ginecologista.

Ao fazer planos para a menopausa e tomar decisões com seu ginecologista sobre a terapia de reposição hormonal, mencione quaisquer preocupações que tiver sobre o risco de câncer de mama. Faça questão de dar informações sobre seu histórico familiar e discuta todos os fatores potenciais em jogo antes de começar a TRH. Se você já faz qualquer tipo de tratamento com estrogênio ou progesterona, fale com seu médico se deve mudar algo no plano atual para evitar o aumento nas chances de ter um diagnóstico de câncer de mama mais tarde.

As estratégias antienvelhecimento e o sistema reprodutor

Nº 1: Movimentar-se. Não importa em que ponto da vida reprodutiva você esteja — do início da menstruação até a chegada da menopausa e depois dela —, o movimento diário tem um efeito positivo sobre todas as partes do seu sistema reprodutor. Por exemplo, mulheres com um estilo de vida sedentário correm maior risco de ficar inférteis. Estudos demonstram que mulheres na menopausa que se exercitam de forma regular têm tipicamente menos gordura na barriga e níveis de estrogênio naturalmente aumentados. Além disso, ir à academia pode ajudar a acalmar as ondas de calor. Os cientistas não sabem ao certo por quê, mas especulam que malhar faz você se sentir tão bem que passa a lidar melhor com os sintomas mais problemáticos da menopausa.

Nº 2: Manter um peso saudável. À medida que o metabolismo desacelera naturalmente com o tempo, o aumento de peso costuma pegar você desprevenida. Estar acima do peso aumenta as chances de ter câncer de mama, e ganhar peso tarde na vida incrementa ainda mais esse risco. Tanto mulheres que estão acima como aquelas abaixo do peso ideal têm maior chance de passar por períodos ou ciclos menstruais irregulares. Mulheres acima do peso também podem sofrer um aumento no risco de infertilidade. Além disso, estar obesa ou acima do peso traz o risco da síndrome do ovário policístico, o que significa que seus hormônios sexuais estão desequilibrados. Tudo isso é reversível entrando numa faixa de peso saudável. Você não precisa se pesar todo dia, mas escolha uma manhã da semana para subir na balança, completamente nua, assim que acordar (e depois de fazer xixi). Preste atenção em qualquer aumento e lembre-se de que até um quilinho aqui e outro ali podem ir se somando. Ajuste sua dieta e sua rotina de exercícios de acordo para manter um peso consistente e saudável.

Nº 3: Manter-se hidratada. Beber água suficiente é vital para sua lubrificação vaginal natural. Também é especialmente importante manter-se hidratada quando você fica menstruada, por causa dos fluidos que perde.

Nº 4: Evitar o fumo. Todas as funções e estruturas do seu sistema reprodutor — desde as envolvidas na menstruação até a ovulação e o parto — sofrem o impacto negativo do uso de tabaco. Fumar aumenta as chances de infertilidade, parto prematuro, aborto e defeitos de nascimento. Um estudo mostra que fumantes podem até entrar mais cedo na menopausa.

Nº 5: Suplementos. Continue tomando aquele multivitamínico todo dia e consulte minha lista de suplementos que ajudam especificamente o sistema reprodutor.

Menopausa

Tecnicamente, a menopausa marca o fim permanente da menstruação e da fertilidade, definido como acontecendo 12 meses depois da sua última menstruação. Ela normalmente acontece entre os 45 e 55 anos de idade. O que realmente desencadeia a menopausa? É o declínio natural nos seus hormônios reprodutores, principalmente o estrogênio. A menopausa pode acontecer naturalmente, ou em alguns casos de forma cirúrgica, se você precisar remover os ovários.

Por muito tempo na Medicina, médicos e outros profissionais da saúde trataram a menopausa como uma doença, entupindo as mulheres que chegavam a ela de remédios, de hormônios a antidepressivos. No entanto, a menopausa é uma etapa natural da vida — e deveria ser comemorada. No mínimo, você pode comemorar o fim das cólicas, das menstruações, dos absorventes e uma libido até maior, quando seu equilíbrio hormonal mudar para menos estrogênio e mais testosterona (que é um afrodisíaco hormonal natural). E, caramba, você não precisa mais usar anticoncepcional. A menopausa é um momento ótimo da vida!

Porém, podem ocorrer sintomas, que vão dos mais suaves aos mais severos. Tudo isso depende da sua estrutura individual — e, até certo ponto, também da sua atitude para com a menopausa. Uma atitude positiva que acolhe a "mudança" ajudará a dominar os sintomas. Se você tem sintomas que precisam ser aliviados, deixe-me apresentar algumas estratégias.

Estratégias de apoio para a menopausa

Considere o uso de um creme à base de progesterona vendido sem receita médica. Se você sente ondas de calor ou suores noturnos, tente um creme à base de progesterona vendido sem receita médica. Aplique-o à noite. Esses cremes podem fazer maravilhas, e você nem precisa de receita, embora eu recomende mesmo assim que você fale a respeito com seu ginecologista.

Faça mais sexo. O encolhimento do clitóris pode acontecer na menopausa se você não fizer sexo. Em outras palavras, use-o ou perca-o! Seu clitóris está cheio de terminações nervosas e é o ponto central do corpo que estimula você a ter orgasmos. Manter-se sexualmente ativa também pode ajudar com a secura vaginal. E fazer mais amor pode levar você a se sentir mais sexy!

Experimente o estrogênio vaginal. Para a secura vaginal, o estrogênio vaginal pode ser um ótimo tratamento. Ele pode ser ministrado diretamente na vagina usando um tablete, anel ou creme vaginal, ou um lubrificante vendido sem receita. Tenho muitas pacientes que dizem que esses remédios funcionam como um passe de mágica.

Evite o calor. Para algumas mulheres, comidas quentes podem desencadear ondas de calor. Estou falando de comidas e bebidas em alta temperatura, bem como das muito temperadas. Álcool também pode ser problemático. Quando você sentir uma onda de calor, pense em que comidas e bebidas consumiu recentemente; com certeza começará a notar um padrão que ajudará a descobrir que alimentos lhe fazem mal.

Relaxe. Qualquer coisa que a acalme também pode aliviar os seus sintomas. Portanto, quer você goste de meditação, massagens, ver seus programas de TV favoritos, ler ou ouvir música, agora é a hora de tornar o relaxamento uma prioridade. Ordens médicas!

Tente com ervas. Experimente os suplementos herbais naturais de estrogênio em fórmulas que são vendidas sem receita médica. Tenho muitas pacientes que dizem que eles realmente ajudam a reduzir os sintomas.

Considere um antidepressivo. Para as variações de humor que você possa sentir, fale com seu médico sobre tomar um antidepressivo. Ele aumenta a serotonina (uma substância química do cérebro que promove uma sensação de bem-estar) e pode ajudar a estabilizar o humor.

Pense positivo! Estar na menopausa não significa que você está velha. Significa que está livre! Ela não marca só o fim dos seus anos férteis; pode ser o começo de um novo e empolgante capítulo da sua vida. Mantenha uma atitude positiva.

Câncer de mama

Embora o câncer de mama possa atingir mulheres — ou homens — de qualquer idade, a idade avançada é um dos fatores de risco para desenvolver essa doença. Mulheres de 55 anos ou mais têm um risco mais alto para o câncer de mama do que mulheres mais jovens. De fato, dois terços dos diagnósticos de câncer de mama invasivo acontecem em mulheres acima dos 55 anos. Falou-se muito na imprensa sobre certos genes chamados de BRCA1 ou BRCA2, identificados como mutações genéticas que aumentam o risco de desenvolver câncer de mama ou de outros tipos. No entanto, apenas ter essas mutações genéticas ou um histórico familiar de câncer de mama não significa que você esteja fadada a receber um diagnóstico de câncer. Há outros fatores de risco para o câncer de mama, incluindo a obesidade, a gravidez tardia e o início da menopausa em idade mais avançada do que a média. Como mencionei, alguns especialistas também acreditam que a TRH pode aumentar suas probabilidades; portanto, discuta esses riscos com o médico.

Estratégias de apoio para a prevenção do câncer de mama

Examine seu consumo de álcool. Os dados sobre isso podem causar uma certa confusão, mas vou ajudar você a decifrá-los. Há evidências muito fortes de que uma quantidade razoável, modesta de álcool, incluída no contexto de uma dieta e um estilo de vida saudáveis, possa ajudar a reduzir o risco de derrame e infarto. Por outro lado, alguns estudos convincentes mostraram que o consumo de álcool pode aumentar o risco de ter câncer de mama. Baseado nisso, aqui está a minha sugestão. Se você já está numa categoria de alto risco para o câncer de mama devido à obesidade, histórico familiar ou outros fatores, recomendo que realmente limite o consumo de bebidas alcoólicas. Mas se não tem vários fatores de risco para o câncer de mama e mantém atualmente uma dieta e um estilo de vida saudáveis, então é perfeitamente aceitável tomar de três a seis doses por semana. Só não tome todas de uma vez! E não se iluda quanto ao tamanho das doses. Só porque meia garrafa de vinho cabe numa taça de vinho das grandes, não significa que isso seja uma dose; 140ml de vinho são uma dose e contêm basicamente o mesmo álcool de 340ml de cerveja light ou 40ml de destilado com teor alcoólico 40° GL. Beba devagar e aproveite!

A TÉCNICA ADEQUADA DE AUTOEXAME DE MAMA

Sugiro que você realize um autoexame de mama a cada 30 dias. Faça assim: deite numa superfície confortável. Comece com seu braço direito estendido para cima, atrás da cabeça. Usando os dedos indicador, médio e anular da mão esquerda, inspecione a mama direita procurando caroços, apertando-a em pequenos movimentos circulares. Você usará três tipos de pressão em cada círculo: primeiro suave, depois média, depois forte. Assim você conseguirá sentir caroços em diferentes profundidades dentro do tecido mamário. É bom cobrir uma área grande — das costelas (sob os seus seios) até sua clavícula — porque o tecido mamário se estende sobre todo o peito. Especialistas recomendam fazer o exame num movimento vertical, para cima e para baixo, em vez de circular, pois assim será mais garantido que você cobrirá a região toda. Repita esse processo no seio esquerdo usando a mão direita. Você notou qualquer caroço ou mudança em relação ao resto do seio, ou algo diferente do que sentiu outras vezes? Você sente algo num seio que é diferente no outro? Nesses casos, marque com seu médico um exame mais detalhado.

A segunda parte do autoexame de mama é ficar nua diante de um espelho, colocar as mãos nos quadris e inspecionar visualmente os seios. Eles mudaram de alguma maneira? Houve qualquer aumento ou diminuição no tamanho total ou volume? O formato deles mudou? Você notou covinhas ou alterações na pele e na aparência, inclusive dos mamilos?

Finalmente, é imperativo inspecionar a área debaixo de cada braço, mas não faça isso com o braço erguido totalmente. Levante o braço só até a metade, para que a pele da axila não fique esticada. Aplique as três diferentes pressões na área da axila, também procurando novos caroços ou alterações.

Mais uma vez, se você sentir ou vir qualquer coisa anormal, fale com seu médico imediatamente e marque uma consulta para fazer mais exames. Mesmo se você faz o autoexame regularmente, não deve abrir mão das mamografias. Pergunte ao seu médico quando deve fazer uma mamografia.

Vaginite atrófica

Esse é só um jeito chique de chamar a secura extrema dentro da vagina. Ela pode causar grande desconforto, especialmente durante o sexo. De fato, muitas mulheres que têm vaginite atrófica evitam completamente as relações sexuais. A causa dessa condição começa no declínio do estrogênio causado pela menopausa. Quando o estrogênio diminui, o tecido dentro da vagina se afina, e a capacidade de produzir lubrificação naturalmente é prejudicada. Quando a lubrificação saudável desaparece, a vagina pode ficar irritada e inflamada, o que é piorado pelas duchas íntimas (não recomendadas) e por certos medicamentos, sabonetes e loções. Entre 10% e 40% das mulheres na menopausa ou pós-menopausa sofrerão de vaginite atrófica em algum momento, mas muitas mulheres não pensam em mencionar isso para os médicos, então os índices podem ser bem mais altos.

Estratégias de apoio para a vaginite atrófica (secura vaginal)

Não negligencie o sexo. Até a menopausa e durante ela, uma das melhores coisas que você pode fazer pelo seu corpo é muito sexo. Mulheres mais sexualmente ativas sentem menos secura vaginal porque têm um fluxo sanguíneo aumentado para a vagina. Mais fluxo sanguíneo significa que os tecidos ficam mais saudáveis e menos sujeitos à atrofia.

Familiarize-se com os lubrificantes. Se você não se sente à vontade frequentando "aquele" corredor da farmácia, entre na internet, encomende alguns tipos diferentes de lubrificantes vaginais e experimente para ver de qual você mais gosta. Existem muitas opções, e elas vão fazer uma diferença enorme no seu conforto enquanto está tendo uma relação sexual. E, como eu disse, quanto mais conseguir fazer sexo, mais saudáveis seus tecidos vaginais vão se conservar com o tempo.

Prolapso genital

À medida que as mulheres envelhecem, os vários ligamentos e músculos que sustentam a vagina, o útero, a bexiga e as partes inferiores dos intestinos tendem a enfraquecer e afinar-se. Esse enfraquecimento pode fazer esses órgãos da pélvis, em especial a bexiga, caírem. Isso não é causado apenas pela gravidade — o parto pode ser um fator para o prolapso genital, especificamente o parto normal. Mulheres com muitos filhos tendem a correr mais risco de desenvolver esse problema mais tarde. Outras causas incluem a obesidade (que acrescenta pressão indevida a essa região), lesões pélvicas ou das costas, constipação crônica e outras doenças que aumentam a pressão. Muitas mulheres ignoram os sintomas da dor e da pressão, e deixam que isso avance muito mais do que deveriam. Existem soluções! Também há maneiras de prevenir antes que aconteça.

Estratégias de apoio para prevenir o prolapso genital

Tire a pressão. Qualquer coisa que você puder fazer para reduzir a pressão na região pélvica vai ajudar a prevenir o desenvolvimento do prolapso. Isso inclui alcançar e manter um peso saudável, reduzir qualquer atividade que leve à tosse (isso inclui o fumo), manter o intestino funcionando para que você não fique com prisão de ventre e não realizar frequentemente atividades físicas que forcem demais os músculos do assoalho pélvico.

Exercícios Kegel. Você vai encontrar este exercício no capítulo sobre o sistema urinário, porque ele também pode ajudar a prevenir a incontinência urinária. Encorajo qualquer mulher que já teve filhos a fazer esses exercícios regularmente, porque eles fortalecem os músculos do assoalho pélvico. Faça assim: primeiro, para se familiarizar com os músculos pélvicos, tente interromper o fluxo de urina na metade. Quando ele parar, você vai saber que usou os músculos que queremos exercitar. Mas não faça força com as pernas, nádegas ou músculos abdominais. Queremos isolar o assoalho pélvico. Você vai sentir alguma coisa puxando quando contrair esses músculos. Agora está pronta para malhá-los! Você pode fazer isso em qualquer lugar, a qualquer hora — ninguém vai notar. Simplesmente contraia os músculos por 5 segundos, depois relaxe por 5 segundos. Repita o processo 10 vezes. Pronto!

Discuta o tratamento com um especialista. Se você já está notando sintomas de prolapso genital, como pressão ou necessidade frequente de urinar, deve pedir que seu clínico geral recomende um uroginecologista (é exatamente o que parece — uma mistura de urologista e ginecologista) para fazer um exame mais detalhado. Esse especialista pode oferecer alívio, baseado no tipo de prolapso que você tem. Às vezes, um dispositivo removível chamado de pessário, que é inserido na vagina, pode eliminar os sintomas e impedir que a condição piore. Em casos graves, a cirurgia pode ser recomendada; houve muitos avanços nessa cirurgia nos últimos anos, tornando-a menos invasiva e bastante bem-sucedida. Resumindo: você não precisa viver com o prolapso genital; portanto, tome providências e obtenha o alívio que merece.

Câncer do endométrio

Às vezes chamado de câncer do útero, esse câncer se origina no endométrio, que é o revestimento do útero. De todos os tipos de câncer do sistema reprodutor feminino, esse é o de diagnóstico mais comum. Raramente os médicos encontram câncer do endométrio em mulheres abaixo dos 40 anos, e a faixa de idade mais comum é entre os 50 e os 69 anos. Em termos estatísticos, os índices de sobrevivência são relativamente altos; cerca de 83% das mulheres que são diagnosticadas com câncer do endométrio sobreviverão a ele. Existe mais de meio milhão de sobreviventes desse tipo de câncer nos Estados Unidos. Os sintomas podem incluir manchas de sangue ou sangramento vaginal depois da menopausa, ciclos menstruais extremamente longos, certos tipos de corrimentos incomuns e dor durante o sexo. Mulheres obesas, que têm diabetes, síndrome do ovário policístico ou menstruação irregular apresentam um maior risco de desenvolvê-lo.

Estratégias de apoio para prevenir o câncer do endométrio

Exames ginecológicos anuais. As mulheres tendem a ser mais disciplinadas do que os homens com os exames médicos anuais, talvez porque estejam mais bem-informadas sobre a importância de um exame ginecológico anual. Mas se você não é assídua com seu checkup anual, eu imploro que marque isso no calendário e não deixe um ano inteiro passar sem fazer uma visita ao seu ginecologista. Exames anuais, incluindo um exame pélvico, são a primeira linha de defesa na prevenção do câncer do endométrio.

Fale da TRH com seu médico. Como no caso de outros tipos de câncer, certos métodos de terapia de reposição hormonal (TRH) podem ser mais arriscados do que outros; portanto, faça questão de discutir todos os fatores com o médico antes de optar pela sua TRH. Alguns estudos mostram que o estrogênio, sozinho, pode aumentar o risco de câncer do endométrio, embora combiná-lo com progesterona possa diminuir o risco desse tipo particular de câncer. Por isso digo que é preciso discutir com seu médico, para que vocês possam decidir qual o plano mais adequado para você.

Aja rápido. Se sua menstruação sofrer qualquer mudança, se você notar algum corrimento fora do normal, ou se tiver sangramento durante ou após a menopausa, fale com seu médico imediatamente. Você pode ter algo chamado hiperplasia endometrial, que pode se transformar em câncer do endométrio. Detecte-a cedo e você pode salvar sua vida.

Câncer de ovário

Esse câncer mortal pode acontecer em qualquer idade, mas as mulheres mais velhas têm um risco consideravelmente mais elevado. Cerca de 50% dos diagnósticos são feitos em mulheres de mais de 60 anos. Às vezes, o câncer de ovário começa a se formar no tecido exterior do ovário, enquanto outras vezes ele se origina nas células produtoras de óvulos propriamente ditas (células germinativas). Outro lugar onde ele pode começar é nas células ovarianas responsáveis pela produção de hormônios (estrogênio e progesterona). Embora esse não seja o câncer mais comum do sistema reprodutor feminino, é o mais mortal, e muitas vezes não é detectado até que já tenha progredido demais. Há alguns sintomas a serem vigiados: abdome inchado, dor persistente ou inchaço na região pélvica ou da base da espinha, gases que resistem a tratamentos e mudanças na evacuação. À parte a idade, outros fatores de risco desempenham um papel. Eles incluem a presença de BRCA1 e BRCA2 (que também aumentam o risco de câncer de mama), nunca ter dado à luz, o histórico familiar e possivelmente o uso da TRH.

Estratégias de apoio para prevenir o câncer de ovário

Considere os contraceptivos orais. Há evidências muito sólidas de que mulheres que tomam a pílula anticoncepcional pelo menos por 5 anos seguidos têm chances significativamente reduzidas de contrair câncer de ovário. De fato, elas podem reduzir esse risco em 50%. Vale a pena discutir essa opção com o ginecologista.

Fale de orientação genética. Se você está muito preocupada com seu nível de risco porque tem várias parentes que tiveram diagnóstico de câncer de ovário, discuta com seu médico se você deve consultar um orientador genético. Esse tipo de especialista pode realizar exames genéticos. Aconselho você a fazer isso apenas se realmente tiver ponderado os prós e contras de possuir essa informação. Se você realmente acredita que deve retirar os ovários no caso de descobrir que tem um risco genético sério de desenvolver câncer de ovário, então faça os exames. Caso contrário, esse pode não ser o melhor caminho para você. Acredito que informação é poder, mas outras pessoas não aprovam essa filosofia nos casos em que a informação pode ser assustadora.

Procure cuidados médicos. Se você desconfia que tem qualquer sinal de câncer de ovário, procure seu médico. Não adie, porque quanto mais cedo ele for detectado, melhor. O médico vai realizar testes como um exame e ultrassom da pélvis e às vezes retirar cirurgicamente uma amostra do tecido para exame.

CULINÁRIA ANTICÂNCER

Certos alimentos estão na crista da onda, graças às suas várias propriedades anticancerígenas. Vá à loja de hortifruti ou à feira local para abastecer sua geladeira e encher sua barriguinha com os melhores e mais valentes soldados do exército alimentar anticâncer.

Brócolis: Essa hortaliça crucífera tem glicosinolatos que liberam certas enzimas quando ela é mastigada (especialmente crua). Essas enzimas conseguem fazer coisas incríveis, como remover substâncias e bactérias prejudiciais do seu trato digestivo, o que pode resultar em proteção contra o câncer.

Alho: Várias substâncias nos dentes de alho frescos podem fazer "mágica" no seu organismo. Elas podem deter o avanço das bactérias, parar a formação de algumas substâncias que sabidamente causam câncer, turbinar reparos do seu DNA, e é possível até que o alho consiga matar células cancerígenas. Compre alho fresco, pique os dentes e jogue no molho de tomate, na sopa, nas hortaliças cozidas no vapor e em outros pratos.

Cenoura: Essas maravilhas alaranjadas da natureza são carregadas de betacaroteno, que pode defender o seu corpo de células cancerígenas invasoras. O betacaroteno também é uma bomba antioxidante para certos vírus, incluindo o HPV (papiloma vírus humano). Preserve a integridade dos nutrientes das cenouras cozinhando-as inteiras no vapor e picando-as depois de cozidas.

Morango: Entre outros supernutrientes, o morango oferece o ácido elágico, que pode aumentar a capacidade de o seu organismo eliminar células cancerígenas. Ele também contém flavonoides, que são conhecidos por deter enzimas perigosas antes que elas tenham o potencial de causar câncer. (Guarde espaço para outras frutas vermelhas também, incluindo framboesas, amoras, mirtilos e cranberries. Jogue várias delas num liquidificador junto com água de coco e tome uma vitamina anticâncer!)

Peixe-espada: Esse delicioso peixe, junto com outras iguarias marinhas como o salmão e o atum (bem como o óleo de fígado de bacalhau, que você pode tomar como suplemento), apresenta alguns dos níveis mais altos de vitamina D encontrados em qualquer alimento natural. O que a vitamina D tem a ver com a prevenção do câncer? Novas pesquisas demonstram que ela pode retardar o crescimento das células cancerígenas no organismo. Vá pescar! (Ou ao menos coma peixe!)

Espinafre: Essa verdinha folhosa vem com todo tipo de delícias anticâncer: luteína, zeaxantina e carotenoides são só algumas delas. Se você não suporta o sabor, jogue punhados de espinafre cru num liquidificador junto com uma banana, água de coco, um pouco de suco de limão e uma maçã verde. Pode confiar; é delicioso e você nem vai perceber que tem espinafre!

Feijão: Claro que comer paneladas de feijão provavelmente não vai curar o câncer, mas ele contém saponinas, ácido fítico e outras substâncias que comprovadamente oferecem proteção ao nosso organismo contra as células cancerígenas invasoras. Além disso, é rico em fibra. Deixe o feijão de molho primeiro e depois cozinhe. Acrescente um pouco de alho fresco para formar uma dupla dinâmica anticâncer!

Uva: Essa suculenta frutinha (especialmente a vermelha) tem resveratrol, um tipo de fitoquímico que tem propriedades anti-inflamatórias. Num estudo, o resveratrol atrapalhou o desenvolvimento de três tipos de câncer. Devore-a pura, ou pique os bagos e espalhe nas saladas, bata numa vitamina ou congele, para fazer um lanchinho refrescante no verão.

Antes de começar o Ciclo 3: Refinamento, responda a este teste para descobrir como o seu sistema reprodutor está indo. Depois de completar o plano dos 17 dias, responda de novo para ver o quanto sua pontuação melhorou!

Mulheres: seu sistema reprodutor está a caminho de 100 anos felizes e saudáveis?

Responda a cada pergunta com sinceridade; anote os pontos indicados em cada resposta. Some os pontos e veja a sua nota.

1. **Você tem menstruação irregular? (Sangramento intenso, manchas de sangue entre os ciclos, ciclos de mais de sete dias)**
   A. Sim ☐ 0 ponto
   B. Não ☐ 4 pontos
   C. Eu não menstruo porque estou na menopausa. ☐ 4 pontos

2. **Se você já está na menopausa, teve algum sangramento ocasional?**
   A. Sim ☐ 0 ponto
   B. Não ☐ 4 pontos
   C. Ainda não estou na menopausa. ☐ 4 pontos

3. **Você sente dor ou pressão na pélvis regularmente?**
   A. Sim, e não contei para o meu médico. ☐ 0 ponto
   B. Sim, mas já falei disso com meu médico. ☐ 3 pontos
   C. Não ☐ 4 pontos

4. **Você tem constantemente uma sensação de inchaço ou barriga cheia que nada parece capaz de resolver?**
   A. Sim, e não contei para o meu médico. ☐ 0 ponto
   B. Sim, mas já falei disso com meu médico. ☐ 3 pontos
   C. Não ☐ 4 pontos

5. **Na última semana, quantas vezes você fez sexo?**
   A. Nenhuma ☐ 0 ponto
   B. Uma vez ☐ 2 pontos
   C. Duas ou mais vezes ☐ 4 pontos

6. **Você já fez (ou marcou) um exame anual com seu ginecologista?**
   A. Não ☐ 0 ponto   B. Sim ☐ 4 pontos

7. **Você sente dor ou desconforto durante a relação sexual?**
   A. Sim ☐ 0 ponto   B. Não ☐ 4 pontos

8. **Quantos dias por semana você faz exercícios cardiovasculares?**
   A. Nenhum ☐ 0 ponto
   B. Uma ou duas vezes ☐ 2 pontos
   C. Três vezes ou mais ☐ 4 pontos

9. **Numa semana normal, qual o seu consumo de álcool?**
   A. Frequente (7 ou mais doses) ☐ 0 ponto
   B. Ocasional (até 6 doses) ☐ 4 pontos

10. **Você faz autoexame de mama regularmente?**
   A. Não ☐ 0 ponto   B. Sim ☐ 4 pontos

11. **Você se pesa uma vez por semana?**
   A. Não ☐ 0 ponto
   B. Sim, mas não controlo meu peso. ☐ 1 ponto
   C. Sim, e mantenho meu peso numa faixa saudável. ☐ 4 pontos

12. **Se você já está na menopausa ou perto dela, já falou com seu médico sobre a TRH?**

A. Eu estou na menopausa, mas ainda não fui ver meu médico. ☐ 0 ponto

B. Eu estou na menopausa e já discuti um plano de TRH. ☐ 4 pontos

C. Ainda não estou perto da menopausa. ☐ 4 pontos

13. **Se você tem secura vaginal, já tentou usar lubrificantes?**

A. Eu tenho secura vaginal, mas não tentei usar lubrificantes. ☐ 0 ponto

B. Eu tenho secura vaginal e já tentei usar lubrificantes. ☐ 4 pontos

C. Eu não tenho secura vaginal. ☐ 4 pontos

14. **Com que frequência você faz exercícios Kegel?**

A. Nunca ☐ 0 ponto

B. Uma vez por semana ☐ 1 ponto

C. Três ou mais vezes por semana ☐ 2 pontos

D. Todo dia ☐ 4 pontos

Pontuação:

0 a 11: URGENTE; consulte o seu ginecologista o quanto antes sobre os sintomas que estiver sentindo.

12 a 22: PERIGOSO; mude seus hábitos arriscados para o sistema reprodutor imediatamente.

23 a 33: MODERADAMENTE ARRISCADO; comece a usar mais as minhas recomendações para melhorar a saúde do sistema reprodutor.

34 a 44: NA MÉDIA; você ainda pode fazer mudanças.

45 a 56: EXCELENTE; continue nesse rumo positivo.

Você provavelmente entendeu, lendo este teste (e o resto do capítulo), que se você está perto da menopausa, precisa começar a ponderar suas opções para lidar com essa etapa da vida. Seu ginecologista é o maior aliado, colega e líder de torcida nessa nova jornada. Se você não está contente com as recomendações do seu médico, procure uma segunda opinião.

Mulheres, vocês têm uma tendência a se colocar por último na sua lista de prioridades. São cuidadoras por natureza, e as pessoas do seu convívio são gratas por tudo o que vocês fazem por elas, ainda que nem sempre digam isso. Mas essas pessoas também querem que vocês continuem na vida delas por muito tempo, e só *vocês* podem cuidar da sua saúde. Estou dando permissão (não que isso seja necessário), para que se coloquem em *primeiro* lugar daqui por diante. Quero que acolham o envelhecimento, não que o temam. Quero que se sintam fabulosas, porque vocês, queridas, são uma dádiva preciosa!

CAPÍTULO 13
Macho, macho man

Homem odeia ir ao médico. Não sei se é porque associamos doença à fraqueza, se é por medo de descobrir algum problema ou o quê. Talvez seja pelo dinheiro — uma consulta pode custar uma exorbitância — ou pode haver uma sensação de constrangimento. Acho que às vezes somos bem teimosos com nossa saúde, especialmente com a saúde sexual.

Cavalheiros, deixem-me apelar para a lógica de vocês. Se quiserem que todas as suas "peças" funcionem até os 100 anos, então vão precisar assumir o controle agora mesmo, seja qual for sua idade, para proteger a saúde do seu sistema reprodutor. E se a sua desculpa é o alto custo dos cuidados com a saúde, posso garantir: se negligenciarem as consultas médicas e os checkups regulares agora, o custo a longo prazo, se algo der errado, será bem maior do que o gasto com esses exames anuais. Isso se deve a uma coisinha que chamamos de "detecção precoce". Se você dá ao seu médico a chance de descobrir um problema no início, não só terá mais chances de sobrevivência, como também vai sentir menos dor no bolso.

Mas o médico não serve apenas para procurar um tumor ou sinais de alguma doença grave. Se você criar e mantiver um bom relacionamento com seu médico, vai se sentir mais à vontade para discutir questões como a disfunção erétil (acontece!). E aí vai ser mais fácil conseguir ajuda para resolver o problema e ficar aliviado. Entendeu como isso funciona?

Olhe, à medida que você envelhece, é provável que algo mude no seu sistema reprodutor. De fato, existe um nome para o que acontece conosco quando envelhecemos: chama-se andropausa. Trata-se do declínio constante da testosterona (um andrógeno), e os sintomas podem ficar aparentes mais cedo do que você imagina — entre os 40 e os 55 anos de idade. Em média, o nível de testosterona do homem cai cerca de 1% ao ano, podendo começar já aos 30 anos de idade. Isso significa que aos 70 anos você pode ter só metade da testosterona que tinha aos 20, ou, em alguns casos, até menos que isso. A diminuição da testosterona pode trazer mudanças, tanto sutis quanto drásticas. A libido pode começar a desaparecer, pode haver disfunção erétil ou mudanças físicas perceptíveis.

Mas tenho boas notícias: você não precisa simplesmente aceitar esses problemas à medida que eles aparecem ou viver com medo do dia em que surgirem. Lembre-se, só porque está ficando mais velho não significa que precisa sofrer com os sinais "normais" do envelhecimento. Existem maneiras de contorná-los, e seja qual for sua idade atual, você pode começar já a prevenir muitos desses problemas. De fato, meu primeiro conselho é o seguinte: use-o ou perca-o. O sexo, quando é fisicamente seguro e emocionalmente saudável, faz bem à saúde do sistema reprodutor. Quanto mais sexo você faz enquanto é jovem, mais será capaz de fazer sexo quando for mais velho. Que ordens médicas boas, não?

Sistema reprodutor masculino — Curso básico

O sistema reprodutor masculino é controlado por hormônios, que abordamos no capítulo sobre o sistema endócrino. Os hormônios envolvidos na reprodução masculina são o hormônio folículo-estimulante (FSH), a testosterona (T) e o hormônio luteinizante (LH). Tanto o FSH quanto o LH são secretados pela glândula pituitária, localizada no cérebro. De lá, eles viajam para os testículos, onde se conectam com receptores, e o LH faz a testosterona ser produzida, enquanto o FSH faz o esperma ser produzido. A testosterona tem um papel importante nos seus atributos masculinos inatos: barba, voz grave, músculos, libido, e por aí vai. Mas o nível de testosterona cai à medida que o homem envelhece, o que pode causar mudanças no sistema reprodutor masculino como um todo.

A próstata, que também vamos discutir no capítulo sobre o sistema urinário, porque pode ter impacto sobre a função urinária, na verdade faz parte do sistema reprodutor masculino. Seu papel é fornecer fluidos nos quais os espermatozoides possam se deslocar e permanecer saudáveis. A próstata é bastante suscetível aos cinco fatores do envelhecimento, especialmente à inflamação. Muitos homens sentem desconforto ou têm problemas de saúde com a próstata quando envelhecem, mas nós discutiremos as medidas preventivas neste capítulo.

O pênis é o órgão do qual o sêmen, e, portanto, os espermatozoides, são expelidos. O pênis é, obviamente, um quesito-chave dentro da sexualidade masculina, e, como a próstata, seu funcionamento pode ser afetado pela idade. A disfunção erétil é um problema extremamente comum na população masculina de mais idade, mas a notícia fantástica é que podemos tanto evitá-la quanto revertê-la.

Agora vamos abordar alguns dos problemas relacionados com a idade que nós, homens, podemos ter, e o que podemos fazer a respeito deles!

Como o sistema reprodutor masculino envelhece

Como você sabe, as mulheres entram na menopausa quando deixam de ser férteis. Os homens continuam férteis por mais tempo do que as mulheres, mas também sofrem uma redução nos hormônios sexuais. Esse período de tempo e os sintomas associados a ele são às vezes chamados de andropausa.

A andropausa não é nada parecida com a menopausa. Ela é gradual e pode ter menos impacto no homem do que a menopausa tipicamente tem na mulher. Junto com a redução da testosterona, os próprios testículos podem encolher um pouco, o impulso sexual pode diminuir, e a contagem espermática cair, o tecido mamário e a gordura podem aumentar, os ossos podem ficar mais frágeis e o sono pode se tornar difícil. Além disso, um homem na andropausa pode ter problemas para atingir ou manter a ereção. A produção de esperma também tende a ficar mais lenta, enquanto os canais internos que transferem o esperma podem enrijecer e perder um pouco de sua elasticidade. A próstata pode aumentar com o tempo, porque seu tecido se torna como tecido cicatricial, e também ficar inflamada. Esses problemas interferem tanto na micção quanto na ejaculação. Outras mudanças na próstata à medida que envelhecemos podem levar a infecções frequentes do trato urinário. Mais uma coisa: o risco de câncer de próstata aumenta com a idade.

Agora vejamos como parar ou evitar tudo isso!

UM SUPLEMENTO QUE AJUDA O SISTEMA REPRODUTOR MASCULINO

- ***Serenoa repens* (Saw Palmetto)** — de acordo com a dose recomendada

Por quê: Se você pesquisar um pouco, vai descobrir que ainda não se concluiu se essa planta tem realmente um efeito positivo sobre os sintomas da próstata. Mesmo assim, acho que vale a pena tentar. Ela pode mesmo melhorar a saúde geral da próstata e ajudar a prevenir seu aumento. Não estou dizendo que é uma cura milagrosa, mas muitos dos meus pacientes juram que funciona. Tome cuidado para escolher um suplemento de boa qualidade. Os padrões para suplementos herbais não são muito rígidos; portanto, opte por uma empresa de boa reputação para ter o suplemento mais eficaz.

Estratégia número 1: parar a inflamação

A inflamação, o incêndio do seu organismo, tem efeitos prejudiciais em todos os sistemas do corpo, mas existe uma conexão intrigante entre a inflamação e a testosterona. Resulta que uma quantidade normal de testosterona no corpo pode combater a inflamação. Como já discutimos, a obesidade e a gordura na barriga podem ser causas importantes da inflamação no organismo e também contribuem para diminuir a produção de testosterona. Se você tem alto nível de CRP (proteína C-reativa), um indicador de inflamação, corre sérios riscos de ter disfunção erétil (sem falar de vários outros problemas de saúde e sintomas graves). A CRP alta também significa um risco maior de câncer de próstata. Já se convenceu? Queremos parar a inflamação no seu corpo, para que todas as suas partes masculinas possam funcionar o melhor possível!

As estratégias antienvelhecimento e o sistema reprodutor

Nº 1: Movimentar-se. Sempre que um dos meus pacientes sofre de disfunção erétil (DE), minha primeira pergunta é: "Você está se exercitando regularmente?" E assim que percebo alguma hesitação, só o que posso dizer é: "Mexa-se!" A primeira linha de defesa contra a DE é passar ao menos 30 minutos por dia acelerando o seu ritmo cardíaco por meio do movimento. Não quero saber se você vai nadar, correr, subir escadas ou fazer polichinelos — qualquer um desses exercícios previne e reverte a DE. Arranje um monitor cardíaco e entre na sua zona-alvo de ritmo cardíaco todo dia. Não sabe qual deve ser a sua zona-alvo durante o exercício? Subtraia sua idade de 220. Esse número é sua frequência cardíaca máxima. Sua *zona de exercício cardiovascular* é de 60% a 80% da sua frequência cardíaca máxima. Simples! Isso fará maravilhas pela sua vida sexual, bem como todos os outros aspectos.

Nº 2: Manter um peso saudável. Estudos demonstram que, quanto mais acima do peso você está, mais provável que tenha uma baixa contagem espermática, ou até não produza nenhum espermatozoide. Uma teoria do porquê disso é que a testosterona pode ser convertida em estrógeno no tecido adiposo em excesso. Pesquisadores também especulam que o excesso de gordura ao redor do baixo abdome possa superaquecer o saco escrotal, afetando assim a produção de espermatozoides.

Se você está acima do peso, sua primeira prioridade é entrar numa faixa de peso saudável. Só esse passo já vai reduzir sua inflamação geral. Outros fatores que têm um papel em promover a inflamação são o excesso de álcool, o fumo, certas comidas (algumas vão surpreender você), ingestão de gorduras erradas, sal demais na comida e muitas outras coisas. Vou incorporar métodos para reduzir a inflamação nas estratégias de apoio a seguir.

Nº 3: Manter-se hidratado. Até uma desidratação leve pode ter impacto negativo na produção de espermatozoides. Simplesmente bebendo de seis a oito copos de 250ml de água diariamente, você estará contribuindo para uma produção de espermatozoides e um volume de sêmen saudáveis.

Nº 4: Evitar o fumo. O tabagismo também reduz a contagem espermática, danifica os espermatozoides e assim reduz a fertilidade em geral. Existe uma certa proteína no esperma, e pesquisadores descobriram que o esperma dos fumantes não tem a mesma quantidade dela, o que os torna suscetíveis a danos ao DNA. Fumar também aumenta a produção de radicais livres dentro do sêmen.

Nº 5: Suplementos. Continue tomando seu multivitamínico e quaisquer outros suplementos mencionados em outros capítulos que o multivitamínico não cubra, mas pense em acrescentar *Serenoa repens*, especialmente se você está preocupado com a saúde da sua próstata.

Problemas do sistema reprodutor masculino relacionados com a idade

Baixo nível de testosterona

Primeiro, vá verificar seu nível de testosterona, se já não fez isso. A faixa normal é ampla — entre 200 e 800ng/dl. Cada homem tem um nível "saudável" diferente de testosterona, então acho que é boa ideia medir o seu nível enquanto você é jovem, para ter uma base de referência. Assim você poderá saber se está muito fora do normal mais tarde. De qualquer forma, faça o teste o quanto antes para saber com o que você pode contar.

Os sintomas do baixo nível de testosterona incluem um interesse reduzido pelo sexo (baixa libido), problemas com ereção, depressão, uma sensação de fadiga generalizada, aumento de peso (sobretudo de gordura), aumento do tecido mamário e insônia. A longo prazo, pode até deixar seus ossos mais quebradiços. Em 2010, um estudo britânico feito com pacientes cardíacos trouxe resultados surpreendentes. Os homens do grupo que também apresentavam baixo nível de testosterona tinham uma probabilidade maior de morrer do que os homens com nível normal de testosterona. A mídia se baseou nesses resultados e publicou um monte de matérias dizendo que o baixo nível de testosterona pode matar. Talvez tenha havido um pouco de sensacionalismo, mas acho que vale a pena levar em conta que o baixo nível de testosterona não ajuda em nada. É bem surpreendente o quanto esse hormônio é importante para a sua saúde como um todo, não? Além disso, seu nível não baixa apenas devido à idade. Há outras causas possíveis, incluindo lesões ou câncer nos testículos, disfunções endócrinas, certos tipos de infecção, HIV, diabetes tipo 2 e obesidade.

Existem pesquisas mostrando que um em cada quatro homens de 30 anos ou mais está na categoria do baixo nível de testosterona. Esse número pode ser ainda mais alto, porque muitos homens não buscam tratamento. Como eu disse, alguns caras detestam ir ao médico, mas no caso do baixo nível de testosterona, muitos homens também não sabem quais são os sinais. Portanto, além da baixa libido, pense em ir ao médico se você sentir qualquer um dos seguintes: fadiga, depressão, alterações de humor, mudanças no nível de colesterol, diminuição da sensibilidade dos órgãos genitais, aumento de peso, perda de tamanho dos músculos e testículos e queda de cabelo.

Estratégias de apoio para o baixo nível de testosterona

A principal estratégia para aumentar o nível de testosterona é a reposição de testosterona (natural e sintética). Isso não é tão drástico quanto possa parecer — é só um tratamento para melhorar uma deficiência desse hormônio. Se você recebeu um diagnóstico de baixo nível de testosterona, é uma ótima maneira de voltar a se sentir você mesmo. Pode aumentar a libido e a energia, ajudar os músculos a crescer, combater a depressão e por aí vai. Existem vários métodos para repor a testosterona. Uma opção é um adesivo que você aplica na pele todo dia; ele funciona liberando lentamente testosterona no seu organismo da mesma forma que um adesivo de nicotina libera nicotina. Também há géis que sua pele absorve, um tablete oral e comprimidos, bem como várias outras alternativas. Parece que os métodos menos invasivos podem ser os mais eficazes, e eles têm os menores riscos. Seu médico vai trabalhar com você para decidir qual a melhor forma. Mas falando sério, pessoal, não fique adiando. O baixo nível de testosterona não é motivo de constrangimento, e é algo que pode ser facilmente revertido.

Disfunção erétil (DE)

Esse é um assunto delicado, porque, quando não conseguimos desempenhar nosso papel sexualmente, nos sentimos menos homens. Nossa cabeça funciona assim e pronto. Mas a DE não é inevitável à medida que envelhecemos, e se você a tem, não há motivo algum para constrangimento. Minha missão é fazer os homens deixarem a vergonha de lado e perceberem que tantos outros, 30 milhões de americanos, na verdade, passam por isso. A DE pode ser causada por falta de movimento (exercício), estresse, baixo nível de testosterona ou outros problemas do sistema reprodutor, obesidade, doença cardíaca, certos medicamentos, tabagismo, hipertensão, colesterol alto, diabetes ou problemas psicológicos. Mas vamos definir o que é DE, porque se você só tem um problema ocasional para chegar à ereção (por exemplo, depois de uma comemoração no bar), provavelmente não se encaixa nessa categoria. A disfunção erétil que requer tratamento normalmente é definida pela incapacidade de alcançar uma ereção ou mantê-la mais do que 50% das vezes.

Estratégias de apoio para a disfunção erétil

Coma o que faz bem para o coração. Alimentos saudáveis para o coração também são saudáveis para o sistema reprodutor. Essencialmente, comidas gordurosas e oleosas têm um impacto negativo na circulação, e como a ereção depende do fluxo sanguíneo, você pode imaginar como a má circulação pode levar à disfunção erétil. Portanto, encha a sua dieta de frutas, hortaliças, grãos integrais, proteína magra e alimentos saudáveis em vez de hambúrgueres e batatas fritas. Quando chegar a hora de comparecer, você vai ficar feliz por ter feito isso!

Reduza o estresse. Sabemos que o estresse pode desequilibrar nossos hormônios, e um desses hormônios sensíveis ao estresse é a adrenalina ou epinefrina. Adrenalina demais pode fazer com que os vasos sanguíneos se contraiam, o que pode inibir a ereção. Se você está tendo DE pela primeira vez e também há outras coisas estressantes na sua vida, posso garantir que existe uma conexão. Pense num método saudável que ajuda você a relaxar (meditação, respiração profunda, alongamentos, escrever num diário etc.) e use-o diariamente.

Considere algum medicamento. Se o exercício e a concentração em se estressar menos não resolverem seus problemas lá embaixo, você deve pensar em falar com seu médico sobre os medicamentos para disfunção erétil. Eles podem ter efeitos colaterais (incluindo dor de cabeça, vermelhidão, mudanças na visão, dores nas costas e problemas estomacais) e não são recomendados para todos (especialmente se você teve arritmia ou um infarto recente), mas para a maioria dos homens ajudam de verdade.

Aumento da próstata

Noventa por cento dos homens na casa dos 70 e 80 anos de idade sofrem de aumento da próstata. Muitas vezes ela é chamada de HBP, hiperplasia benigna da próstata. A boa notícia é a seguinte: ela não aumenta seu risco de ter câncer de próstata mais tarde. E a má notícia é: ela pode interferir com sua micção e causar vários problemas do trato urinário. Alguns sintomas da HBP são: jato de urina fraco, necessidade frequente de urinar e dificuldade durante a micção. Embora não tenhamos 100% de certeza das causas da HBP, ela pode ter algo a ver com as mudanças nos hormônios masculinos.

Estratégias de apoio para lidar com o aumento da próstata

Reduza o uso de certos medicamentos vendidos sem receita médica. Se você está tomando descongestionantes ou anti-histamínicos para alergias ou sintomas de resfriado e também tendo sintomas de aumento da próstata, deveria ir diminuindo o uso desses medicamentos com a ajuda do seu médico. É sabido que eles contraem os músculos perto da uretra, tornando a micção mais difícil.

Nada de beber à noite. Tente parar de beber qualquer líquido 2 a 3 horas antes de dormir. Isso ajudará a reduzir as idas noturnas ao banheiro que o aumento da próstata muitas vezes pode causar.

Vá devagar com a bebida e o café. Tanto a cafeína quanto o álcool geralmente estimulam sua bexiga; portanto, podem piorar os sintomas urinários associados com o aumento da próstata.

Considere o uso de medicamentos. O médico pode receitar medicamentos se sua próstata aumentada está causando problemas. Alfabloqueadores, entre outros tipos de remédio, podem aliviar os sintomas.

Fale com seu médico sobre uma cirurgia. Se você tem aumento da próstata e isso está interferindo na sua vida, existem opções cirúrgicas que podem ajudar. Sei que é assustador pensar na remoção cirúrgica de qualquer parte do seu sistema reprodutor, mas acredite quando digo que essa cirurgia não é nem de longe tão complicada quanto você imagina. Existem opções minimamente invasivas. Se você está sofrendo, vale a pena falar com seu médico a respeito disso.

Prostatite

Prostatite é a inflamação ou o inchaço da próstata. Existem diferentes tipos, alguns dos quais são causados por uma infecção bacteriana. Essa doença nem sempre apresenta sintomas, mas, quando apresenta, eles incluem dores abdominais, na virilha e na parte inferior das costas; dor durante o orgasmo; sintomas de gripe; problemas para urinar e outros. Importante: a prostatite é diferente do aumento da próstata. Na verdade, acontece mais em pacientes jovens ou de meia-idade. Você pode contraí-la através de sexo sem proteção, desidratação, infecção e até estresse.

Estratégias de apoio para a prostatite

Lave bem. Vocês precisam ter boa higiene, caras. Como alguns tipos de prostatite são causados por bactérias, você pode evitá-los lavando direito o seu pênis. Se você não é circuncidado, trate de puxar o prepúcio para trás no chuveiro e lave tudo com água e sabão, mas sempre enxague bem. Tome uma ducha assim que possível depois de malhar ou fazer sexo, para que as bactérias não tenham chance de crescer. E tome bastante água para lavar sua uretra.

Fale com seu médico sobre medicamentos. Se você já recebeu o diagnóstico, medicamentos como antibióticos podem ser recomendados. Mas fale com seu médico. Outros remédios que ele pode sugerir são alfabloqueadores, analgésicos e anti-inflamatórios.

Evite ficar sentado por longos períodos. Se seu trabalho envolve ficar sentado o dia todo ou seu exercício favorito é pedalar longas distâncias de bicicleta, a saúde da sua próstata pode estar em risco. Tente variar seu exercício cardiovascular, e lembre-se de levantar e andar um pouco pelo menos de hora em hora no trabalho.

Câncer de testículo

Esse tipo de câncer não está necessariamente associado à idade, mas vale a pena mencioná-lo neste capítulo porque quero que todos vocês tomem conhecimento dele e entendam como fazer um autoexame. Só porque ele é mais raro do que outros tipos de câncer não significa que devemos enterrar a cabeça na areia! Ele também tem tratamento, o que é uma ótima notícia. Os sintomas incluem uma sensação de peso no saco escrotal, um testículo inchado ou um caroço que você consegue sentir, dor na virilha, no baixo abdome ou nos testículos, e aumento ou inchaço do tecido mamário. A maior parte dos diagnósticos de câncer de testículo acontece em homens que não têm histórico familiar da doença, mas, se alguém da sua família já teve, você corre um risco um pouco maior.

Estratégias de apoio para o câncer de testículo

Se você desconfia que tem câncer de testículo, aconselho procurar imediatamente um médico. Não espere. O médico pode fazer um ultrassom e exames de sangue, e se seu diagnóstico for câncer, ele trabalhará com você para criar um plano de tratamento que vai depender do estágio em que a doença for diagnosticada. Em alguns casos, os médicos recomendam a remoção cirúrgica do testículo e dos gânglios linfáticos ao redor, seguida de rádio ou quimioterapia para destruir quaisquer células cancerígenas remanescentes.

Como eu disse, o índice de sobrevivência a esse câncer é bem alto, mas a detecção precoce é vital. Não há muita coisa que você possa fazer para prevenir esse tipo de câncer, mas os autoexames e as consultas de rotina são sua estratégia.

AUTOEXAME DOS TESTÍCULOS

O mais fácil é realizar este autoexame logo depois de uma chuveirada ou quando você está aquecido, para que o saco escrotal esteja flácido e relaxado. Primeiro, inspecione seu saco no espelho. Você deve procurar inchaços. A seguir, gire um testículo de cada vez entre os dedos. Eles parecem normais? Ou um deles aumentou de tamanho ou está inchado? Você sente algum caroço ou saliência? Inspecione cuidadosamente todos os aspectos dos testículos e do saco escrotal. Se tudo estiver normal, repita depois de 30 dias. Se você notar qualquer mudança, consulte seu médico assim que possível.

Antes de começar o Ciclo 3: Refinamento, responda a este teste para descobrir como o seu sistema reprodutor está indo. Depois de completar o plano dos 17 dias, responda de novo para ver o quanto sua pontuação melhorou!

Homens: seu sistema reprodutor está a caminho de 100 anos felizes e saudáveis?

1. **Você atingiu sua zona de exercício cardiovascular por 30 minutos ao menos em cinco dias da última semana?**
   A. Não ☐ 0 ponto B. Sim ☐ 4 pontos

2. **Você tem problemas para atingir ou manter a ereção 50% das vezes ou mais?**
   A. Sim ☐ 0 ponto B. Não ☐ 4 pontos

3. **Quanta cafeína você ingere?**
   A. Três ou mais porções por dia ☐ 0 ponto
   B. Uma porção por dia ou menos ☐ 3 pontos
   C. Eu não ingiro cafeína regularmente. ☐ 4 pontos

4. **Você já verificou seu nível de testosterona?**
   A. Não ☐ 0 ponto B. Sim ☐ 4 pontos

5. **Você tem histórico familiar de câncer de próstata?**
   A. Sim ☐ 0 ponto B. Não ☐ 4 pontos

6. **Na última semana, quantas vezes você fez sexo?**
   A. Nenhuma ☐ 0 ponto
   B. Uma vez ☐ 2 pontos
   C. Duas ou mais vezes ☐ 4 pontos

7. **Se você já teve sintomas de DE, falou deles com seu médico?**
   A. Eu tive sintomas, mas não falei com o médico. ☐ 0 ponto
   B. Eu tive sintomas e falei com o médico. ☐ 3 pontos
   C. Eu nunca tive sintomas. ☐ 4 pontos

8. **Você mantém uma excelente higiene peniana?**
   A. Não ☐ 0 ponto B. Sim ☐ 4 pontos

9. **Você faz autoexame dos testículos regularmente?**
   A. Não ☐ 0 ponto B. Sim ☐ 4 pontos

10. **Na última semana, quantas vezes seu nível de estresse esteve alto?**
A. Muitas vezes — sempre 5 ou mais numa escala de 1 a 10 ☐ 0 ponto
B. Às vezes — dois ou três dias por semana, fico em 5 ou mais numa escala de 1 a 10. ☐ 1 ponto
C. Raramente — só chegou a 5 numa escala de 1 a 10 uma vez. ☐ 3 pontos
D. Eu quase nunca fico estressado. ☐ 4 pontos

11. **Seu nível de testosterona é considerado normal?**
A. Não sei. ☐ 0 ponto
B. É baixo, mas não estou me tratando. ☐ 1 ponto
C. É baixo e eu estou me tratando. ☐ 3 pontos
D. Sim, minha testosterona é normal. ☐ 4 pontos

12. **Você toma *Serenoa repens*?**
A. Não ☐ 0 ponto B. Sim ☐ 4 pontos

13. **Sua dieta tem muita proteína animal e poucos vegetais?**
A. Sim ☐ 0 ponto B. Não ☐ 4 pontos

14. **Você já fez um checkup anual com seu médico ou urologista?**
A. Não ☐ 0 ponto B. Sim ☐ 4 pontos

Pontuação:

0 a 11: URGENTE; consulte o seu médico o quanto antes sobre os sintomas que estiver sentindo.

12 a 22: PERIGOSO; mude seus hábitos arriscados para o sistema reprodutor imediatamente.

23 a 33: MODERADAMENTE ARRISCADO; inclua mais das minhas sugestões para melhorar o funcionamento do sistema reprodutor na sua rotina.

34 a 44: NA MÉDIA; você ainda pode fazer mudanças.

45 a 56: EXCELENTE; continue nesse rumo positivo.

Qual foi sua pontuação? No plano dos 17 dias do Ciclo 3, você encontrará tarefas diárias designadas para melhorar a saúde do seu sistema reprodutor. Depois dos 17 dias, faça o teste de novo para ver sua melhora. Espero que você note uma mudança para melhor na cama (ou em algum outro lugar mais criativo) também!

Pessoal, a saúde sexual pode ser um excelente indicador de seu estado geral de saúde. E embora manter a vida sexual saudável seja provavelmente uma prioridade para vocês, é bom ter em mente que alguns problemas sexuais são os primeiros sinais de doenças mais graves. Em outras palavras, você precisa levar a saúde do seu sistema reprodutor a sério. Não ignore os sintomas sexuais ou presuma que eles vão se resolver sozinhos. Se você conversar com seu médico, pode descobrir que um simples ajuste fará você voltar à forma. Mas, se demorar, pode perder a chance de conseguir um diagnóstico e um tratamento precoce para alguma outra doença.

CAPÍTULO 14
Mantenha o líquido fluindo

Vamos falar de uma coisa com a qual alguns de nós precisam admitir que têm dificuldades: problemas urinários. Pode ser assustador descobrir que ir ao banheiro deixou de ser a atividade fisiológica simples e indolor que era antigamente, e por isso, provavelmente, tanta gente faz segredo dessas disfunções. Problemas urinários também podem ser embaraçosos, até vergonhosos. Mas você sabia que milhões de pessoas, literalmente, sofrem caladas com dificuldades "lá embaixo"? Romper o silêncio é o primeiro passo para obter ajuda com essas condições desmoralizadoras, muitas vezes debilitantes, porém curáveis.

À medida que você envelhece, é normal urinar com mais frequência, porque a bexiga perde um pouco de capacidade. Ela se torna cada vez mais inflexível e se contrai, tornando mais difícil conter o mesmo volume. Embora a necessidade de fazer xixi mais vezes seja uma consequência normal do envelhecimento, a incontinência urinária (IU), a necessidade repentina e incontrolável de urinar, não é. A incontinência urinária atinge aproximadamente 200 milhões de adultos todo dia no mundo. Mas a estatística que realmente me incomoda é esta: uma em cada dez pessoas de mais de 65 anos sofre de IU. Como você pode imaginar, a IU pode afetar significativamente a sua qualidade de vida. Não precisa ser assim, na verdade, e estou determinado a ajudar a evitar que você precise enfrentar esse mal potencialmente devastador quando envelhecer.

Para prevenir ou controlar a incontinência e outros problemas relacionados com a urina, você precisa antes entender os fundamentos do sistema urinário. Vamos lá.

Sistema urinário — Curso básico

Os órgãos envolvidos no seu sistema urinário são a bexiga, os ureteres, os rins, os esfíncteres e a uretra. Todos eles trabalham juntos para produzir e armazenar a urina. A bexiga, um órgão em formato de balão, é a unidade de armazenamento de urina. A urina é depositada ali até que você esteja pronto para liberá-la para fora do seu corpo através da uretra.

Outros órgãos do seu corpo, como pele, intestinos e pulmões, também excretam dejetos e contam com o sistema urinário para ajudá-los nesse processo. Pense nesse sistema como a lixeira do seu organismo: todos os outros sistemas de que falamos até agora jogam seu lixo nele.

Em média, produzimos cerca de um litro e meio de urina por dia. A urina é uma combinação de ureia (um subproduto da proteína que você consome) e outros subprodutos descartados de várias partes do corpo. Perto do meio das costas, logo abaixo da caixa torácica, ficam os rins. Eles extraem a ureia do sangue usando pequenas unidades de filtragem chamadas de néfrons. Depois de atravessar os rins, a urina viaja pelos ureteres até a bexiga. Músculos circulares chamados esfíncteres ajudam a evitar que a urina vaze, apertando a abertura da bexiga que dá para a uretra.

Quando há urina suficiente na bexiga, você começa a sentir vontade de ir ao banheiro. À medida que a bexiga continua a encher, a vontade de urinar fica mais forte até que você a esvazie. Durante a micção, o músculo da bexiga se contrai, os esfíncteres soltam o aperto, e os músculos pélvicos se relaxam para que a urina possa sair da bexiga, passar pela uretra e fluir para fora do corpo. Quando tudo corre bem, todo esse processo acontece quando você quer, no banheiro, e não antes que você consiga chegar ao toalete.

SUPLEMENTOS QUE AJUDAM O SISTEMA URINÁRIO

- **Vitamina C:** 1.000mg diariamente
- **Multivitamínico antioxidante:** Tome de acordo com as instruções da embalagem
- **Cálcio:** 1.000mg diariamente
- **Magnésio:** 400mg diariamente

Por quê: A vitamina C pode deter a proliferação de bactérias "ruins" na sua urina. Tome um suplemento múltiplo de antioxidantes. Como alternativa (ou melhor ainda, adicionalmente!), coma muitas hortaliças e frutas de cor laranja e amarelas — elas estão carregadas de betacaroteno. Juntos, o cálcio e o magnésio ajudam a melhorar o controle dos músculos usados na micção.

Moquetel de cranberry do Dr. Mike

Eu acredito em suplementar sua dieta com cranberry por causa dos efeitos positivos que o ácido hipúrico dessa fruta vermelha tem sobre o trato urinário. Não, ela não é a cura para uma infecção urinária; portanto, se você está com sintomas, vá ao médico e tome antibióticos, se ele os receitar. Mas é uma ótima maneira de evitar que as bactérias "ruins" se acumulem na sua uretra, onde podem proliferar e causar a infecção.

Claro que você pode tomar um suplemento à base de cranberry em comprimidos e ter os mesmos benefícios. Mas se estiver a fim de um "moquetel" (um coquetel de mentirinha, sem álcool), aqui está uma receita divertida. Prepare-se para fazer bico; é bem azedinho!

Ingredientes:
60ml de suco de cranberry não adoçado
Suco de meia laranja
1 colher de chá de mel de agave (ou qualquer outro adoçante natural)
1/2 copo de água com gás ou água tônica
Gelo
Opcional: Folhas frescas de hortelã

Modo de fazer:
Misture os ingredientes numa coqueteleira, agite ou mexa suavemente, junte gelo e sirva numa taça de martíni. Decore com folhas de hortelã e aproveite. Um brinde à sua saúde urinária!

Como o sistema urinário envelhece

À medida que você envelhece, seus rins mudam estruturalmente. Eles não desempenham a tarefa de remover dejetos com a mesma eficiência. Além disso, os músculos dos seus ureteres, bexiga e uretra tendem a perder um pouco de força. A perda de força nesses músculos pode levar à incontinência. Muitas pessoas de mais idade também sofrem um aumento de ocorrência de infecções urinárias porque os músculos da bexiga não se apertam o bastante para esvaziar completamente a bexiga.

Os médicos podem detectar problemas urinários por meio de vários exames. A urinálise, por exemplo, é um exame que detecta proteína na urina, sinais de infecção ou qualquer outra substância anormal. Tenho certeza de que já fez isso antes: você urina num copinho e deixa a amostra para ser cuidadosamente examinada. Se você tem dificuldades com os músculos ou nervos do seu sistema urinário e pélvis, seu médico pode querer fazer um "exame urodinâmico". Esse exame avalia a qualidade do armazenamento da sua urina e se ela está ou não saindo da bexiga normalmente. Há outros exames da bexiga que usam contrastes e raios X para ver se a bexiga enche e esvazia normalmente.

Problemas do sistema urinário variam em gravidade, dos mais leves aos mais letais:

Incontinência urinária. Quem sofre de falta de controle da bexiga pode perder um pouco de urina ou não ter nenhuma capacidade de saber quando precisa urinar. A perda de urina pode acontecer quando você ri, tosse, se curva ou ergue alguma coisa, ou até enquanto está caminhando. Vários problemas podem levar à incontinência, incluindo o parto, o estresse e o simples envelhecimento. Existem muitas maneiras de tratá-la com sucesso. Seu médico pode recomendar tratamentos que vão de simples exercícios à cirurgia. As mulheres sofrem de incontinência urinária com mais frequência do que os homens. Por sorte, existem jeitos fáceis de prevenir e administrar esse problema tão chato, incluindo alguns exercícios simples de treinamento da bexiga.

Infecções do trato urinário (ITU). Essas infecções por vezes dolorosas são causadas pela presença de bactérias "ruins" dentro do seu trato urinário. As mulheres contraem ITUs com mais frequência do que os homens. Normalmente, antibióticos curam as ITUs sem demora. Beber líquidos em grande quantidade também ajuda, eliminando as bactérias. O tipo de ITU depende da localização. Por exemplo, a cistite se refere à infecção da bexiga, enquanto a pielonefrite é uma infecção dos rins. Esse tipo de ITU pode danificar gravemente seus rins se não for tratada prontamente. Eu criei um "moquetel" especial (ver página 236) de suco de cranberry que você vai adorar.

Cistite intersticial (CI). Essa é uma disfunção inflamatória crônica que afeta a parede da bexiga. Em última análise, pode deixar a bexiga menos elástica e diminuir sua capacidade. Outros sintomas são o sangramento e, em casos raros, úlceras no revestimento da bexiga.

A cistite intersticial é um mal difícil de ser tratado. Reage bem a vários medicamentos, incluindo antidepressivos, que relaxam a bexiga; anti-histamínicos, que controlam a inflamação e reduzem a urgência de urinar; e analgésicos, que aliviam a dor. Abster-se de bebidas ricas em cafeína, como café e refrigerantes, também é importante, pois a cafeína irrita a bexiga e causa desconforto em quem sofre desse problema. Mas é melhor tentar evitar que a cistite intersticial surja. Isso pode ser feito exercitando a bexiga, usando técnicas de controle de estresse, hidratação adequada e suplementos que controlam a inflamação e o estresse oxidativo.

Pedras nos rins. Não que alguma dessas disfunções seja divertidíssima, mas as pedras nos rins podem ser particularmente ruins. São umas coisinhas chamadas de cálculos que se formam dentro do sistema urinário, não necessariamente só nos rins. Certos fatores aumentam o risco de desenvolver essas pedras: obesidade, dietas excessivamente ricas em proteína, dietas com muito sódio, desidratação, histórico familiar e infecções frequentes do trato urinário. O objetivo do tratamento é eliminar as pedras completamente, evitar a infecção e também que elas se formem de novo. São usados tratamentos tanto não cirúrgicos quanto cirúrgicos. Os homens sofrem de pedras nos rins com mais frequência do que as mulheres. Proteger os rins é como proteger qualquer outro órgão do seu corpo: por meio do controle do peso, nutrição e hidratação adequadas.

Noctúria. É quando você precisa acordar à noite para urinar. Quem já ficou grávida está familiarizada com a necessidade de levantar da cama para fazer xixi. Mas se você é homem ou não está grávida, vale a pena falar disso com seu médico, pois pode ser um sintoma de infecções crônicas do trato urinário, cistite ou hiperplasia benigna da próstata (que vou explicar logo adiante). Uma das maneiras mais simples de controlar essa condição é não beber nenhum líquido 3 horas antes de dormir.

Proteinúria. É quando você tem uma quantidade anormal de proteína na urina, o que pode ser um sinal de que seus rins não estão funcionando direito. A proteinúria pode ser causada por inflamação, e os fatores que contribuem para ela podem incluir diabetes, doença cardíaca, hipertensão e doença dos rins. A melhor maneira de descobrir se você tem essa condição é com um simples exame de urina; se você tiver, outros exames ajudarão a detectar a causa.

Para evitar e controlar essa condição, diminua o seu consumo de sal. Ele reduz a quantidade de água no seu organismo. Baixe a sua pressão arterial. A proteinúria muitas vezes é diagnosticada em combinação com a hipertensão, porque a hipertensão enfraquece os capilares dos rins. Diminua a quantidade de proteína que você come; simplesmente coma porções menores de proteína nas refeições, ou dê mais ênfase à proteína vegetal, como a do feijão e outras leguminosas. Também monitore a sua glicemia caso ela tenda a subir, pois há uma relação direta entre o diabetes e a proteinúria.

Insuficiência renal. É o resultado de os seus rins não conseguirem remover adequadamente os dejetos do sangue. Existem dois tipos de insuficiência renal: insuficiência renal aguda (IRA) e insuficiência renal crônica (IRC). A IRA surge de repente e em geral se deve a algum tipo de traumatismo físico, perda de sangue ou até mesmo intoxicação ou drogas. A IRA é bastante grave e pode danificar permanentemente seus rins. Diferente da IRA, com a IRC há um declínio lento da função renal. Ela pode causar danos permanentes aos rins ou doença renal terminal (DRT).

Em geral, manter os rins saudáveis significa adotar uma dieta com pouco sódio, controlar a glicemia, beber água em abundância e comer muitas frutas e hortaliças (isso ajuda a excretar citrato, que evita a formação de cálculos renais, na urina).

MEUS ALIMENTOS COM POUCO SÓDIO FAVORITOS

Sódio demais causa retenção de líquidos, contribui para a hipertensão e aumenta o risco de ter problemas urinários. A Associação Americana de Cardiologia e outros especialistas recomendam que limitemos o sódio na dieta a 2.300 miligramas (aproximadamente uma colher de chá de sal de cozinha) por dia para adultos saudáveis de até 50 anos e 1.500 miligramas por dia para pessoas acima dos 50 anos, afrodescendentes, hipertensos, diabéticos e quem tem doença renal. Mas muitos de nós consomem cinco ou mais colheres de chá de sódio diariamente. Para ajudar você a reduzir o sódio na dieta, aqui está minha lista pessoal dos melhores alimentos com pouco sódio.

Hortaliças frescas: Em geral, as hortaliças em conserva estão cheias de sódio; por isso prefira as frescas sempre que possível.

Frutas frescas: Como as hortaliças, as frutas frescas têm menos sódio do que as embaladas ou em conserva.

Nozes, castanhas, amendoins, amêndoas etc.: Na versão sem sal e ao natural, são crocantes e não contêm sódio.

Versões com baixo teor de sódio de seus pratos favoritos: Felizmente, os fabricantes de alimentos estão atendendo a quem quer pouco sódio, reduzindo o sal acrescentado aos pratos. Procure versões com teor reduzido de sal de suas sopas, condimentos, biscoitos, pipocas e petiscos favoritos. Recomendo evitar produtos que contenham mais do que 200 miligramas de sódio por porção. Também procure na lista de ingredientes fontes ocultas de sódio, como bicarbonato de sódio, glutamato monossódico e qualquer outra substância que tenha "sódio" ou "sódico" no nome.

Salmão: Esse peixe tem pouco sódio. Tampouco é preciso acrescentá-lo; apenas tempere-o com ervas e especiarias saudáveis e cheias de sabor.

Cereais integrais: Eles incluem a aveia, o creme de trigo e o creme de arroz, mas trate de prepará-los sem acrescentar sal.

Problemas urinários relacionados com a idade que afetam apenas os homens

Prostatite. Muitas vezes, com a prostatite, você sente a necessidade de urinar com muito mais frequência e pode doer quando urina. Você também pode sentir dor na parte inferior das costas e na área genital. A prostatite é simplesmente o resultado de uma inflamação da próstata e em geral pode ser tratada com antibióticos. No entanto, se você tiver algum sintoma, não fique especulando. Sempre procure o médico quando os sintomas aparecerem. Se você estiver aplicando minhas estratégias anti-inflamatórias e imunizadoras, estará bem-encaminhado para prevenir a prostatite.

Hiperplasia benigna da próstata (HBP). Esse é o termo técnico para uma próstata aumentada. Embora na verdade seja parte do sistema reprodutor, a próstata está posicionada perto da bexiga e da uretra; portanto, faz sentido que o seu aumento tenha um efeito negativo sobre o sistema urinário. Normalmente, essa disfunção bloqueia o fluxo de urina apertando a uretra, o que torna difícil fazer xixi — os pacientes muitas vezes precisam fazer força para começar a urinar. Outros problemas, incluindo a vontade de fazer xixi mais frequente, podem ocorrer. Muitos homens acima dos 60 anos têm um pouco de HBP. Ela pode ser tratada com sucesso retirando-se parte da próstata por meio de cirurgia a laser, micro-ondas ou tradicional, o que possibilita voltar a urinar normalmente. Não se preocupe; em geral, nem a libido nem a capacidade sexual são afetadas. Eu falo desse assunto com mais detalhes no capítulo sobre o sistema reprodutor masculino.

Muitos homens que têm HBP se beneficiam dos suplementos de *Serenoa repens*. Disponível nas lojas de produtos naturais, essa é uma planta que ajuda a encolher a próstata. Também pode aumentar a libido!

Câncer de próstata. O câncer de próstata está no alto da lista de mortes por câncer entre os homens (aproximadamente 30 mil por ano), perdendo só para o câncer de pulmão. Um em cada seis homens tem fatores de risco para o câncer de próstata. Ele é mais comum entre os homens mais velhos, mas os jovens não estão imunes. Ninguém ainda determinou as causas do câncer de próstata, mas pesquisas apontam para o histórico familiar e uma dieta rica em gorduras. Se você tem mais de 40 anos, consulte o médico sobre a saúde da sua próstata. Vocês precisam falar do histórico familiar, da possibilidade de fazer um exame de PSA (antígeno prostático específico) e, o mais importante, o exame de toque retal. Se você for diagnosticado, existem várias opções de regimes de tratamento, dependendo do diagnóstico e das recomendações do médico. Algumas opções de tratamento incluem espera vigilante, vigilância ativa, terapia hormonal, quimioterapia e cirurgia parcial ou radical.

Quanto à prevenção, estudos mostram que consumir quantidades suficientes de licopeno, um antioxidante encontrado no tomate, é vital. Você pode tomar suplementos de licopeno, mas a melhor ação preventiva é consumir produtos à base de tomate cozido, como extrato e molho de tomate. O processamento do tomate torna o licopeno mais absorvível pelo organismo. Outra dica de prevenção: diminua a gordura animal, encontrada em carnes gordas e na manteiga. Quanto mais gordura animal você comer, maior o risco de desenvolver câncer de próstata.

As estratégias antienvelhecimento e o sistema urinário

Nº 1: Movimentar-se. O exercício pode diminuir a estagnação da urina dentro da bexiga, reduzindo assim seu risco de contrair uma infecção do trato urinário.

Nº 2: Manter um peso saudável. Ajustar sua dieta e estilo de vida para manter o peso numa faixa saudável é importante para ajudar seu trato urinário a funcionar adequadamente. As pessoas obesas correm maior risco de ter pedras nos rins e infecções urinárias. Pesquisadores especulam que a obesidade possa causar um desequilíbrio de certas substâncias químicas do sangue, aumentando assim a probabilidade de desenvolver cálculos. Melhore sua saúde urinária hoje mesmo, simplesmente escolhendo um dos "pecados" alimentares que você comete de forma habitual e dando-lhe um tratamento saudável. Por exemplo, você adora pizza? Experimente pedir a próxima redonda sem queijo, com massa fina, mais molho e no mínimo quatro coberturas vegetarianas. Delícia!

Nº 3: Manter-se hidratado. Continue bebendo água! Algumas pessoas que têm problemas urinários podem diminuir o volume de água que estão bebendo, por acharem que isso vai reduzir o número de acidentes, fazendo-as urinar com menos frequência. Mas à medida que envelhecemos estamos mais suscetíveis aos efeitos deletérios da desidratação, num período mais curto de tempo. Além disso, beber muita água diariamente ajuda a manter o trato urinário limpo. Continue bebendo o volume que recomendei, de seis a oito copos de água por dia.

Nº 4: Evitar o fumo. Claro que você já sabe que o fumo pode causar câncer de pulmão. Mas acontece que nem o sistema urinário está a salvo dos efeitos do fumo sobre a saúde. Um grupo de pesquisadores analisou dezenas de estudos sobre fumantes e concluiu que, em comparação com não fumantes, eles têm o triplo de probabilidade de câncer no trato urinário. Não estou tentando assustá-lo; só quero que veja a relação que o fumo tem com virtualmente todos os sistemas do seu organismo.

Nº 5: Suplementos. Consulte a parte sobre suplementos deste capítulo para saber quais vitaminas e nutrientes ajudam especificamente o sistema urinário.

Estratégia número 1: turbinar a imunidade

A hereditariedade e o envelhecimento podem ter seu peso, mas ninguém deveria sentar e esperar o aparecimento de doenças do sistema urinário. Um fator importante na maioria desses problemas tem a ver com a imunidade. Se você conseguir manter o seu sistema imunológico forte e saudável, vai ajudar muito a conservar o seu sistema urinário em ótimo estado. Existem maneiras fáceis de fazer isso, medidas que todos deveríamos tomar, mas que muitos não tomam. Por exemplo, beber suco de cranberry e comer mirtilos são duas das melhores coisas que você pode fazer, começando agora mesmo. Essas frutas vermelhas contêm substâncias que evitam que as bactérias grudem nos tecidos da bexiga e causem infecções. Outra dica nutricional simples é incluir alimentos ricos em potássio na sua dieta, especialmente se você tiver propensão aos cálculos renais. O potássio pode ajudar a evitar a formação das pedras porque se une aos depósitos de cálcio; portanto, abasteça-se de frutas cítricas, bananas, água de coco, damascos secos, iogurte, tomates, batatas e a maioria das hortaliças verdes.

DECIFRANDO AS CORES DA URINA

Quando você vai ao banheiro, é bom reparar na cor da sua urina. Aqui está uma lista de cores a observar e o que elas podem dizer sobre a sua saúde.

Amarelo-clara: Essa é considerada uma cor normal da urina. Quanto mais água você bebe, mais clara a urina fica.

Amarelo-escura: Pode indicar desidratação. Beba mais água e veja se ela muda de cor.

Vermelha ou rosada: Pode ser causada pela ingestão de beterrabas ou outros alimentos ou corantes vermelhos, certos medicamentos, como antibióticos, laxantes e alguns remédios que aliviam dores do trato urinário. Também pode indicar a presença de sangue na urina. Isso acontece às vezes com atletas como corredores fundistas. Mas, se nada disso se aplica a você, o sangue na urina pode indicar coisas muito mais graves, de infecções do trato urinário a pedras, cistos ou tumores nos rins, aumento da próstata e outras disfunções; então procure o seu médico o quanto antes.

Marrom-escura: Certos alimentos, como favas e ruibarbo, podem causar isso, bem como vários medicamentos. Algumas disfunções dos rins e do fígado, às vezes, também fazem a urina ficar dessa cor. Consulte o seu médico, especialmente se isso persistir.

Laranja: Medicamentos como antibióticos, laxantes e alguns quimioterápicos podem fazer a urina ficar laranja. Problemas médicos envolvendo o fígado ou o canal biliar também podem causar isso.

Turva ou escura: Pode indicar pedras nos rins ou infecção do trato urinário. Consulte o seu médico.

Limite o álcool e a cafeína. Essas bebidas podem piorar os sintomas urinários, em especial a incontinência (já que ambos fazem você urinar com mais frequência).

Treine a sua bexiga com exercícios. Como qualquer outro músculo, a bexiga precisa se exercitar. Quanto mais você conseguir exercitar os músculos urinários, menor o risco de incontinência urinária no futuro. Além disso, esses exercícios de força podem aliviar os sintomas de IU, caso você já os tenha. Chamam-se exercícios Kegel. Sim, esses exercícios trazem benefícios para as mulheres *e* os homens! Faça assim: primeiro, para se familiarizar com os músculos pélvicos, tente interromper o fluxo de urina na metade. Quando ele parar, você vai saber que usou os músculos que queremos exercitar. Mas não faça força com as pernas, nádegas ou músculos abdominais. Queremos isolar o assoalho pélvico. Você vai sentir alguma coisa puxando quando contrair esses músculos. Agora está pronto para malhá-los! Você pode fazer isso em qualquer lugar, a qualquer hora — ninguém vai nem notar. Simplesmente contraia os músculos por 5 segundos, depois relaxe por 5 segundos. Repita o processo 10 vezes.

Marque hora para ir ao banheiro. Aqui está outra coisa que você pode fazer sozinho para controlar a incontinência urinária: marque horários específicos para ir ao banheiro, de preferência com intervalos de 2 a 4 horas. Assim você corre menos riscos de "segurar" mais tempo do que deveria.

Limite os alimentos que irritam a sua bexiga. Se você está sentindo dores no trato urinário ou outros sintomas, deve limitar alimentos muito ácidos, como frutas cítricas, ou com muito açúcar, como mel ou sobremesas doces, e os que contêm cafeína, incluindo chocolate e refrigerantes. Mas se você não tem nenhum sintoma no momento, as frutas cítricas podem ser benéficas, reduzindo o risco de formação de pedras.

Não quero parecer implicante com a cafeína, mas ela irrita a bexiga. Estimula espasmos em nervos sensíveis e músculos da bexiga, além de funcionar como um diurético (o que significa mais idas ao banheiro). Se você está com problemas urinários, eu sugeriria reduzir a cafeína (não mais do que uma xícara de café por dia) ou eliminá-la completamente.

Logo você começará o Ciclo 3: Refinamento para melhorar seus sistemas urinário e reprodutor. Antes de começar esse plano, faça este teste para determinar sua saúde urinária geral. Depois de completar os 17 dias, faça o teste de novo para ver o quanto sua pontuação melhorou!

Seu sistema urinário está a caminho de 100 anos felizes e saudáveis?

Responda a cada pergunta com sinceridade; anote os pontos indicados em cada resposta. Some os pontos e veja a sua pontuação.

1. **Você detectou sangue em sua urina recentemente?**
A. Sim ☐ 0 ponto B. Não ☐ 4 pontos

2. **De que cor é a sua urina, a maior parte do tempo?**
A. Amarelo-escura ☐ 0 ponto
B. Amarelo-palha ☐ 1 ponto
C. Amarelo-clara ☐ 2 pontos
D. Transparente ☐ 4 pontos

3. **Quanta água você bebe diariamente?**
A. Cerca de um copo ☐ 0 ponto
B. Dois a três copos ☐ 1 ponto
C. Quatro a cinco copos ☐ 3 pontos
D. Seis a oito copos ou mais ☐ 4 pontos

4. **Quanta cafeína você consome diariamente?**
A. Eu tomo três ou mais bebidas cafeinadas durante o dia. ☐ 0 ponto
B. Eu tomo duas bebidas cafeinadas por dia. ☐ 1 ponto
C. Eu tomo cerca de uma bebida cafeinada por dia. ☐ 4 pontos

5. **Você perde um pouco de urina quando tosse, espirra, ri ou durante atividades físicas rotineiras, como se curvar, levantar alguma coisa ou caminhar?**
A. Sim ☐ 0 ponto B. Não ☐ 4 pontos

6. **Você tem dificuldade para controlar seu fluxo de urina ou molha frequentemente as calças?**
A. Sim ☐ 0 ponto B. Não ☐ 4 pontos

7. **Com que frequência você se sente “insatisfeito” depois de urinar, como se ainda precisasse urinar, mas não conseguisse?**
A. Quase sempre ☐ 0 ponto
B. Mais de metade do tempo ☐ 1 ponto
C. Menos de metade do tempo ☐ 2 pontos
D. Nunca ☐ 4 pontos

8. **Com que frequência você faz exercícios Kegel?**
   A. Nunca ☐ 0 ponto
   B. Algumas vezes por semana ☐ 1 ponto
   C. Algumas vezes por dia ☐ 4 pontos

9. **Você já teve pedras nos rins?**
   A. Sim ☐ 0 ponto B. Não ☐ 4 pontos

10. **Com que frequência você faz força para começar a urinar?**
   A. Quase sempre ☐ 0 ponto
   B. Mais da metade do tempo ☐ 1 ponto
   C. Menos da metade do tempo ☐ 2 pontos
   D. Nunca ☐ 4 pontos

11. **Quantas vezes, em média, você precisa levantar à noite para urinar?**
   A. Três ou mais vezes ☐ 0 ponto
   B. Duas vezes ☐ 1 ponto
   C. Uma vez ☐ 2 pontos
   D. Raramente ou nunca ☐ 4 pontos

12. **Nas últimas duas semanas, quanto você se incomodou com problemas de micção?**
   A. Muito ☐ 0 ponto
   B. Algumas vezes ☐ 1 ponto
   C. Um pouco ☐ 2 pontos
   D. Não me incomodei nada ☐ 4 pontos

13. **Você tem dificuldade para chegar ao banheiro a tempo quando sente vontade de fazer xixi?**
   A. Sim ☐ 0 ponto B. Não ☐ 4 pontos

14. **Você toma suplementos de cranberry ou bebe suco de cranberry regularmente?**
   A. Não ☐ 0 ponto B. Sim ☐ 4 pontos

Pontuação:

0 a 11: URGENTE; consulte o seu médico o quanto antes sobre a saúde do seu sistema urinário.

12 a 22: PERIGOSO; mude suas tendências perigosas para o sistema urinário imediatamente.

23 a 33: MODERADAMENTE ARRISCADO; comece a incorporar mais das minhas sugestões para melhorar a saúde do trato urinário.

34 a 44: NA MÉDIA; você ainda pode fazer mudanças.

45 a 56: EXCELENTE; continue nesse rumo positivo.

Não há motivo para se sentir constrangido se você tem problemas com seu sistema urinário. Acontece! Você tampouco precisa sofrer com os sintomas. Os órgãos desse sistema existem para ajudar seu organismo a se livrar das toxinas e dos dejetos. Esse é um daqueles sistemas que você pode melhorar e proteger rápida e facilmente. Tome as medidas, faça o esforço e beneficie-se de uma excelente saúde urinária até a velhice.

CAPÍTULO 15

Ciclo 3: O plano dos 17 dias

Agora você já completou dois ciclos deste plano em 34 dias e deve estar se sentindo ótimo. Em pouco mais de um mês, se seguiu minhas sugestões simples, provavelmente perdeu peso, ganhou massa muscular e melhorou sua força e resistência, sem falar de todos os benefícios que acontecem dentro do seu corpo, até dentro das células. Você assumiu o controle dos cinco fatores essenciais do envelhecimento e efetivamente apertou o *pause* do sr. Tempo. Está bem encaminhado para ter uma vida longa, saudável e feliz.

O Ciclo 3: Refinamento se concentra nas complexidades do terceiro conjunto de sistemas do organismo que estamos trabalhando para melhorar, fortalecer e defender contra os sinais do envelhecimento. Ele é formado pelos sistemas reprodutor e urinário. Como alguns dos problemas desses sistemas podem indicar problemas maiores no organismo (como a disfunção erétil, que pode ser um sinal de complicações no coração), é provável que, por você ter melhorado todos os outros sistemas que abordamos, os sintomas destes últimos já tenham sido aliviados. Mesmo assim, há mais mudanças que você pode adotar para fazer uma sintonia fina nas funções reprodutora e urinária.

Antes de começar o Ciclo 3, quero que você reserve um momento para fazer um checkup em si mesmo. Veja a lista a seguir e marque todas as mudanças que se aplicam a você.

VERIFIQUE O SEU PROGRESSO

Consigo me exercitar mais tempo e com mais intensidade.
Estou respirando mais profunda e calmamente.
Esqueço menos as coisas.
Minhas roupas estão mais folgadas.

Minhas evacuações estão regulares.
Não peguei resfriado no último mês.
Notei mais definição nos meus músculos.
Tenho muito mais energia.
Acordo me sentindo mais descansado.

Mantenha em mente, enquanto segue o Ciclo 3, que, se você tirou notas baixas em qualquer um dos testes desses sistemas, deve continuar usando as estratégias sugeridas nos capítulos correspondentes até além do que é sugerido neste plano dos 17 dias.

Orientações gerais para o Ciclo 3

1. Tome os seguintes suplementos mencionados nos três capítulos anteriores, mas verifique o seu multivitamínico e certifique-se de que não está dobrando a dose de nenhum destes:
   - Vitamina E — 400 UIs diariamente (não exceda a dose)
   - *Serenoa repens* — conforme as instruções do rótulo
   - Vitamina C — 1.000mg diariamente
   - Vitaminas antioxidantes (incluindo betacaroteno) — conforme as instruções do rótulo
   - Cálcio — 1.000mg diariamente
   - Magnésio — 400mg diariamente
   - Cranberry — 60ml de suco de cranberry sem açúcar diariamente, ou um suplemento de cranberry conforme as instruções do rótulo

2. Orientações do Ciclo Refinamento para a alimentação:
   - Se você tem sintomas no sistema urinário, evite frutas cítricas, cafeína e alimentos ricos em açúcar.
   - Inclua alimentos ricos em potássio diariamente, em especial se você tiver tendência a desenvolver pedras nos rins.

3. Aumente sua NEAT todo dia neste plano. Aliás, tente nunca ficar sentado por uma hora seguida. Encontre maneiras de ficar de pé e se mexer.

4. Eleve seu treinamento cardiovascular e de força para um novo patamar. Esforce-se mais a cada dia e faça pelo menos 30 minutos de exercícios cardiovasculares diariamente.

5. Repita dez vezes os exercícios Kegel, três vezes ao dia, durante este ciclo.
   - *Ideias*: Faça os exercícios enquanto estiver dirigindo, esperando na fila, sentado ao computador ou quando for ao banheiro.

6. Você vai notar que eu "receito" sexo várias vezes neste plano dos 17 dias. Isso não lhe dá permissão para fazer loucuras. Precisa ser sexo seguro (tanto física quanto emocionalmente). Se essa opção não existe no momento, a masturbação é perfeitamente saudável e dá ao organismo o mesmo alívio que pode levar benefícios para o seu sistema reprodutor.
   - *Importante*: Lembre-se de urinar antes e imediatamente após a relação sexual para ajudar a evitar que as bactérias causem uma infecção urinária.

7. Olhe para a sua urina todos os dias durante este plano para verificar se a cor está normal e saudável. (Consulte a tabela de cores de urina do capítulo 14.) Lembre-se, certos alimentos e medicamentos alteram a cor.

8. Não negligencie as estratégias antienvelhecimento só porque você está no Ciclo 3. Manter-se hidratado é um dos fatores essenciais para a saúde em geral e com certeza vale tanto para a saúde dos sistemas urinário e reprodutor quanto para a prevenção do envelhecimento.

Todas essas orientações se aplicam a todos os dias deste ciclo, mesmo os dias alternados dos planos de Restauração e Reconstrução. Estou apenas mostrando que é possível incorporar todas as sugestões saudáveis de cada um dos sistemas nas atividades do dia a dia. Não há nada de muito desafiador nisso — e os benefícios no geral são enormes.

Então, pronto para começar o Ciclo 3: Refinamento? Vamos lá!

DIA 1

Siga o Dia 1 do **Ciclo Reconstrução**.

A qualquer momento: Ligue para o seu médico (mulheres: liguem para o seu ginecologista; homens: liguem para o seu urologista) se qualquer uma das situações abaixo se aplicar a você:

- *Mulheres*: Você tem sintomas não tratados da menopausa que afetam a sua vida.
- *Mulheres*: Você tem dor generalizada no abdome ou dor durante o sexo.
- *Mulheres*: Está na época de fazer mamografia ou você notou uma mudança nos seus seios.
- *Mulheres/Homens*: Você tem baixa libido (falta de desejo sexual) ou quaisquer outros sintomas que afetam sua vida sexual.
- *Mulheres/Homens*: Você tem qualquer sintoma urinário (idas muito frequentes ao banheiro, necessidade frequente de levantar à noite para urinar, dor durante a micção, jato de urina fraco etc.).

DIA 2

Siga o Dia 2 do **Ciclo Restauração**.

DIA 3

Café da manhã: Inclua um alimento rico em potássio e um punhado de mirtilos.

- *Ideia*: Bata no liquidificador meio copo de leite desnatado, uma banana, um punhado de mirtilos e uma colherada de proteína em pó como vitamina matinal.

Almoço: Inclua pelo menos um alimento rico em cálcio e um prato da minha lista da culinária anticâncer.

- *Ideia*: Misture uma porção de iogurte desnatado com meia xícara de morangos.

Jantar: Inclua pelo menos um alimento rico em vitamina C.

- *Ideia*: Experimente uma hortaliça rica em vitamina C, como couve-de-bruxelas ou pimentões.

A qualquer hora: Faça sexo com seu parceiro/a, mas lembre-se de urinar antes e imediatamente depois.

DIA 4

Siga o Dia 4 do **Ciclo Restauração**.

DIA 5

Siga o Dia 5 do **Ciclo Reconstrução**.

DIA 6

Café da manhã: Inclua um alimento rico em potássio e um punhado de mirtilos.

- Beba um copo de água de coco e coma uma tigela de aveia com mirtilos.

Almoço: Inclua pelo menos um alimento rico em vitamina C, na forma de uma fruta cítrica.

- *Ideia*: Chupe uma toranja ou tangerina junto com seu almoço balanceado.

Jantar: Inclua pelo menos um alimento rico em cálcio e um prato da minha lista da culinária anticâncer do capítulo 12.

- *Ideia*: Pique dentes de alho fresco e faça-os sauté, depois junte um punhado grande de espinafre e outro de couve-manteiga. Aqueça até as hortaliças começarem a amolecer. Coma com uma porção de proteína light.

A qualquer hora: Faça sexo com seu parceiro/a, mas lembre-se de urinar antes e imediatamente depois.

DIA 7

Siga o Dia 7 do **Ciclo Reconstrução**.

DIA 8

Siga o Dia 8 do **Ciclo Restauração**.

DIA 9

Café da manhã: Inclua um alimento rico em vitamina C e um punhado de mirtilos.

- *Ideia*: Misture várias frutas vermelhas e de outros tipos numa tigela grande e coma um pouco disso no café da manhã, depois faça lanchinhos dessa poderosa salada de frutas rica em vitamina C pelos próximos dias.

Almoço: Inclua um alimento rico em potássio.

- *Ideia*: Transforme meio abacate (sim! Ele é rico em potássio) num guacamole saudável, acrescentando um pouco de suco fresco de lima, coentro picado e uma pitada de pimenta-do-reino.

Jantar: Inclua pelo menos um alimento rico em cálcio e um prato da minha lista da culinária anticâncer.

- *Ideia*: Misture seus três feijões favoritos com caldo de frango e temperos (inclusive alho) numa sopa de três feijões. Rale queijo cheddar light em cima como cobertura rica em cálcio.

DIA 10

Siga o Dia 10 do **Ciclo Restauração**.

DIA 11

Siga o Dia 11 do **Ciclo Reconstrução**.

DIA 12

Café da manhã: Inclua pelo menos um alimento rico em vitamina C, na forma de uma fruta cítrica.

Almoço: Inclua um alimento rico em potássio e um punhado de mirtilos.

Jantar: Inclua pelo menos um alimento rico em cálcio e um prato da minha lista da culinária anticâncer.

A qualquer hora: Faça sexo com seu parceiro/a, mas lembre-se de urinar antes e imediatamente depois.

DIA 13

Siga o Dia 13 do **Ciclo Restauração**.

DIA 14

Café da manhã: Inclua pelo menos um alimento rico em vitamina C na forma de uma fruta cítrica.

Almoço: Inclua um alimento rico em potássio e um punhado de mirtilos.

Jantar: Inclua pelo menos um alimento rico em cálcio e um prato da minha lista da culinária anticâncer.

A qualquer hora: Faça sexo com seu parceiro/a, mas lembre-se de urinar antes e imediatamente depois.

DIA 15

Siga o Dia 15 do **Ciclo Reconstrução**.

DIA 16

Siga o Dia 16 do **Ciclo Restauração**.

DIA 17

Café da manhã: Inclua pelo menos um alimento rico em vitamina C na forma de uma fruta cítrica.

Almoço: Inclua um alimento rico em potássio e um punhado de mirtilos.

Jantar: Inclua pelo menos um alimento rico em cálcio e um prato da minha lista da culinária anticâncer.

A qualquer hora: Faça sexo com seu parceiro/a, mas lembre-se de urinar antes e imediatamente depois.

Como se sente? Energizado? Equilibrado? Motivado, porém relaxado? Jovial? Espero que você esteja tão rejuvenescido (sem contar orgulhoso de si mesmo também) que queira continuar com esse novo estilo desafiador da idade pelo resto da sua vida, que pode durar muito tempo! Eu me dou conta, como você também deveria se dar, de que nem todo dia vai ser perfeito. Não tem problema. Quando você acordar, a cada manhã, não fique remoendo o que fez de errado ontem ou quanta coisa precisa fazer amanhã. Concentre-se no agora, no dia de hoje, porque é isso que está bem na sua frente, e essas são as escolhas que importam neste exato momento. Faça as escolhas certas e estará investindo na sua capacidade de viver 100 anos bons — com sorte, ótimos.

Antes de passarmos ao nosso último ciclo, repita os testes dos sistemas reprodutor e urinário para avaliar sua melhora.

PARTE CINCO

Ciclo 4: Renovação

Seguir os conselhos e as recomendações dos três primeiros ciclos deste livro ajudará você a se encaminhar para viver até a idade avançada, sentindo menos os péssimos efeitos colaterais normalmente associados ao envelhecimento. Provavelmente você vai parecer e se sentir melhor também — quem não quer isso?

Mas há mais! Os capítulos do Ciclo 4: Renovação apresentam estratégias e um plano de 17 dias fácil de seguir, tudo relacionado com outros aspectos essenciais de uma vida longa, saudável e feliz.

O que acha de fazer mais sexo? E dormir muito bem à noite? Ou reduzir sua exposição a toxinas potencialmente mortíferas? Vou equipá-lo com segredos do estilo de vida que você vai adorar e querer usar todos os dias.

Você também descobrirá que, na minha opinião, existe uma conexão vital entre a longevidade e o modo como você decide viver diariamente. Isso é fundamental, gente. Estou falando do seu estilo de vida como um todo, e acho que vocês vão ficar surpresos com algumas informações que vou revelar nesta parte do livro.

O que estão esperando? Vamos seguir adiante rumo a 100 anos felizes e saudáveis.

CAPÍTULO 16
Jogando limpo com as toxinas

Faz-se muito estardalhaço sobre as toxinas hoje em dia. Talvez você tenha ouvido dizer que a acumulação tóxica no organismo pode levar à celulite, constipação, fadiga e até doenças autoimunes. Todo tipo de doenças e condições de saúde terríveis têm sido atribuídos às toxinas ultimamente. Mais propaganda ainda está sendo feita sobre a necessidade de desintoxicar, limpar ou purificar o corpo. Parte disso é puro sensacionalismo, criado por pessoas e empresas que só querem lucrar com o seu medo, mas devo dizer que, de fato, seu organismo e todos os seus sistemas podem ser afetados pelos níveis atuais de poluição, pesticidas, contaminantes, substâncias artificiais nos alimentos industrializados e outros tipos de toxinas do mundo moderno. Especialmente em doses elevadas, as toxinas têm a capacidade de acelerar o processo de envelhecimento, perturbar o equilíbrio hormonal, neutralizar seu sistema imunológico e danificar sua memória e às vezes podem até causar câncer.

A boa notícia é a seguinte: seu corpo, em especial quando está saudável, é extremamente resistente. E se você está seguindo os conselhos que dei até aqui, está melhorando ainda mais sua capacidade de enfrentar os invasores tóxicos. Você pode ir além conhecendo as toxinas no seu ambiente e reduzindo drasticamente sua exposição total a elas. Acredito que é possível reduzir o impacto das toxinas sobre a nossa saúde e abrir caminho para viver 100 anos felizes e saudáveis.

Toxinas — Curso básico

Algumas das principais toxinas que afetam a nossa saúde são as seguintes:

Poluição em ambientes fechados. Sim, você leu certo. A poluição atmosférica não acontece só do lado de fora! E se você considerar o fato de que a maioria das pessoas passa entre 80% e 90% do seu tempo em ambientes fechados, verá o quanto isso é importante. A Agência de Proteção Ambiental acredita que a poluição em ambientes fechados seja uma das cinco maiores ameaças ambientais ao povo americano. Estudos conduzidos pela agência também mostram que frequentemente o nível de poluição em ambientes fechados é de duas a cinco vezes maior do que o da poluição externa. Isso é muita coisa! Uma grande fonte de poluição em ambientes fechados são os produtos químicos industriais: substâncias como solventes, produtos domésticos, combustíveis, colas, formaldeído e compostos antichama, todos encontrados em muitos produtos usados em locais de trabalho e na sua residência.

Poluição atmosférica externa. Em geral, o termo "poluição atmosférica externa" se refere a algumas toxinas ambientais, incluindo ozônio, partículas no ar e óxidos de nitrogênio. Embora o ar enevoado tenha tipicamente um alto índice de partículas de poluição, o ar que parece limpo também pode estar carregado de poluentes que fazem mal à saúde. Sem dúvida você também sabe que o fumo passivo pode causar danos. Estudos sugerem que ele pode danificar não só seus pulmões, mas também seu cérebro.

As poluições interna e externa também incluem a exposição aos metais pesados. Não, não estou falando de grupos de rock; estou falando de metais de verdade, como alumínio, arsênio, cádmio, cobre, ferro, chumbo, mercúrio e manganês, que entram no nosso ambiente por meio de vários processos industriais e agrícolas. Em grandes quantidades, todos eles foram associados a disfunções neurológicas. A maioria das pessoas absorve os metais pela exposição à comida, água ou ao ar contaminados, ou por contato com a pele em ambientes ligados às indústrias agrícola, manufatureira ou farmacêutica, ou pelo contato com produtos domésticos.

AGEs. Os AGEs, ou produtos finais de glicosilação avançada, promovem a inflamação no seu corpo, o que não é bom, como a esta altura você já deve saber! Considero os AGEs toxinas porque eles são realmente tóxicos para a saúde dos sistemas do seu organismo como um todo. Seu corpo pode formar essas toxinas em reação a certos alimentos, dependendo sobretudo do modo como os alimentos são preparados.

Pesticidas. São consideradas pesticidas todas as substâncias usadas para matar ou afastar qualquer tipo de praga biológica: roedores, insetos, aranhas, mofo, bolor e coisas parecidas. A invenção dos pesticidas, sob muitos aspectos, foi ótima. Eles permitem que os fazendeiros mantenham suas lavouras a salvo, o que significa maior produção de alimentos. Também mantêm várias pragas, incluindo grande variedade de insetos, fungos, germes, esporos, ervas daninhas e outras longe do nosso cotidiano.

Os pesticidas, no entanto, estão entre as piores toxinas. Um estudo de pessoas que trabalharam na agricultura por 20 anos ou mais descobriu que quem estava diretamente exposto aos pesticidas tinha probabilidade até cinco vezes maior de tirar notas baixas em testes cognitivos, e o dobro da probabilidade de sofrer declínio das funções cognitivas, em comparação com aqueles que não entraram em contato com pesticidas.

Como as toxinas podem envelhecer você

A exposição a toxinas ambientais foi apontada como uma das causas do envelhecimento, de acordo com um artigo recente em *Clinics in Geriatric Medicine*. Quando regularmente exposto a toxinas ambientais — o que acontece com todos nós —, seu organismo pode ficar atolado no estresse oxidativo crônico e os radicais livres podem fazer estragos à vontade. A maioria dos órgãos nos vários sistemas pode sofrer danos, mas talvez seja o cérebro a ficar mais vulnerável. De fato, cientistas acreditam que o estresse oxidativo causado pelas toxinas pode ser uma causa importante do mal de Alzheimer, outros tipos de demência e do mal de Parkinson.

A poluição em ambientes fechados também pode agravar e contribuir para uma variedade de problemas de saúde, incluindo asma, irritação dos olhos, problemas de memória, náuseas e até câncer. Pessoas com problemas pulmonares preexistentes (como doença pulmonar crônica ou asma) estão especialmente em risco. Os sintomas incluem ataques de asma, tosse, inflamação das vias respiratórias e outros problemas respiratórios. Todos somos suscetíveis às toxinas dos ambientes fechados, mas pessoas que sofreram superexposição a produtos químicos industriais estão em situação até pior.

Quanto à superexposição aos metais pesados, ela foi associada a disfunções neurológicas. Essas substâncias químicas estão ligadas a sintomas agudos como visão embaçada, dificuldade na fala e problemas motores, e a um risco mais elevado de tumores cerebrais e doenças neurodegenerativas como o mal de Parkinson.

Fator número 1 para reduzir a carga tóxica: controlar o estresse oxidativo

Em capítulos anteriores, falei do estresse oxidativo — o processo nocivo que acontece quando os radicais livres, prejudiciais para as células, ficam em maior número que os antioxidantes protetores — como um dos fatores que você pode controlar. O estresse oxidativo prolongado faz com que os radicais livres se acumulem, o que no fim das contas pode contribuir para doenças graves, incluindo câncer, diabetes, aterosclerose, mal de Alzheimer e artrite reumatoide. O estresse oxidativo se intensifica com a exposição às toxinas ambientais; portanto, adote medidas diariamente para acabar com esse estresse.

Se o seu placar no teste deste capítulo revelar exposição acima do normal às toxinas, vou querer que você adicione mais um suplemento à sua estratégia antioxidante: a glutationa. Ela é um tripeptídeo, uma proteína formada por três aminoácidos: cisteína, ácido glutâmico e glicina. Ela protege as células contra os efeitos nocivos do estresse oxidativo e das toxinas e é particularmente útil em eliminar mercúrio, chumbo, cádmio, níquel, formaldeído, pesticidas e outras toxinas do organismo. Com o estresse oxidativo, o nível de glutationa diminui muito, afetando a capacidade do seu fígado de inativar substâncias prejudiciais. Minha recomendação: de 2 a 5 gramas diariamente.

Agora vou apresentar algumas estratégias específicas para enfrentar cada uma das principais toxinas que afetam a saúde e a longevidade.

O melhor desintoxicante que existe

Existem muitos produtos, dietas, sucos e clínicas por aí hoje em dia que garantem ter a resposta definitiva de como livrar seu corpo de todas as toxinas que encontramos diariamente, e assim reverter o envelhecimento. Mas muitos desses modismos podem ser perigosos. Aqui estão alguns exemplos de perigos em potencial. Considere-se avisado!

Colonterapia: consiste num tipo de "desintoxicação" que é essencialmente como receber uma gigantesca lavagem intestinal. Durante o procedimento, o técnico bombeia até 70 litros de água no cólon para "limpar" o reto. Pensar que tem gente que se submete a isso me assusta de verdade, especialmente pacientes que têm qualquer tipo de disfunção digestiva. Tanta coisa pode dar errado! Os riscos incluem perfuração da parede intestinal, desequilíbrio eletrolítico e desidratação, infecção por vírus ou bactérias, e a lista só aumenta. Resumindo: na minha opinião médica, a colonterapia não é uma ideia inteligente.

Jejuns à base de sucos: eles podem estar na moda, mas eu tenho minhas ressalvas. Em poucas palavras, se você só está ingerindo suco, sem nenhum alimento sólido, não está recebendo todas as enzimas e os nutrientes de que seu corpo precisa. Portanto, provavelmente não vai se sentir muito bem, e se perder algum peso, é de se esperar que vá recuperá-lo relativamente rápido. Se você me perguntar se, de maneira geral, eu acho que sucos são uma forma saudável de ingerir frutas e hortaliças, minha resposta vai ser sim e não. Se o suco for sua *única* fonte de frutas e hortaliças, então você está perdendo a maior parte da fibra, porque, ao espremê-las, a polpa, rica em fibra, é removida. Mas se o suco é uma parte de sua dieta e de todo um estilo de vida saudável, acho que pode ser um ótimo suplemento. No entanto, seu corpo não precisa que você fique em jejum só tomando suco por uma semana, nem mesmo por um dia.

Dietas de fome: preciso mesmo comentar isso? Qualquer programa de "desintoxicação" que limita drasticamente as calorias da sua alimentação para que seus órgãos possam "descansar" é algo que jamais vou recomendar. Essas dietas podem bagunçar de verdade seu metabolismo e outras funções corporais. Fomos feitos para consumir combustível sob forma de comida. Quanto a quem acha que quando teve um "dia de comer porcarias" cheio de fast-food, pizza, refrigerante ou coisas assim, em seguida só precisa passar fome por um dia ou dois para compensar... vocês sabem quem são... isso é uma péssima ideia. Se você fizer besteira e fugir um pouco do seu estilo de vida saudável por um dia ou um fim de semana, simplesmente levante e sacuda a poeira no dia seguinte, voltando à sua dieta normal e saudável. Passar fome só vai piorar as coisas, e muitas vezes força o seu organismo a armazenar mais gordura.

Então, você deve se perguntar, qual eu considero o melhor, mais revolucionário sistema de desintoxicação do mundo? Está preparado? É o corpo humano! Isso mesmo, pessoal, vocês nasceram totalmente equipados com um sistema de controle de expulsão de dejetos muito poderoso. Quando ele está funcionando direito, você é naturalmente capaz de se livrar da maioria das toxinas encontradas, pois cada sistema pode jogar adequadamente o seu lixo nos sistemas urinário e digestivo, que então o expelem do corpo. Sua pele também funciona como um canal para o corpo se livrar dos dejetos — na forma de suor! E para manter todos os seus sistemas funcionando bem, recomendo que você continue aplicando as estratégias essenciais antienvelhecimento. Todas elas ajudam seu corpo a filtrar e eliminar toxinas antes que se acumulem.

ESCOVANDO A PELE A SECO

As evidências de que escovar a pele a seco traga qualquer benefício importante para a saúde são, quando muito, esparsas. Você vai encontrar alguns terapeutas holísticos que atribuem todo tipo de efeito positivo a essa escovação, indo desde aumento da drenagem linfática até diminuição da presença de celulite e desintoxicação em geral. Mais uma vez, não existe uma pesquisa consistente que indique nada do tipo. Dito isso, mal não vai fazer, e no mínimo ajudará a sua pele a ficar com uma aparência saudável. Veja como escovar a pele a seco:

Antes de tomar uma ducha, enquanto sua pele está seca, use uma escova ou uma esponja (como aquelas que você usa no chuveiro, mas mantenha-a sempre seca) para "escovar" a pele. Tente arranjar uma escova com cerdas naturais, não sintéticas. É melhor começar pelos pés, movendo a escova para cima, na direção do tronco. Não escove com muita força para que a pele não fique vermelha ou irritada. Continue escovando e vá subindo pelas pernas, tronco e braços. Não escove nenhuma área sensível da pele, como o rosto, mamilos e genitais. Quando estiver escovando a pele dos braços, vá na direção das axilas, não para baixo, para os dedos. Só uma passada rápida por todo o corpo é suficiente. Desde que não esteja irritando a pele, pode fazer isso uma vez ao dia.

Poluição atmosférica externa

A menos que você esteja morando numa caverna, deve saber que a qualidade do ar que todos respiramos a cada dia não é mais o que era antigamente. Existem outros tipos e fontes de poluição atmosférica externa (incluindo o monóxido de carbono e o dióxido de enxofre), mas, para nossas finalidades, vou me concentrar no ozônio, óxido de nitrogênio e substâncias particuladas.

Você não pode ver a poluição do ozônio. O ozônio, que é um gás formado por três átomos de oxigênio, pode não parecer nocivo. É só oxigênio, certo? Bem, quando ele chega aos tecidos dos seus pulmões, acontece uma reação que causa danos. Esses danos levam algumas pessoas a sentirem dificuldade para respirar, dor, inflamação e mais. Algumas pessoas mais sensíveis podem ir parar no hospital.

A presença de óxidos de nitrogênio (N_2O) no ar tem várias causas, uma das quais é a poluição gerada pelo trânsito. Os óxidos de nitrogênio são componentes importantes na formação do ozônio e do smog, aquele nevoeiro de poluição. Mas eles podem causar problemas de saúde mesmo isoladamente, como nos tornar mais vulneráveis a várias infecções respiratórias. Estudos mostram que a exposição prolongada à poluição automotiva pode abreviar nossas vidas.

As substâncias particuladas são outro tipo de poluição atmosférica externa e consistem em partículas de líquido e gás que estão no ar. Podem incluir sulfatos, nitratos, metais, poeira e coisas parecidas. O ar costuma ter um teor mais elevado de partículas perto de instalações industriais e rodovias movimentadas.

Juntas, essas contribuições para a poluição atmosférica externa podem ser muito perigosas para o nosso sistema respiratório e também para outros sistemas do organismo. Alguns estudos mostram que elas podem até aumentar nosso risco de infarto (embora não tanto quanto outros fatores de que já falamos), outros problemas cardíacos e derrames. Além disso, um amplo estudo demonstrou que, com o tempo, a exposição à poluição, especialmente a substâncias particuladas, está ligada ao declínio da memória. Essencialmente, ela afeta nosso sistema nervoso e o cérebro também — mas você pode combatê-la.

Estratégias de apoio para a poluição atmosférica externa

Informe-se. Procure se informar a respeito das condições locais do nível de ozônio no ar, em especial durante o verão, quando o nível costuma subir. Quando o nível de O_3 está bastante elevado no ar você deve tomar certas precauções (como manter as janelas fechadas, organizar caronas solidárias com os vizinhos e se exercitar dentro de casa), especialmente se tiver uma infecção ou problema respiratório. Crianças, pessoas com mais de 65 anos, diabéticos, quem tem problemas cardíacos e aqueles que passam muito tempo ao ar livre correm mais riscos de sofrer com os efeitos do ozônio. Nesses dias, em especial, aconselho todos — mas sobretudo meus pacientes de alto risco — a ficarem dentro de casa durante o dia o máximo possível.

Você também pode tomar algumas providências para reduzir sua própria emissão de toxinas. Considere a possibilidade de organizar caronas solidárias com os vizinhos, não encher o tanque antes do pôr do sol (o vapor de gasolina liberado não se misturará com a luz solar e causará menos poluição do ar) e não cortar a grama (ou esperar até escurecer, pelo mesmo motivo). Mesmo se você for saudável, não saia para correr durante um dia com nível elevado de ozônio. Quanto mais rápido respirar, mais poluentes absorverá. Você sabe que sou muito fã de exercícios, mas sua corrida pode esperar ou você pode se exercitar dentro de casa.

Use suplementos contra a poluição atmosférica. A poluição atmosférica está em toda parte. No capítulo sobre o sistema respiratório, falamos de todos os métodos para melhorar a saúde dos seus pulmões e vias respiratórias, incluindo a prática das estratégias essenciais antienvelhecimento, como a suplementação com vitaminas do complexo B para equilibrar a metilação e o domínio das técnicas de respiração profunda. Além disso, há algumas evidências de que os ácidos graxos poli-insaturados ômega-3, especialmente os óleos de peixe, podem ajudar, reduzindo o estresse oxidativo que acontece quando estamos expostos à poluição atmosférica. Também conhecemos o poder dos antioxidantes, especialmente quando se trata de neutralizar os radicais livres; portanto, aumente o consumo de antioxidantes quando a poluição atmosférica na sua área for um problema.

Poluição atmosférica em ambientes fechados

A causa mais comum da baixa qualidade do ar em ambientes fechados é a liberação de gases ou substâncias particuladas por várias fontes nesses ambientes, e ela é agravada pela má ventilação, que significa não serem esses gases e partículas suficientemente diluídos por ar vindo de fora. Então, o que há no ar que você respira em ambientes fechados? Obviamente, a resposta depende de muitos fatores. Primeiro, na sua casa há algum fumante? O fumo passivo traz todo tipo de substâncias químicas e venenos, muitos dos quais são cancerígenos. Outras fontes são os esporos do mofo e o pólen. Também gases como o radônio, que é liberado naturalmente pelo solo e pode entrar na sua casa por rachaduras nos alicerces, e o monóxido de carbono, que pode ser liberado por aparelhos que queimam combustível, podem estar presentes no ar que você respira. Dependendo de quando sua casa ou escritório foram construídos, o formaldeído e/ou o chumbo podem estar contribuindo para a baixa qualidade do ar e pondo em risco a sua saúde. Os pesticidas também, às vezes, são uma ameaça em ambientes fechados.

Se você estiver inspirando qualquer uma dessas substâncias — e a maioria de nós está —, pode sofrer sintomas de alergia (coceira nos olhos, nariz ou garganta, irritação, congestão etc.). Outros sinais de alerta são sintomas relacionados com a asma, como chiado no peito ou fôlego curto. Se você respira ar poluído regularmente há muitos anos, os efeitos na saúde podem ser prejudiciais. Se o agente poluidor não for removido, as pessoas expostas rotineiramente a ele correm o risco de sofrer doenças graves do coração e pulmões ou câncer, e isso pode até ser fatal.

Estratégias de apoio para combater a poluição atmosférica em ambientes fechados

Não fume. Essa é uma das estratégias essenciais antienvelhecimento, mas às vezes você fica exposto ao fumo mesmo quando decide não fumar. Lembre-se sempre de se proteger quando estiver em lugares públicos, incluindo hotéis e carros alugados. Sempre prefira se sentar longe dos fumantes em bares, e exija quartos para não fumantes e carros que não foram alugados por fumantes anteriormente.

Mantenha a umidade sob controle. Se você mora numa região muito úmida, considere o uso de um desumidificador (aparelhos de ar-condicionado também desumidificam naturalmente o ar) para reduzir a umidade dentro de casa. É bom manter a umidade geral baixa porque as moléculas de água no ar podem aumentar a quantidade de poluentes, como esporos do mofo, que você respira. De qualquer forma, o desumidificador pode fazer mais mal do que bem se ficar sujo demais e começar a liberar esses poluentes de volta. Limpe os filtros regularmente.

Areje sua casa. Se sua residência fica bem fechada, sem nenhum fluxo de ar vindo de fora, você não tem ventilação suficiente para reduzir a quantidade total de partículas tóxicas dentro dela. Isso pode ser resolvido simplesmente mantendo algumas janelas abertas!

Encontre a fonte. Embora melhorar a ventilação ajude a diluir os poluentes presentes no ar da sua casa, o melhor mesmo é localizar a fonte. Se você tem canos vazando, uma rachadura nos alicerces ou outros problemas estruturais, seria bom chamar um especialista para localizar e reverter o fluxo de poluentes.

Purifique, se possível. Os purificadores de ambientes não nos defendem contra vapores ou gases perigosos, mas muitos são eficazes em reduzir o número de partículas tóxicas presentes no ar da sua residência. Existe uma grande variedade de purificadores; portanto, pesquise antes de comprar um. Procure algum que tenha filtro HEPA (filtro de matéria particulada de alta eficiência), pois esse tipo de filtro retém até as menores partículas. Mas, como no caso do desumidificador, você vai precisar mantê-lo limpo para que ele não fique sobrecarregado e comece a liberar os poluentes de volta.

Bisfenol A (BPA)

O bisfenol A, ou BPA, é um ingrediente químico importante para a fabricação de produtos de plástico, especificamente de policarbonatos. Ele vem sendo usado na sua fabricação desde a década de 1960. É uma das substâncias que torna esse tipo de plástico forte e durável. Aqui estão alguns dos muitos produtos que em geral contêm BPA:

Recipientes para armazenar alimentos
Garrafas de água
Mamadeiras
Latas para alimentos em conserva
Brinquedos de plástico
Óculos de proteção
Utensílios médicos
Selante dental
Capacetes de ciclista
Vários componentes de veículos
Adesivos
Vários aparelhos eletrônicos
CDs

Há quem acredite que a exposição ao BPA possa estar associada ao envelhecimento prematuro por causa de danos celulares que ele causa, doenças mortais como o câncer de mama ou até problemas comportamentais em crianças que foram expostas a ele no útero. Outros dizem que mais testes são necessários antes que possamos ter certeza de que o BPA não causa nenhum dano aos seres humanos.

Em vez de continuar o debate sobre esse composto químico, vou dar o meu conselho: nada de enlouquecer, exagerar ou morrer de medo dessa questão. Em vez disso, siga minhas regrinhas simples com relação ao BPA.

Estratégias de apoio para o BPA

Faça um inventário. Primeiro, eu gostaria que você tomasse consciência da presença do BPA nos seus utensílios domésticos, sobretudo aqueles onde você come, bebe ou armazena alimentos. Procure nos seus armários, despensas e geladeira. Verifique quantos produtos existem da lista anterior. Muitos dos alimentos que você come vêm em latas? Você aquece alimentos no micro-ondas dentro de vasilhas de plástico regularmente ou põe os potes de armazenamento de comida na lava-louças? Você armazena todos os seus alimentos em recipientes plásticos ou usa potes de vidro? Não precisa ficar neurótico com isso, mas tenha ao menos uma noção geral.

Prefira o fresco. Isso pode significar mais idas ao mercado ou à feira, mas comer alimentos frescos tem um enorme valor. Estabeleça como objetivo comer 20% ou menos de alimentos em conserva, por causa do BPA presente nas próprias latas. Se você come feijão em lata, pense em comprá-lo cru. Em vez de comprar molho de tomate em lata, prefira o que vem em potes de vidro.

Experimente o vidro. Compre alguns recipientes de vidro para armazenar comida e jogue fora alguns de plástico. Tente aquecer os alimentos no micro-ondas dentro de vasilhas de vidro, não de plástico. Eu sei que os plásticos são muito convenientes (são mais leves, quebram menos e são mais baratos), mas os recipientes de vidro disponíveis hoje em dia são ótimos e muito resistentes. E duram uma eternidade, então você não vai precisar repô-los com tanta frequência.

Lave manualmente seus recipientes plásticos. Como existe a possibilidade de que o calor intenso na lava-louças (e no micro-ondas) fragmente os vários compostos químicos do plástico, aconselho lavar manualmente todos os recipientes plásticos usados no armazenamento de alimentos.

Procure o plástico livre de BPA. Várias empresas já atenderam à preocupação do público criando garrafas de água, mamadeiras e outros itens livres de BPA. Não estou dizendo que você deve jogar fora todos os seus potes de plástico e substituí-los por outros sem BPA. Mas, por exemplo, se você bebe água da mesma garrafa de plástico todo dia, pense em substituí-la por uma sem BPA.

Produtos finais de glicosilação avançada (AGEs)

Lembra quando falamos da glicosilação, anteriormente? Ela é um dos cinco fatores do envelhecimento que podem ser controlados. Os AGEs são substâncias químicas do organismo que aparecem quando as moléculas de glicose se ligam à gordura, a proteínas ou até ao DNA. Isso não é bom, porque cria uma espécie de maçaroca de moléculas que têm efeitos negativos sobre vários órgãos, inclusive o coração. Os AGEs aparecem mais frequentemente quando alimentos, em especial os gordurosos, são cozidos em temperaturas muito altas, como na fritura. Portanto, todas aquelas batatinhas e frango frito podem ser grandes culpados pela formação de AGEs no seu corpo. O mesmo se aplica a alimentos torrados ou grelhados em altas temperaturas por longos períodos de tempo.

Um estudo mostrou que uma dieta pobre em AGEs reduz a inflamação e, portanto, o risco de desenvolver doenças cardíacas. Veja como você pode conseguir isso.

Estratégias de apoio para os AGEs

Varie a preparação dos alimentos. Quando o assunto é reduzir o risco de comer alimentos que vão aumentar a inflamação, a glicosilação e outros processos perigosos, é preciso lembrar alguns truques fáceis. Estudos demonstraram que os alimentos, em especial gorduras e proteínas animais, liberam menos AGEs quando são cozidos no calor úmido em vez do seco. Experimente ferver, cozinhar no vapor, fazer pochê ou ensopada a maioria dos seus pratos. Não estou dizendo que você deve jogar fora sua grelha! Sugiro apenas que não prepare todas as refeições nela. No caso de frutas e hortaliças, comê-las cruas é sempre ótima ideia, porque em geral elas contêm o máximo de nutrientes quando não estão cozidas.

Esqueça o drive-thru. Estudos mostraram que os maiores culpados pela criação de AGEs no seu organismo são itens que você provavelmente vai ver nos cardápios (mesmo os mais caros) de várias redes de fast-food, pizzarias e barraquinhas de cachorro-quente, porque é nesses lugares que esses alimentos tendem a ser fritos no óleo ou na chapa. Sim, eu sei, muitas redes de fast-food estão se esforçando para oferecer opções mais saudáveis. Mas se o que você quer mesmo é maçã fatiada ou leite desnatado, não é mais fácil entrar num supermercado e comprar? E sai mais barato também. A maioria das pessoas que conheço que frequenta o drive-thru vem com desculpas como "não tenho tempo de preparar comida", ou "é tão conveniente", ou "eu não venho muito aqui". Mas você quer mesmo sacrificar sua saúde e longevidade só porque não consegue resistir a um cheeseburger com fritas todo santo dia? Vale mesmo a pena?

O risco não começa e termina no guichê do drive-thru, no entanto. Se você come em qualquer tipo de restaurante regularmente, aconselho que conheça os pratos que escolhe. Só porque o restaurante é chique, não significa que todos os itens do cardápio são bons para a saúde. Pense se não é o caso de pedir um prato de *crudités* (hortaliças cruas picadas) em vez de uma cestinha de pão com manteiga, sanduíches feitos no pão sírio em vez do pão comum lotado de carboidratos, hortaliças cozidas no vapor em vez de fritas, e pedir para que o garçom mostre os itens mais saudáveis do cardápio, ou verificar o cardápio na internet antes de sair, para decidir exatamente o que vai pedir. Não precisa mudar sua rotina para fazer escolhas alimentares mais saudáveis.

Pesticidas

Como você pode imaginar, já que os pesticidas são criados para matar pragas, também podem nos prejudicar quando usados inadequadamente ou em excesso. Alguns pesticidas contaminam os produtos agrícolas que consumimos e acabam entrando no nosso organismo. De acordo com o Grupo de Trabalho Ambiental, pesticidas foram associados a danos no sistema nervoso, certos tipos de câncer e problemas endócrinos.

Estudos relacionaram a presença de pesticidas no sangue de crianças com problemas cognitivos ou de atenção. Especificamente, um estudo baseado em pesquisas realizadas pelo Levantamento Nacional de Saúde e Nutrição descobriu que até crianças que ingerem alimentos com quantidades consideradas "normais" de pesticidas apresentam um risco mais alto de ter o transtorno do déficit de atenção com hiperatividade (TDAH).

Não é bom interagir com pesticidas além do necessário, porque eles podem trazer uma variedade de efeitos prejudiciais, incluindo irritação da pele e olhos, danos ao sistema nervoso, e em doses maiores podem até ser mortais; então aqui estão algumas soluções simples para "desintoxicar" o seu corpo e a sua vida o máximo possível dos efeitos potencialmente nocivos dos pesticidas.

Estratégias de apoio para os pesticidas

Faça uma "limpa" nos produtos de limpeza. A Associação Americana de Centros de Controle de Venenos relata que os produtos domésticos de limpeza são uma das causas mais comuns de envenenamento nos Estados Unidos. E esse é um fator tão simples de erradicar! Posso parecer um hippie falando, mas por que não tentar desinfetantes menos tóxicos, como bicarbonato de sódio, suco de limão, vinagre de álcool, água oxigenada ou até mesmo álcool de farmácia? O primeiro passo é se certificar de que todos os produtos de limpeza estejam guardados num lugar fresco e seco, fora do alcance de crianças e de bichinhos de estimação. Segundo, quero que você use luvas de borracha toda vez que for mexer com esses produtos. Também verifique os produtos que pode substituir pelas opções menos tóxicas que acabei de dar. Como as pessoas estão ficando cada vez mais conscientes desse problema, existem muitos produtos novos no mercado que são menos tóxicos. Inalar menos vapores tóxicos e pôr menos desses materiais em contato com a sua pele é sempre bom.

Coma alimentos orgânicos. Sim, eu sei que as frutas e hortaliças orgânicas são mais caras. Mas comprar pelo menos alguns alimentos na seção orgânica do supermercado pode valer a despesa adicional. Especialistas avaliaram muitos tipos de produtos agrícolas e descobriram que existem alguns, especificamente, que você deveria tentar comprar na versão orgânica, porque suas versões normais tendem a apresentar um nível mais elevado de pesticidas em testes, provavelmente por terem cascas mais finas, o que permite que os pesticidas penetrem mais facilmente. Lembre-se, isso se aplica a produtos congelados também! Aqui está a lista das frutas e hortaliças que você deve procurar comprar na versão orgânica:

Maçã
Aipo
Morangos
Mirtilos
Pêssego
Nectarina
Uva
Pimentões
Batata
Espinafre
Alface
Couve/couve-manteiga

Considere fazer compras em feiras de agricultores locais. É nelas que você tem mais chances de conseguir produtos mais frescos, direto da fazenda. Mesmo assim, pergunte se os alimentos são cultivados organicamente.

As seguintes frutas e hortaliças em geral apresentam níveis mais baixos de pesticida, provavelmente porque estão protegidas por cascas mais grossas e resistentes. Essas podem ser compradas na versão não orgânica:

Cebola
Milho verde
Abacaxi
Abacate
Aspargo
Ervilha
Manga
Berinjela
Melão
Kiwi
Repolho
Batata-doce
Cogumelos

Experimente pesticidas naturais. Se você tem um jardim, ou especialmente se você tem uma horta, sugiro que experimente alguns métodos naturais para eliminar insetos e ervas daninhas. Tente borrifar vinagre de álcool nas ervas daninhas. E se você sabe que tipo de praga está tentando eliminar, pesquise um pouco para descobrir que produtos naturais são mais eficientes para exterminá-la. De maneira geral, vale a pena moer alho e espalhá-lo ao redor do seu jardim ou horta, bem como pimenta caiena, canela e cravo-da-índia. Também existem vários inseticidas e pesticidas orgânicos, não tóxicos no mercado. E essas soluções naturais também são mais seguras para os bichos de estimação.

Qual a carga tóxica do seu organismo?

Responda a cada pergunta com sinceridade; anote os pontos indicados em cada resposta. Some os pontos e veja como se sai.

1. **Você aquece os alimentos no micro-ondas em recipientes de plástico?**
   A. Sim ☐ 0 ponto B. Não ☐ 4 pontos

2. **Você dirige no trânsito intenso a maioria dos dias da semana?**
   A. Sim ☐ 0 ponto B. Não ☐ 4 pontos

3. **Você come em lanchonetes de fast-food ou restaurantes várias vezes por semana?**
   A. Sim ☐ 0 ponto B. Não ☐ 4 pontos

4. **Você consome principalmente frutas e hortaliças orgânicas?**
   A. Não ☐ 0 ponto B. Sim ☐ 4 pontos

5. **Você usa produtos de limpeza normais sem luvas regularmente?**
   A. Sim ☐ 0 ponto B. Não ☐ 4 pontos

6. **Você fuma atualmente ou está exposto de forma regular ao fumo passivo?**
   A. Sim ☐ 0 ponto B. Não ☐ 4 pontos

7. **Você usa regularmente inseticidas ou herbicidas não orgânicos em sua casa, jardim ou horta, ou contrata regularmente algum serviço exterminador de pragas?**
   A. Sim ☐ 0 ponto B. Não ☐ 4 pontos

8. **Seu trabalho expõe você a produtos químicos industriais (tintas, solventes, produtos industriais de limpeza, substâncias químicas fortes etc.)?**
   A. Sim ☐ 0 ponto B. Não ☐ 4 pontos

9. **Você mora numa área muito poluída ou perto de uma?**
   A. Sim ☐ 0 ponto B. Não ☐ 4 pontos

10. **Sua casa é bem ventilada ou dotada de um purificador de ar?**
A. Não ☐ 0 ponto B. Sim ☐ 4 pontos

11. **Você já mandou fazer um teste de nível de radônio ou monóxido de carbono na sua residência?**
A. Não ☐ 0 ponto B. Sim ☐ 4 pontos

12. **Você armazena alimentos sobretudo em recipientes de vidro ou de outros materiais não plásticos?**
A. Não ☐ 0 ponto B. Sim ☐ 4 pontos

13. **Você come mais alimentos em conserva do que frescos?**
A. Sim ☐ 0 ponto B. Não ☐ 4 pontos

14. **Você prepara a grande maioria dos seus alimentos em altas temperaturas, por exemplo grelhando, assando ou fritando esses alimentos por longos períodos de tempo?**
A. Sim ☐ 0 ponto B. Não ☐ 4 pontos

Pontuação:

0 a 11: URGENTE; tome medidas hoje mesmo para mudar seus hábitos relativos à toxicidade.

12 a 22: PERIGOSO; mude quaisquer comportamentos que possam aumentar sua carga tóxica.

23 a 33: MODERADAMENTE ARRISCADO; comece a usar mais das minhas sugestões para diminuir sua exposição total às toxinas.

34 a 44: NA MÉDIA; você ainda pode fazer mudanças.

45 a 56: EXCELENTE; continue nesse rumo positivo.

Se sua pontuação nesse teste não foi muito boa, não entre em pânico. Você não está fadado a experimentar todas as piores repercussões possíveis do seu contato com as toxinas. Isso significa apenas que precisa incrementar suas tentativas de erradicar o maior número possível de materiais tóxicos e nocivos da sua vida. Se você é idoso, tem algum idoso em casa ou está criando seus filhos, recomendo que faça mudanças imediatas. À medida que envelhecemos, nosso organismo fica mais vulnerável a vários tipos de toxinas. O mesmo vale para as crianças; seus sistemas delicados não conseguem se livrar de substâncias nocivas com a mesma facilidade.

Reduzir a exposição a materiais potencialmente tóxicos é um fator importante na sua jornada rumo a 100 anos felizes e saudáveis. Você consegue!

CAPÍTULO 17

COMO você vive → QUANTO você vive

Apesar do que você deve estar achando a esta altura, o segredo para viver uma vida longa e vibrante não envolve *apenas* comer hortaliças, tomar suplementos, mexer o corpo e não fumar. Meus pacientes mais velhos e felizes sabem que o mais importante na vida é o equilíbrio. É escolher, todo santo dia, viver a vida com plenitude. Ver e vivenciar o mundo ao seu redor, provar coisas novas, fazer novas conexões, se divertir. Essas podem não parecer receitas típicas de um médico, mas são tão fundamentais para viver 100 anos felizes e saudáveis quanto beber água ou respirar.

O modo como você encara o mundo afeta cada aspecto de como vive sua vida. Você encara a vida como algo que deve ser sobrevivido ou acredita em prosperar dia após dia? Tem paixões e corre atrás delas ou fica sentado à beira da estrada, vendo os outros indo buscar seus sonhos? Seu estado de espírito não determina apenas se você está de bom humor num determinado dia; ele afeta a saúde de todo o seu organismo. Às vezes é difícil ver "o copo metade cheio", mas os benefícios de encarar a vida dessa maneira são infinitos. Portanto, tire qualquer ideia negativa ou pessimista da cabeça (às vezes é mais fácil falar do que fazer, eu sei) e simplesmente aceite que uma vida longa, saudável e feliz está bem na sua frente, se você trabalhar para alcançá-la. Portanto, estique os braços e agarre-a!

Mais sexo para uma vida mais longa

Aqui está uma ordem médica que você deveria ficar feliz em receber: faça sexo várias vezes por semana. Muita gente encara o rala e rola como uma "vontade", mas na verdade ele é uma "necessidade", pois o sexo é uma das bases para se viver 100 anos felizes e saudáveis. Algumas estatísticas médicas recentes demonstram que fazer sexo (seguro) ao menos três vezes por semana pode prolongar sua vida por quase dois anos, porque ele acelera o ritmo cardíaco e aumenta o fluxo de sangue por todo o organismo. Três vezes por semana não é o suficiente para você? Então faça sexo todo dia e aumente sua expectativa de vida em oito anos! Junte as escovas de dentes e a coisa fica melhor ainda: o sexo dentro do contexto da intimidade conjugal pode adicionar outros quatro anos à sua vida.

Esses estudos confirmam o que vejo na minha própria prática médica. Permita-me apresentar Dottie e Frank, que estão casados há mais de sessenta anos (imagine!). Agora eles têm mais de 80 anos e uma vida sexual que rivaliza com a da maioria dos jovens de 18.

Qual o segredo deles? Bem, estão sempre experimentando, mantendo o relacionamento sexual fresco e empolgante. Fazem sexo três vezes por semana, mas mantêm aceso o romantismo, o que é igualmente importante. Diferente de muitos dos meus pacientes nesse grupo de idade avançada, Frank não precisa de Viagra ou qualquer outro remédio para disfunção erétil. Esse casal só precisa do poder da paixão que sente um pelo outro. Prevejo que eles vão viver 100 anos felizes e saudáveis — já estão perto disso, então é evidente que estão fazendo alguma coisa certa.

O sexo pode ajudar você a se sentir jovem e saudável, quando praticado com segurança e dentro dos limites de um relacionamento dedicado. (Não estou aqui para dar sermão sobre doenças sexualmente transmissíveis. Basta dizer que o sexo promíscuo com vários parceiros pode ser muito perigoso.)

Aqui estão os vários benefícios:

O sexo ajuda você a viver mais. Um dos motivos para o sexo ser tão gostoso é a liberação de certas substâncias químicas durante o ato sexual. Elas incluem a dehidroepiandrosterona (DHEA), um dos componentes da testosterona, um hormônio sexual que ajuda a reparar e curar os tecidos. Outra é o hormônio de crescimento humano, que ajuda o seu corpo a se manter jovem.

O sexo fortalece a sua imunidade. Estudos realizados na Universidade Wilkes, na Pensilvânia, indicaram que fazer sexo uma ou duas vezes por semana aumenta o nível de um anticorpo chamado imunoglobulina A (IgA) em até um terço. A IgA ajuda a fortalecer o sistema imunológico porque adere aos germes que entram no organismo.

O sexo ajuda a prevenir o câncer de próstata. Sim, cavalheiros, vocês leram certo. Estudos demonstram que homens que têm ejaculações frequentes na casa dos 20 anos de idade podem ter um risco significativamente mais baixo de câncer de próstata à medida que envelhecem. Já passou da casa dos 20? Não é tarde demais para que o sexo ajude você. Outra pesquisa do Instituto Nacional do Câncer demonstrou que homens de meia-idade que ejaculam em média 21 vezes por mês têm um risco 33% menor de câncer de próstata, comparados com quem só ejacula de quatro a sete vezes no mesmo período.

O sexo é um analgésico. Qualquer tipo de dor torna menos viável viver 100 anos com qualidade de vida. Mas aí vem o sexo para salvar o dia! Ele funciona como um analgésico no seu organismo (de forma bem similar à Aspirina ou Tylenol). Durante o orgasmo, o cérebro abre as comportas do hormônio oxitocina, que age como analgésico natural. Portanto, antes de recorrer à caixinha de remédios, considere a possibilidade de fazer sexo com seu/sua parceiro/a para tratar dores da artrite, enxaqueca ou qualquer outro tipo.

O sexo deixa você feliz. Lembra o que eu disse sobre o ato sexual liberar o hormônio DHEA? Bem, esse hormônio age como um melhorador de humor ou antidepressivo natural. Em outras palavras, o DHEA liberado sexualmente é uma "anfetamina" natural, em especial para as mulheres.

O sexo protege a saúde do coração. Numa pesquisa voltada para identificar o sexo como fator de risco de infarto em pacientes mais idosos, ficou provado justamente o contrário! Esse estudo inglês acompanhou homens por vinte anos e descobriu que não só não havia um risco maior de derrame entre casais idosos que faziam sexo, mas também que, quando eles faziam sexo pelo menos duas vezes por semana, diminuíam pela metade o risco de ter um infarto fatal.

Por que isso? Simples. O sexo aumenta a circulação, reduz a pressão arterial e traz alguns benefícios fantásticos para o coração. Portanto, da próxima vez que quiser fazer algo de bom pelo seu coração (emocional e fisicamente), pule na cama com seu/sua parceiro/a!

Minha receita para 100 anos saudáveis

A agitação do dia a dia nas nossas vidas atarefadas pode reduzir o tempo que temos para os momentos íntimos. Não deixe que sua agenda fique lotada a ponto de não sobrar tempo suficiente para sexo de qualidade. É fácil deixar que o mundo fique com o que você tem de melhor e seu/sua parceiro/a se contente com o resto, mas reserve tempo para fazer sexo quando não estiver exausto. E seja criativo! Deixe bilhetinhos provocantes para o/a seu/sua parceiro/a ou crie um código secreto para as agendas de vocês. Você pode não achar que a intimidade seja um elemento de sua saúde física como um todo, mas, acredite, ela é.

Companheirismo é vital

De que adianta viver 100 anos se você estiver sozinho? Privar-se da interação humana é uma ideia tão ruim quanto não beber água suficiente. Você pode acreditar ou não, mas pessoas que se caracterizam como socialmente conectadas tendem a ter pressão arterial mais baixa e imunidade mais forte. Além disso, quanto mais você se liga à sua comunidade de amigos e familiares, melhor o seu desempenho cognitivo. Ainda não está convencido? Um estudo com mais de 300 mil pessoas feito pelas Universidades Brigham Young e da Carolina do Norte mostrou que passar tempo com amigos não só traz benefícios para a saúde, mas diminui o risco de morte prematura.

Então, o que estar conectado significa para você? Aqui estão apenas alguns exemplos de maneiras de aumentar sua interação social, e de todos os enormes benefícios para a saúde que você receberá em troca.

O amor é um remédio poderoso. Pacientes que sobreviveram a uma doença grave, como o câncer, dirão que não teriam conseguido sem o amor e o apoio de suas famílias. Existem provas científicas para corroborar isso. Um estudo realizado na Universidade de Iowa em pacientes com câncer de ovário mostrou que as participantes que declararam ter os relacionamentos mais estáveis também possuíam mais alguma coisa que as ajudava. Elas podiam ter mais chances de vencer seu câncer, graças a um aumento na atividade dos glóbulos brancos nas áreas ao redor dos seus tumores. Moral da história (de amor): amar e ter amigos queridos melhora a sua saúde.

E se sua família não estiver por perto? Para começar, amigos íntimos contam. A amizade e o envolvimento em atividades sociais podem te proteger da depressão e te dar uma vida mais saudável. Nada como um amigo íntimo ou um confidente oferecendo o ombro amigo para ajudar a lidar com os estresses da vida, incluindo doenças. Nós simplesmente temos mais viço com um círculo de amizades que se importam conosco.

Fortaleça suas amizades e expanda seu círculo de amigos, se necessário. Entre para um culto, um clube de leitura, um grupo de solteiros ou de voluntariado, só para dar alguns exemplos de como conhecer pessoas. Não preciso de nenhuma pesquisa para dizer o que você já sabe: a amizade pode ser o melhor dos remédios.

Passe adiante. Ajudar os outros pode ajudar você a colher benefícios para a saúde. Pessoas que dedicam tempo a ajudar os outros geralmente correm menos risco de sofrer doenças cardíacas, têm índices reduzidos de depressão e maior longevidade. Isso é o que chamo de só vantagens! Os outros se beneficiam diretamente com sua bondade, e sua saúde e sensação de bem-estar melhoram.

Você pode já ter pensado em fazer voluntariado, mas não sabe por onde começar. Veja como.

Analise seus talentos. Você é bom em quê? Se tem jeito com ferramentas, talvez possa ajudar a fazer consertos nas casas de idosos ou deficientes físicos. Se tem conhecimentos médicos, pode trabalhar como voluntário numa clínica ou hospital para pessoas de baixa renda. Se tem talento na área de recursos humanos, pode ajudar desempregados a prepararem seus currículos. Seus talentos podem ser imensamente úteis para muitas organizações.

Pense nas suas paixões. O que você adora fazer? Trabalhe como voluntário em algo que lhe dá alegria. Se você adora ler, pode ler para deficientes visuais. Suponhamos que você ame trabalhar com crianças; pode se oferecer para lecionar num curso dominical. Talvez você adore esportes. Por que não ser treinador voluntário de um time de crianças em situação de risco social? Quanto mais apaixonado você for pela sua atividade voluntária, melhor será a contribuição que trará para ela.

Seja o que for que decida fazer, lembre sempre que o foco não é você. Sim, você vai colher benefícios psicológicos e de saúde física, mas precisa manter em mente que está fazendo aquilo pelos outros, não só por si mesmo.

Liberte o extrovertido que existe dentro de você. Eu adoro a companhia de amigos e familiares, mas nem todos gostam de sair, se divertir e se juntar com a galera tanto quanto eu. Mas mesmo se você acha difícil encontrar energias para fazer uma social, isso vale o esforço, juro! Se você precisa de provas concretas, pesquisadores australianos conduziram um estudo com idosos, e entre eles, o grupo dos arrozes de festa tinha menor probabilidade de morrer num período de 10 anos do que o grupo que tinha menos amigos.

Pessoas extrovertidas também têm menor risco de receber um diagnóstico de demência senil. Pesquisadores do Karolinska Institutet, da Suécia, estudaram um grupo de mais de 500 idosos (com 78 anos ou mais) e descobriram que os participantes mais gregários tinham uma probabilidade 50% menor de perder as funções cerebrais mais adiante na vida. Um benefício extra: esse mesmo grupo relatou que não costumava sofrer de estresse. Moral da história: festa para se estressar menos e viver mais!

INSPIRAÇÃO DE ALGUÉM QUE SABE

Dovie é uma das minhas pacientes e tem, veja só, 93 anos de idade. Recentemente, ela compartilhou comigo seu segredo para envelhecer com tanta graça. Durante toda a vida, esteve rodeada de gente. Ela brincou dizendo que mesmo depois de se aposentar nos Correios, e em seguida de sua segunda carreira numa metalúrgica, nunca parou realmente de trabalhar, porque seus parentes, que a adoram, a mantêm ocupada. Eles adoram visitá-la, por isso ela está sempre cozinhando ou cuidando de alguém. Dovie também reserva muito tempo para trabalhar como voluntária em sua igreja, onde ajuda os paroquianos idosos menos afortunados. Ela acha que é essa contínua interação humana positiva que a mantém viva há tantos anos. Ela acorda todo dia com um senso de propósito, e sabendo que entrará em contato com outras pessoas que contam com ela ou a amam — ou ambas as coisas!

Essa é a fórmula que funcionou para Dovie por 10 décadas. E a sua, qual é?

Minha receita para 100 anos felizes e saudáveis

Não importa qual a sua idade atual, o companheirismo e a interação social são ingredientes muito importantes na receita para uma vida longa e plena. Você não precisa ser o cara mais popular da vizinhança ou dar festas extravagantes para sentir os benefícios de participar da sua comunidade. Pode ser algo simples, como trabalhar voluntariamente num abrigo local para os sem-teto uma noite por semana ou se encontrar com um amigo para um carteado aos domingos. Somos seres sociais, certo? Não se deixe envolver pela lida diária a ponto de esquecer de se divertir com seus entes queridos!

Durma bem para viver 100 anos felizes e saudáveis

O sono é algo que eu conheço bem, não só do ponto de vista da medicina, mas pelas minhas próprias experiências. Como médico, tenho um longo histórico de sono atrasado. Quando fazia residência num hospital movimentado, eu tinha que trabalhar o dia todo, a noite toda, e o dia seguinte todo antes de poder ir para a cama. Às vezes fazia isso noite sim, noite não, ou a cada três noites — brutal! Obviamente, essa não era a situação ideal para alguém que precisava tomar decisões das quais dependia a vida dos outros, nem fazia bem algum para o meu estado geral de saúde.

A falta de sono crônica pode encurtar sua vida. Você já deve ter ouvido falar que todos deveríamos dormir oito horas por noite, mas muitas pesquisas novas sugerem que os adultos vivem mais se dormirem de seis a oito horas, que é mais realístico para muita gente.

O sono adequado é sempre importante, ainda mais à medida que envelhecemos. Da mesma forma que você precisava dormir mais na adolescência, ao chegar à idade avançada, seu corpo novamente requer sono extra para se recarregar. Em vez de ficar obcecado pelo total de horas que você dormiu, concentre-se na sua "qualidade de sono" — quão bem você dorme. Por exemplo, em vez de deitar e dormir só seis das oito horas e passar as outras duas rolando na cama, é mais "eficiente" ficar seis horas na cama e realmente dormir aquelas seis horas. Se o seu sono não é lá essas coisas, aqui está a minha receita para melhorar a qualidade do seu merecido descanso.

Minha receita para 100 anos felizes e saudáveis

Durma com protetores auriculares macios. Eles abafam o som ambiente, mas permitem que você ouça sons altos e agudos, como despertadores ou campainhas.

Tente dormir com tapa-olhos. Eles podem bloquear até a fonte de luz mais intensa. Alguns têm enchimento de flores de lavanda, proporcionando uma aromaterapia calmante.

Ouça ruído branco. Aparelhos e aplicativos especiais para celular emitem sons calmantes da natureza ou ruído branco para abafar outros sons.

Distraia seu cérebro hiperativo. Muitos pacientes meus me contam que, assim que encostam a cabeça no travesseiro, começam a pensar num milhão de coisas, e o sono parece ficar a trocentos quilômetros. Portanto, antes de ir para a cama, tente ler (quanto mais chato o livro, melhor), ver TV ou ouvir música relaxante. Faça esse ritual pré-sono fora do dormitório, e só se arraste para a cama quando mal conseguir manter os olhos abertos. Seu cérebro já deve estar com o interruptor na posição off quando você se deitar.

Nada de bebidas 3 horas antes de dormir. Embora o álcool possa às vezes causar sonolência, acaba atrapalhando o equilíbrio entre o sono MRO (Movimento Rápido dos Olhos, a fase do sono em que nossos olhos se movem rapidamente sob as pálpebras, indicando que estamos sonhando) e o não MRO. Em outras palavras, embora pareça que você está dormindo profundamente, o álcool na verdade está fazendo estragos nos ritmos do seu sono. Além disso, sabemos que o álcool tem efeitos negativos sobre inúmeros medicamentos, então você pode sofrer interações medicamentosas e se manter acordado.

Nada de cafeína depois das 15 horas. Evite o café e outras bebidas cafeinadas, pois a cafeína é um estimulante que pode manter você acordado.

Cuidado com os remédios para dormir. Tome cuidado com as medicações para o sono vendidas com ou sem receita médica, porque você pode facilmente ficar dependente delas. E esses medicamentos podem causar sonolência durante o dia e atrapalhar a memória, além de estarem associados a quedas. Os remédios vendidos sem receita médica muitas vezes contêm difenidramina (Benadryl), que pode provocar confusão mental em alguns idosos.

Cuidado com os efeitos colaterais. Se você está tomando um medicamento que causa insônia, converse com seu médico para encontrar algum remédio alternativo. Os seguintes medicamentos comuns costumam provocar insônia: esteroides, betabloqueadores, descongestionantes, remédios para emagrecer, para a tireoide e para a asma.

Mantenha uma rotina no sono. Vá dormir mais ou menos na mesma hora toda noite e levante na mesma hora de manhã, até nos finais de semana. Claro que haverá exceções quando você voltar muito tarde e se permitir apertar o botão "soneca" no dia seguinte, mas, no dia a dia, esforce-se para manter suas horas de sono constantes.

Outras dicas de sono para uma vida longa: se você tem dificuldade para dormir à noite, crie um ritual pré-sono como um banho quente, um lanche proteico (leve) ou talvez um pouco de meditação. E crie um ambiente aconchegante para dormir: escuridão e silêncio totais, temperatura confortável (nem alta nem baixa demais) e um quarto de dormir sem objetos em excesso. Se você não conseguir dormir 15 minutos depois de entrar debaixo das cobertas, levante e faça algo relaxante. Aí tente de novo. Se gosta de tirar sonecas, reserve um horário para elas cedo, para que não perturbem seu padrão de sono noturno.

ALERTA DO SONO: FALE COM SEU MÉDICO

Seu/sua parceiro/a vai dormir usando fones de ouvido isolantes para abafar o som do seu ronco de motosserra? Mesmo não querendo admitir, se você ronca ou engasga regularmente durante o sono ou acorda todo dia se sentindo exausto, apesar de aparentemente ter dormido bem, você pode ter apneia noturna, um problema comum do sono. Com a apneia noturna, as vias respiratórias se fecham durante o sono e impedem que o ar chegue aos pulmões. Quem tem essa condição ronca alto, mas com paradas na respiração. Se você tiver apneia noturna, vai se sentir continuamente exausto. E pode ter dores de cabeça, alterações de humor e falta de concentração. Um efeito colateral perigoso é o fato de que, por não dormirem bem à noite, os apneicos podem pegar no sono na hora errada — num semáforo, por exemplo. Se não for tratada, a apneia noturna pode causar hipertensão, a precursora dos infartos e derrames. O tratamento mais comum é um respirador com máscara chamado CPAP (de Continuous Positive Airway Pressure — pressão positiva contínua nas vias respiratórias). Ele envia ar sob pressão por um tubo para a máscara. Isso mantém as vias respiratórias abertas durante o sono. As pessoas com o risco mais alto de ter apneia noturna tendem a ser aquelas com excesso de peso ou obesas, mas você pode ter apneia mesmo se o seu peso for normal.

Se esses sintomas estão atrapalhando seu sono (e sua vida), fale com o médico. Existem clínicas de distúrbios do sono que podem diagnosticar o problema adequadamente e várias opções de tratamento a serem consideradas.

Tome menos remédios

Eu sei que soa meio deprimente, mas a verdade é que com o envelhecimento surgem problemas médicos com maior frequência, e por causa disso tomamos mais medicamentos. Minha esperança sincera é que você não se enquadre na imensa categoria de pessoas idosas que engolem punhados de comprimidos todo dia só para se manterem vivas. Isso porque com esses comprimidos a mais vêm também (indesejáveis) problemas de saúde.

Mas ainda há pacientes como Edward, que já passou dos 90 anos e não toma nenhum remédio vendido com receita médica! Mal posso chamá-lo de paciente, porque sua saúde é tão boa que raramente o vejo. Mas continuo sendo médico da família dele.

Edward admite, e eu concordo, que a genética teve um papel importante em sua longevidade. Mas ele também se esforça. Toma uma taça de vinho por dia (ele gosta de Cabernet e me trouxe várias garrafas dos seus favoritos ao longo dos anos. Obrigado, Edward!). Os únicos comprimidos que toma diariamente são um multivitamínico, Aspirina infantil e glucosamina, um suplemento natural, para a artrite. Ele faz seu checkup anual comigo. Bebe de 8 a 10 copos de água diariamente e mantém seu passatempo regular, a pintura. Eu diria que esse cara faz tudo o que é preciso para aproveitar 100 anos felizes e saudáveis — incluindo o fato de não tomar nenhum remédio vendido com receita médica.

Sim, Edward faz parte de uma minoria. Hoje em dia, muitos idosos (e alguns não tão idosos) se reúnem com os amigos e falam dos vários comprimidos que tomam e de seus problemas de saúde. Que assunto empolgante, não? Com a maioria dos idosos, é perigoso perguntar: "Como vai?" Porque eles podem ficar uma hora falando de todos os seus problemas de saúde. Não é o caso de Edward, que prefere falar de suas paixões e compartilhar seu entusiasmo.

Sou o primeiro a dizer que medicamentos salvam vidas, mas poucos são completamente livres de riscos ou efeitos colaterais, e é por isso que prefiro a prevenção em vez dos remédios. Quanto mais medicamentos você toma juntos, maior o risco de efeitos colaterais e interações medicamentosas prejudiciais.

As pessoas hoje em dia tomam tantos remédios que os especialistas até rotularam o fenômeno: chama-se politerapia. Significa essencialmente "muitos remédios". Ele se aplica a cada vez mais pessoas que procuram vários médicos para inúmeros problemas de saúde e acabam recebendo um monte de prescrições diferentes, todas com possíveis contraindicações, especialmente quando os médicos não trabalham em conjunto. Vejo a politerapia mais frequentemente em idosos, que tendem a ter mais doenças crônicas que requerem tratamentos medicamentosos. Não é necessariamente culpa dos pacientes — eles só estão obedecendo a ordens. Mas eu estou aqui para dizer que você precisa assumir o controle do que põe para dentro do seu corpo, não importa quem esteja mandando pôr. Você precisa fazer perguntas e se informar.

A politerapia não é o único problema. O envelhecimento também muda a capacidade de o corpo tolerar e processar medicamentos: o tecido muscular e o nível de fluidos diminuem, o tecido adiposo aumenta, o fígado perde volume e a função renal entra em declínio. O efeito total pode ser uma grande queda na qualidade de vida.

Veja só: recentemente, recebemos dos Centros Federais de Controle e Prevenção de Doenças os relatórios do uso de remédios vendidos com receita médica. Eles estimam que aproximadamente metade de todos os americanos toma pelo menos um medicamento vendido com receita médica, e um em cada seis americanos toma pelo menos três. São muitas visitas à farmácia local.

Mas o que isso significa para a sua saúde? Por exemplo, digamos que você esteja tomando seis remédios. Talvez uma estatina para controlar o colesterol, um antidepressivo, um remédio para hipertensão, um anti-inflamatório, um ansiolítico ocasional e um antialérgico. Tomando esses seis medicamentos, você tem 80% de chances de ter *pelo menos* uma interação medicamentosa, o que chamamos de contraindicação. Vamos aumentar o número para oito remédios (talvez acrescentando Aspirina infantil e um antibiótico) e agora suas chances são de 100%.

Muita gente se preocupa com os efeitos colaterais dos medicamentos que lhes são receitados. Basta ouvir aquela voz acelerada enunciando meticulosamente os efeitos colaterais no final dos anúncios de remédios na TV para ficar um pouquinho nervoso! Os médicos também se preocupam, e é por isso que pedimos que você volte para consultas de rotina e exames de sangue. Queremos ficar de olho em como está reagindo a cada medicamento. Podem acontecer mudanças sutis (ou não tão sutis) que nos alertem para a necessidade de ajustar a dose ou trocar o remédio de uma vez. Se você acha que está sofrendo efeitos colaterais de algum remédio, fale com seu médico. Mas nunca pare de tomar o medicamento por conta própria, nem se recuse a tomá-lo quando receitado. Essa é uma decisão que você deve tomar junto com seu médico.

Consulte o seu médico familiar sobre os comprimidos (inclusive suplementos) que está tomando. Coordenem as ideias para trabalhar juntos criando ou modificando um plano que funcione. Você pode se surpreender com o número de alternativas que existem para a maioria dos medicamentos. Mesmo se você achar que está se dando bem com um determinado remédio, muitos tratamentos precisam mudar com o passar do tempo. Entendo que você talvez não queira mexer em time que ganha quando sua saúde parece estar sob controle, mas às vezes menos pode ser melhor. Eu ajudei a reduzir o número de remédios que um paciente tomava em até 50%, acrescentando estratégias como mais exercícios cardiovasculares ou uma dieta específica. Não existe um número mágico de medicamentos que configure a politerapia, mas se você acha que está usando remédios demais, provavelmente deve permitir que seu médico verifique seu regime medicamentoso. Talvez os comprimidos ajudem você a se sentir melhor agora, mas a longo prazo é melhor se valer menos dos remédios e mais da prevenção.

Minha receita para 100 anos felizes e saudáveis

Se você toma rotineiramente remédios vendidos com receita médica, meu conselho é este: marque uma consulta com seu médico para discutir os assuntos a seguir.

1. Quaisquer questões que você tenha sobre a finalidade, efeitos colaterais e contraindicações dos medicamentos.

2. Tudo que você está tomando. Tudo mesmo — chás, vitaminas, suplementos, drogas ilícitas, álcool e remédios receitados. (O médico não julga você — ele só precisa de todas as informações para orientar sobre o que fazer.) Isso porque certos suplementos e chás podem ter efeitos perigosos quando tomados junto com remédios vendidos com receita médica. Eu peço que meus pacientes peguem todos os medicamentos vendidos com e sem receita médica que estão usando, que usaram no último mês ou que provavelmente vão usar, ponham tudo numa sacola e me tragam. Assim posso avaliar os medicamentos, sua potência e sua dosagem.

3. Se sua "carga de comprimidos" está alta demais. Em outras palavras, está tendo dificuldades para tomar o número de comprimidos que foi receitado? Talvez não se lembre dos horários de todos, ou os ache difíceis demais de engolir. Nesse caso, seu médico pode ser capaz de reduzir o número total de remédios receitados.

4. Preço. Se você não consegue pagar todos os medicamentos que foram receitados, vale a pena mencionar isso. Obviamente, seu médico não é seu contador, mas talvez conheça alternativas mais baratas ou programas que possam ajudar.

5. Quaisquer novas cólicas, dores, suores ou outros sintomas que você esteja sentindo desde que começou a tomar algum remédio novo.

Se você quer desempenho máximo do seu organismo e também começar a viver 100 anos *ótimos*, trabalhe com seu médico na sua rotina e necessidades medicamentosas. Mas só tome os remédios de que *realmente* precisa.

Coma menos

O peso é um assunto que só tende a aumentar. Estou falando da gordura corporal, em particular do tipo visceral. Essa é a gordura letal que envolve seus órgãos, não aquela que fica logo abaixo da pele. Saiba disso: se você carrega gordura demais no corpo, especialmente ao redor do abdome, pode estar encurtando sua vida. Para ter saúde e longevidade, ser magro compensa.

Mas deixe-me ser claro sobre o título desta seção. Quando digo "coma menos", estou falando do tamanho de suas porções. Como você já deve saber a esta altura, acredito firmemente em abastecer o organismo com os alimentos mais saudáveis e naturais à sua disposição. Quero que você coma os alimentos mais ricos em nutrientes. Se acho certo contar calorias? Acho que você deve pelo menos ter consciência delas.

Pesquisas mostram que comer de 1.400 a 2 mil calorias (saudáveis) por dia parece melhorar o funcionamento do seu coração. De fato, se você fizer isso, seu coração poderá ter um desempenho parecido com o que tinha quando era 15 anos mais jovem do que é hoje. Uma dieta de baixas calorias, mesmo para pessoas que não são obesas, pode também levar a mudanças no metabolismo e na química do organismo que foram associadas a melhor saúde e vida mais longa, segundo pesquisadores.

Vamos falar um pouco do povo japonês, especificamente do povo que vive em Okinawa. Eles são famosos por terem longevidade e gozarem de boa saúde, especialmente se comparados com pessoas de outros países, como os Estados Unidos. Claro que não estou menosprezando suas potenciais vantagens genéticas, como alguma resistência natural inata à inflamação (um processo que sabemos que pode levar a uma variedade de doenças graves). Mas sabia que alguns japoneses seguem uma tradição chamada "Hara Hachi Bu", que significa "coma até ficar 80% saciado"?

Eu adoro esse conceito e gostaria que todos os meus pacientes o praticassem. Pelo seguinte: depois de comer o último bocado de uma refeição, você leva 20 minutos para sentir que está saciado. Esse é o tempo que seu estômago demora para avisar seu cérebro que é hora de parar de comer porque está lotado! Se você continuar comendo além desse ponto, como muita gente faz, mais tarde vai se sentir exageradamente estufado, inchado, um horror. Já ouviu falar do "coma alimentar"? É assim que você o evita!

MAIS FIBRA? DELÍCIA!

A maioria dos americanos come de 14 a 17 gramas de fibra por dia. Mas adicionando outros 10 gramas por dia, você reduziria o risco de morrer de doença cardíaca em 17%, de acordo com um estudo holandês. A fibra alimentar ajuda a reduzir o colesterol total e o LDL (o "ruim"), melhorar a sensibilidade à insulina e turbinar a perda de peso.

Aqui está minha sugestão doce e simples: cubra sua aveia (1/2 xícara de chá de aveia seca tem 4 gramas de fibra) com uma xícara de framboesas (8 gramas de fibra), e você terá 12 gramas de fibra numa única refeição. Outros alimentos ricos em fibra são 1/2 xícara de chá de cereal 100% feito de farelo de trigo (8,8g), 1/2 xícara de chá de lentilha cozida (7,8g), 1/2 xícara de chá de feijão-preto cozido (7,5g), uma batata-doce média (4,8g) e uma pera pequena (4,3g).

Minha receita para 100 anos felizes e saudáveis

Não importa que dieta você vai seguir, tente comer 25% menos calorias que o normal. Primeiro, faça um diário alimentar de três dias. Escreva tudo o que você comer e sua estimativa do número de calorias para cada um dos três dias. Então procure maneiras de reduzir as calorias em 25%. Não esqueça de cortar os açúcares, as gorduras prejudiciais à saúde e os alimentos industrializados, e opte por alimentos ricos em fibra, em particular hortaliças e proteínas magras. E dê ouvidos ao seu corpo — quando estiver 80%

saciado, mas não completamente satisfeito, afaste o prato. Siga essas orientações e você vai perder peso. Sua pressão arterial vai cair. Seu coração vai ficar mais saudável. Você vai viver mais. É realmente tão simples quanto parece, pessoal!

A sua atitude precisa mudar?

Mesmo se você tiver tirado a sorte grande na loteria genética e tiver o tipo de organismo que parece nunca ficar doente, se recuperar instantaneamente de lesões e aparentar 25 anos quando tem 50, você ainda pode encurtar sua vida simplesmente por ter a atitude errada. Bem, não sou psicólogo e nem pretendo ser, mas sei o que vejo nos meus pacientes, na minha própria vida e nas publicações médicas. As pessoas com a perspectiva de vida mais positiva são aquelas que tendem a ser mais saudáveis e viver mais, e são elas que superam as expectativas quando ficam doentes.

Margaret é um exemplo perfeito disso. É uma paciente minha que recebeu a péssima notícia de um diagnóstico de câncer de mama quando já tinha passado, e muito, dos 80 anos de idade. Ela sempre tivera saúde excelente até aquele momento. Sentia muito orgulho de não ter que tomar nenhum remédio e se sentir ótima. Mas, quando ela encontrou um caroço durante um autoexame de mama, as coisas definitivamente mudaram. Consigo imaginar que a maioria das pessoas na casa dos 80 que recebe um diagnóstico de câncer provavelmente acha que é o começo do fim e se considera felizarda por ter chegado tão longe. Mas Margaret não; ela olhou o câncer nos olhos e disse: "Você não vai roubar o meu espírito!" Com o apoio de sua amorosa família (eu falei que os entes queridos são importantes!), ela lutou com todas as forças. Enfrentou a quimioterapia, perdeu até o último fio de cabelo e suportou os efeitos colaterais deprimentes que acompanham os tratamentos agressivos de câncer. Mas talvez a estratégia mais significativa que trabalhou a seu favor foi a de continuar com um sorriso no rosto. Sua perspectiva positiva, sua disposição radiante, sua capacidade de ver o sol brilhando por trás das nuvens escuras não foram abaladas em nenhum momento. Ela dizia a todos que foi saudável demais a vida toda para simplesmente jogar a toalha com o câncer. Sua equipe médica se assombrou em ver o quanto ela ficou bem. Estou convencido de que foi sua atitude que a salvou. Margaret é uma sobrevivente do câncer, e continua firme e forte.

Naturalmente, não sou ingênuo a ponto de dizer que basta você abrir um sorriso para sobreviver a qualquer doença grave. Mas, junto com bons cuidados médicos, uma atitude positiva pode elevar sua saúde e longevidade a um novo patamar. Veja como.

Minha receita para 100 anos felizes e saudáveis

Otimismo para uma saúde ótima

Se a história de Margaret não foi forte o suficiente para você, aqui está a pesquisa que a corrobora. Claro, é intrinsecamente óbvio que ser otimista é bom para a sua saúde mental. Mas sabia que pesquisas estão demonstrando uma conexão entre a atitude positiva e a boa saúde *física*? De fato, pesquisadores da Universidade de Michigan fizeram um estudo no qual os participantes avaliavam o próprio nível de otimismo. Descobriu-se que, para cada ponto de otimismo relatado, o risco de o participante sofrer um derrame agudo caía 9%. Além disso, se você está na categoria dos que veem "o copo metade cheio", está mais apto a proteger sua saúde mantendo-se fisicamente ativo e fazendo escolhas saudáveis em todos os aspectos.

Escreva para ter boa saúde

Sou um grande entusiasta dos diários. Você pode escrever sobre como foi seu dia e, sem querer, aprenderá algo sobre si mesmo. É incrível o que acontece ao simplesmente derramar tudo no papel ou na tela do computador: você se desestressa ao organizar as ideias, consegue enxergar a situação como um todo e, com sorte, para de se preocupar com coisas pequenas.

Além disso, você adivinhou: existem provas de que isso faz bem até para a sua saúde. Um estudo da Universidade do Texas acabou demonstrando uma relação entre a atividade regular de manter um diário e uma melhora na imunidade. Portanto, passe apenas 15 minutos por dia escrevendo um diário ou até mesmo ficção e correrá menos risco de ficar doente.

E o que, exatamente, você deve escrever num diário? A resposta é bem individual, como você pode imaginar. Algumas ideias:

Um registro de sua vida; nesse caso, tente escrever na maioria dos dias da semana.

Expressões de raiva, para liberá-la e/ou impedir que se acumule.

Seus objetivos na vida — e como você os alcançou.

Novas ideias que você gerou.
Pensamentos, sentimentos e observações.
Suas opiniões.

Espiritualidade

Existem cada vez mais pesquisas na área da espiritualidade e de como ela afeta nossa saúde e longevidade em geral. Os efeitos da espiritualidade sobre o corpo humano não são tão fáceis de calcular quanto os fatores quantitativos, como o colesterol, a pressão arterial e por aí vai. Apesar disso, posso dizer o que muitos pacientes meus relataram por vários anos, ou seja, que a espiritualidade, de várias maneiras, teve um papel na sensação de bem-estar deles. Claro que não estou aqui para dizer no que você deve acreditar. Mas vale a pena ao menos mencionar que cientistas sociais e comportamentais estão estudando a relação entre a saúde (tanto física quanto mental) e a espiritualidade. Minha humilde opinião é de que ter algum tipo de ideologia para seguir, não importa qual seja, provavelmente trará uma sensação maior de calma, uma melhor habilidade para enfrentar os problemas e o estresse quando surgirem, e potencialmente contribuirá para sua boa saúde por toda a vida.

Coração grato = Corpo saudável

Na loucura do dia a dia, é fácil muita coisa passar despercebida. Também é fácil esquecer de simplesmente dizer "obrigado". Mas você deve estar se perguntando o que a gratidão tem a ver com a boa saúde. Veja só.

Foi realizado um estudo de 21 dias com pacientes que tinham uma doença neuromuscular. Pediu-se que um grupo pensasse nas coisas da vida pelas quais se sentia grato e se concentrasse nelas. A outro grupo pediram que se concentrasse em outras coisas da vida, mas nada relacionado à gratidão. Dos dois grupos, aquele que sentiu gratidão apresentou melhoras e conseguia dormir mais profundamente à noite. Os participantes também sentiram outros benefícios para a saúde, incluindo uma redução da ansiedade.

Na minha própria prática, percebo que os pacientes mais felizes e saudáveis tendem a ser aqueles que apreciam até as pequenas coisas da vida. Eles não ficam pensando no que não têm ou no que lhes falta. Vivem para o momento, gratos até pelo ar que respiram. Aqui está uma ideia: agradeça a alguém hoje. Quer deseje agradecer seus pais por terem te criado, ou uma professora do colégio por te motivar há muito tempo, ou até o barista por saber preparar um expresso descafeinado do jeito que você gosta, reserve um momento para expressar sua gratidão. Prometo que você vai gostar dos resultados!

O que eu espero que você absorva das informações que compartilhei aqui é que cada decisão sua tem algum efeito sobre a saúde do seu corpo todo. Mesmo se nunca comeu um doce na vida e se exercita regularmente, você pode não ser tão saudável como imagina. Seu estilo de vida, suas interações do dia a dia e sua saúde emocional são coisas importantes para viver 100 anos felizes e saudáveis. Saboreie cada segundo.

CAPÍTULO 18
Ciclo 4: O plano dos 17 dias

Agora você já completou os primeiros três ciclos deste plano e fez muitos progressos nos últimos 51 dias (mas quem é que está contando?). Você deu atenção a cada um dos sistemas do seu organismo, e provavelmente eles retribuíram o favor com desempenhos exemplares. Reserve um momento para refletir em quanta coisa conseguiu mudar nesse curto período de tempo. Está fazendo escolhas alimentares mais inteligentes; o movimento e o exercício se tornaram prioridades no seu dia, não importa como ou onde; está bebendo muita água; está evitando muitos dos hábitos que fazem mal à sua saúde; está até fazendo exercícios Kegel no supermercado! Todas essas decisões, pelas quais parabenizo você, estão causando mudanças das quais deveria se orgulhar e aproveitar.

Talvez o aspecto mais empolgante seja que você está trabalhando para se proteger, a longo prazo, de todos os sinais desconfortáveis, doentios, indesejáveis e repulsivos do envelhecimento. Mas, acredite, há mais. Os dois capítulos que você acaba de ler, que se concentram em como você vive e como pode evitar fatores ambientais nocivos, têm um papel crucial para o antienvelhecimento. A boa notícia é que você já está fazendo muitas coisas que ajudam seu organismo a combater as toxinas. Mas só mais alguns ajustes podem trazer uma sensação geral de renovação e elevar os benefícios do antienvelhecimento a um novo patamar.

Algumas das orientações deste ciclo final podem parecer severas, mas minha loucura tem um método. Estou tentando mostrar que esses ajustes não são tão difíceis como você pensa, e são bastante recompensadores. Por exemplo, abster-se completamente da fast-food por 17 dias pode parecer difícil, mas você está prestes a descobrir o quanto não vai sentir falta dela! Também pode parecer impossível encontrar tempo na sua agenda lotada para fazer voluntariado, mas, depois de dedicar algumas horas, você entenderá de uma forma totalmente nova o valor dessa atividade — não só para o mundo, mas também para o seu próprio bem-estar. Você vai olhar para trás e se perguntar como *não* achava tempo para fazer algo tão valioso e, com sorte, transformará isso numa prioridade permanente.

Desenvolvi este ciclo com o objetivo de ajudar você a aprender algo que não tem preço sobre si próprio. Não é questão de se martirizar ou se sentir culpado. É questão de renovar sua fé em si mesmo (ou descobri-la pela primeira vez) e apreciar sua incrível capacidade de mudar, evoluir e crescer.

Antes de começar o Ciclo 4

1. Faça uma "lista da gratidão" e mantenha-a à mão.
    - Escreva pelo menos cinco coisas pelas quais se sente grato no momento. Pode incluir quem você ama, seu trabalho, sua casa, sua saúde — qualquer coisa que deixa você feliz por ter na vida, mas que às vezes passa despercebida.
    - Mantenha essa lista na sua carteira ou em algum lugar próximo durante este ciclo e consulte-a ao menos uma vez por dia para ganhar um impulso mental, especialmente se estiver se sentindo pessimista.
    - Aumente a lista sempre que quiser. Momentos de gratidão podem surgir quando você menos espera, e anotá-los só vai aumentar sua apreciação.
2. Atualize seus produtos de limpeza.
    - Faça um inventário de todos os seus produtos de limpeza e considere a possibilidade de jogar fora aqueles com as substâncias químicas mais agressivas. Provavelmente você notará, ao ler os rótulos, que alguns são perigosos para seres humanos e animais domésticos. Esses produtos devem conter cloro ou outros ingredientes potencialmente perigosos, sobretudo para pessoas com problemas respiratórios ou alergias.
    - Sei que esses produtos não são baratos, por isso não estou sugerindo que você jogue tudo fora e comece do zero. Mas pense em jogar alguns fora e substituí-los por alternativas mais seguras, como vinagre, bicarbonato de sódio, água oxigenada ou produtos não tóxicos, naturais e seguros para o meio ambiente.

- Esvazie as embalagens dos produtos na pia em vez de simplesmente jogar os frascos pela metade no lixo.

3. Procure um purificador de ar para interiores.
   - Especialmente se você sofre de alergias, pense em fazer esse investimento para purificar o ar da sua casa. Você pode comprar um pela internet ou em lojas de eletrodomésticos. Recomendo os que usam filtros HEPA.

Orientações gerais para o Ciclo 4

1. Quando for comer num restaurante:
   - Se o cardápio estiver disponível on-line, verifique-o com antecedência para descobrir as opções mais saudáveis e escolher o que vai pedir antes de ir. Isso dá muito tempo não só para garantir que está escolhendo os pratos mais saudáveis, mas também ajudará você a ficar firme quando for tentado por itens mais prejudiciais do cardápio.
   - Evite pratos que contenham as seguintes palavras em suas descrições: *à milanesa, frito, recheado, com creme* ou *cremoso, amanteigado, torrado, crocante, escalope, alfredo, à moda, gratinado*. Pense nelas como as palavras-chave do que não é saudável — são sinais que alertam você para procurar outra coisa para comer.
   - Procure as seguintes palavras-chave saudáveis, pois estes pratos provavelmente terão menos gordura e calorias: *no vapor, sauté, ao forno, fervido, pochê, assado, caldo leve, purê*.
   - Peça ao garçom para preparar o seu prato "a seco", sem manteiga, gordura ou azeite. Isso cortará muitas calorias. Você pode até pedir o molho à parte e só mergulhar nele uns bocados, em vez de ensopar todo o seu prato.
   - Lembre-se, proteína animal preparada com calor intenso e seco (como na frigideira ou na grelha) libera mais AGEs (produtos finais de glicosilação avançada) do que a preparada com calor úmido (fervida ou no vapor, por exemplo). Peça que seus pratos sejam preparados de acordo. Não fique com vergonha de pedir cozi-

mentos especiais; a maioria dos restaurantes aceita isso. Você é o cliente, portanto, não custa nada pedir!

2. Comprometa-se a abrir mão de fast-food durante este ciclo.
    - Sempre que ficar tentado a pegar um saco engordurado de batatinhas ou nuggets, vá até a casa de sucos ou loja de produtos naturais mais próxima e compre um lanche saudável.
    - Você também pode usar sua gana como um momento de meditação ou de exercício!
3. Crie um cronograma de sono e cumpra-o.
    - Planeje-se para dormir de seis a oito horas por noite. Muitas vezes, a maneira mais fácil de entrar num padrão é decidir dormir e acordar na mesma hora todo dia. Você já estava fazendo isso no Ciclo 2, então deve ser um hábito fácil de continuar.

DIA 1

Manhã: Verifique, na internet ou no noticiário local, a qualidade do ar na sua região. Se estiver em níveis pouco saudáveis, esforce-se para ficar em ambientes fechados o máximo possível.

Meio do dia: Comece a pesquisar onde pode fazer trabalho voluntário ao menos uma vez durante este ciclo. Você pode procurar inspiração, baseado em suas paixões, em abrigos locais para os sem-teto, abrigos de animais, bancos de alimentos e organizações beneficentes. Faça disso uma prioridade, mesmo se sua agenda estiver toda tomada.

DIA 2

Manhã: Verifique a qualidade do ar local.

A qualquer momento: Vá ao mercado.

- Leve a lista de produtos que recomendei comprar nas versões orgânicas. Está no capítulo 16. A ideia é abastecer sua cozinha com as frutas e hortaliças mais saudáveis e sem pesticidas.

- Compre alguns potes de vidro para começar a substituir os de plástico.

DIA 3

Manhã: Verifique a qualidade do ar local. (Você vai fazer isso todo dia, mas, lá pelo Dia 4, vai se tornar uma coisa natural, então provavelmente nem vai precisar ser lembrado.)

De noite: Ligue para um amigo ou parente e trace planos para passar um tempo juntos, fazendo algo de que os dois vão gostar. Passar tempo com amigos pode aumentar sua imunidade, baixar sua pressão arterial e melhorar sua saúde geral. Talvez você queira reencontrar algum velho amigo com o qual não fala faz tempo; esse é um ótimo momento para reacender uma amizade.

DIA 4

A qualquer momento: Hoje, procure comprar recipientes de plástico ou garrafas de água sem BPA. Além de comprar novos, você deve jogar fora os que está usando atualmente.

DIA 5

Meio do dia: Se você não verificou seu nível de vitamina D recentemente, ligue para o seu médico e marque uma consulta para fazer esse exame.

De noite: Arranje tempo para ficar com seu/sua parceiro/a; aproximar-se e ter momentos íntimos pode exigir um esforço; portanto, faça disso uma prioridade.

DIA 6

De noite: Comece (ou continue) um diário. Escreva nele todo dia ou algumas vezes por semana. Concentre-se em anotar suas frustrações — e se livrar delas. Você vai ficar chocado em ver como isso pode ser libertador!

DIA 7

Meio do dia: Já fez algum voluntariado? Seu objetivo deve ser dedicar ao menos 2 horas de trabalho voluntário antes que este ciclo acabe.

DIA 8

Manhã: Verifique a qualidade do ar local.

Meio do dia: Como anda sua alimentação? Se acha difícil controlar suas escolhas à mesa, comece um diário alimentar no qual deve anotar tudo o que comer, incluindo as quantidades. Nada de trapacear — tudo o que entrar na sua boca deve ser anotado.

DIA 9

Manhã: Verifique a qualidade do ar local.

De noite: Escove sua pele a seco. Veja como fazer isso na página 264.

DIA 10

Manhã: Verifique a qualidade do ar local.

Meio do dia: Faça planos para se reunir com vários amigos semana que vem.

DIA 11

Manhã: Verifique a qualidade do ar local.

A qualquer momento: Seja gentil hoje fazendo uma doação, pagando o estacionamento de alguém, comprando café para a pessoa atrás de você na fila, deixando alguém que está com pressa ou com uma criança furar fila na sua frente, segurando a porta aberta para alguém ou simplesmente sorrindo para o maior número possível de pessoas.

DIA 12

Manhã: Verifique a qualidade do ar local.

Meio do dia: Esforce-se para dizer bom-dia para estranhos, ou "saúde" quando alguém espirrar, ou "tenha uma boa-tarde" para alguém.

DIA 13

Manhã: Verifique a qualidade do ar local.

De noite: Arranje tempo para ficar com seu/sua parceiro/a, aproximar-se e ter momentos íntimos.

DIA 14

Manhã: Verifique a qualidade do ar local.

Meio do dia: Se você ainda não fez 2 horas de trabalho voluntário, torne isso uma prioridade nos próximos dois dias.

DIA 15

Manhã: Verifique a qualidade do ar local.

O dia todo: Comprometa-se a SOMENTE comer alimentos frescos e integrais. Hoje não coma nada que venha em latas, em caixas ou embalado.

- *Ideia*: Para o café da manhã, coma dois ovos cozidos e uma maçã, uma salada de espinafre no almoço e um prato de hortaliças cozidas no vapor no jantar. Faça lanches de nozes ou castanhas, sementes e frutas durante o dia e beba apenas água.

DIA 16

Manhã: Verifique a qualidade do ar local.

A qualquer momento: Verifique se os filtros do seu ar-condicionado e purificador de ar precisam ser limpos ou trocados.

DIA 17

Manhã: Verifique a qualidade do ar local.

De noite: Escove sua pele a seco.

Vamos lá, eu sou médico; portanto, sei muito bem que sua saúde não está associada a simplesmente dizer "bom-dia" para alguém na rua ou fazer uma lista da gratidão. Mas eu não sugeriria essas coisas se não acreditasse que elas funcionam. Tanta gente vive correndo de um lado para outro, e sua saúde está sendo afetada por isso. Com esse ciclo, espero ter devolvido às suas mãos o poder de controlar o ambiente, recarregar o espírito e começar a aproveitar a vida de novo. O objetivo aqui não é só deter o processo do envelhecimento, mas fazer com que seus 100 anos sejam saudáveis, felizes, plenos. Espero que você esteja bem-encaminhado.

EPÍLOGO

Encaremos os fatos: eu não posso impedir que você envelheça. Não tenho uma varinha mágica que para o relógio e faz com que você pareça e se sinta com 25 anos para sempre. Não que você fosse querer isso também, porque significaria não poder viver sua vida, aprender, crescer e evoluir. Afinal, você ia gostar de viver num momento congelado, como no filme *Feitiço do tempo*? Não existe nenhuma bala de prata, fonte da juventude ou método misterioso para deter a deterioração do seu corpo. O que fiz foi dar algo muito melhor do que tudo isso. Eu forneci as chaves para destrancar o poder escondido dentro do seu corpo; você agora tem o poder de retardar drasticamente o processo do envelhecimento.

Quando pensamos em todos os avanços da ciência médica, da tecnologia e da indústria farmacêutica nas últimas 5 ou 6 décadas, vemos que as pessoas deveriam realmente viver até os 150 anos! Chegamos tão longe nessas áreas, e as ferramentas que nós, médicos, temos à disposição são simplesmente incríveis. Estamos fazendo cirurgias robóticas, meu Deus do céu! No entanto, de maneira geral, não vivemos nem de longe tanto ou tão bem quanto deveríamos. O que deu errado?

Muitas vezes a resposta mais simples é a correta, então vamos nos concentrar em voltar ao básico. Para mim, parece que a sociedade esqueceu coletivamente algumas verdades fundamentais sobre o corpo humano. Não vamos confiar demais nas ferramentas médicas, máquinas, cirurgias e remédios para nos salvar. Sim, fico muito feliz que essas coisas existam quando precisamos delas. Mas temo que muitas pessoas tenham começado a procurar a solução fora de si próprias, em vez de perceber que a saúde excelente, na verdade, começa pelo paciente... você mesmo.

Espero de verdade que agora você entenda que não precisa aceitar cegamente todos os efeitos colaterais negativos do envelhecimento. Sim, você vai envelhecer. Isso é bom. Mas o envelhecimento não é apenas algo que acontece. Você o controla. Quero que você sinta que tem o poder de pegar as estratégias que descrevi nas páginas deste livro e aplicá-las imediatamente. E desejo tudo de melhor que a vida tem para oferecer na sua jornada até os 100 anos felizes e saudáveis. A gente se vê por lá!

APÊNDICE

Técnicas de respiração

Respiração de fogo

Peça a qualquer instrutor de ioga para prender o fôlego o maior tempo que conseguir e você vai ficar maravilhado. Por que os pulmões dos iogues parecem ter capacidade sobre-humana? Eles conhecem o segredo para mandar oxigênio para as partes mais profundas dos pulmões. Você acha que essa sua respiração peitoral rasa consegue fazer isso? Esqueça!

Aqui está como praticar um exercício ancestral de respiração chamado *Kapalabhati pranayama*, ou "Respiração de fogo". Sente-se com as costas retas numa posição confortável (de preferência com as pernas cruzadas, no chão). Feche os olhos e apoie uma das mãos de leve no estômago e a outra na coxa. Relaxe completamente os músculos da barriga. Comece pondo a língua para fora e arfando rapidamente, como um cachorrinho. Você está respirando com a barriga, então ela deve subir e descer com cada inspiração. Continue assim apenas por alguns segundos, depois feche a boca e inspire e expire rapidamente pelo nariz. O som deve ser de fungadas rápidas, mas num ritmo regular. Imagine que está tentando apagar uma chama bem debaixo do seu nariz!

Precaução: Se você sentir qualquer tontura, pare a Respiração de fogo e volte a respirar normalmente. Consulte seu médico ou dispense completamente esta prática se você foi diagnosticado com hipertensão, doença cardíaca ou epilepsia. Uma alternativa é sentar com as costas retas e inspirar longa e profundamente pelo nariz, expirando pela boca.

Técnica de respiração diafragmática

O diafragma é um músculo transversal no fundo da caixa torácica que ajuda você a respirar. Professores de canto costumam aconselhar seus alunos a aprenderem como respirar usando o diafragma, porque isso pode ajudá-los a não ficar sem fôlego, em especial quando estiverem sustentando alguma nota particularmente longa. Acho que todos deveriam aprender essa técnica para ajudar a melhorar sua respiração em geral. Aqui está o jeito certo de fazer.

Sente-se com as costas retas numa cadeira e coloque a mão sobre a barriga, para poder sentir os músculos funcionando. Inspire lentamente pelo nariz enquanto empurra o abdome para fora. Prenda a respiração por um momento, e então expire pela boca enquanto encolhe a barriga. Este exercício vale por dois, porque também treina seus músculos abdominais!

Respirar através de um canudinho

Tampe o nariz e mantenha os lábios apertados em volta do canudo. Respire assim por um minuto. Se sentir tontura, pare.

Ioga do riso

A *ioga do riso* é uma mistura da respiração ióguica com o riso incondicional. O objetivo é rir continuamente durante todos os exercícios. Seu corpo não sabe diferenciar uma risada forçada de uma verdadeira, portanto, você sentirá os mesmos benefícios, como se estivesse rindo da sua piada favorita! Para fazer isso, sente-se no chão de pernas cruzadas. Este exercício é do tipo "finja até virar verdade", portanto comece fingindo que está rindo. Depois de fingir por alguns segundos, provavelmente vai começar a rir de si mesmo e, antes do que imagina, não vai mais conseguir parar de rir. Para ficar mais divertido ainda, experimente fazer isso com um amigo ou parceiro/a. Você vai se sentir bobo no início, mas prometo que vale a pena.

Exercícios cardiovasculares

Agachamentos na parede

Fique de pé, com as costas apoiadas na parede. Comece a deslizar o tronco parede abaixo enquanto dobra os joelhos, como se fosse sentar numa cadeira. Seus joelhos devem ficar num ângulo de 90 graus, bem-alinhados com os calcanhares. Seus braços devem se manter nas laterais do corpo, com as mãos espalmadas na parede. Se apoiar as mãos nas pernas, está trapaceando. Mantenha a posição de 30 a 60 segundos e trate de deixar os músculos abdominais contraídos!

Agachamentos

Fique de pé de pernas abertas, mais ou menos na largura dos ombros. Com as costas retas, desça o quadril até suas coxas ficarem paralelas ao chão. Conserve o peso do corpo sobre os calcanhares. Erga o corpo lentamente para completar um agachamento.

Polichinelos

Comece de pé com as pernas fechadas e os braços colados ao corpo. Pule, abrindo as pernas e pousando com os pés abertos na distância dos ombros. Ao mesmo tempo, levante os braços, para que suas mãos fiquem acima da cabeça. Pule de novo, desta vez juntando as pernas enquanto desce os braços para os lados do corpo simultaneamente. Repita. Quanto mais rápido você fizer isso, mais o seu ritmo cardíaco vai aumentar.

Squatjacks

São como os polichinelos, mas em posição de agachamento, para treinar mais intensamente seus quadríceps (músculos da coxa). Fique de pé de pernas abertas, com os pés na largura dos ombros. Coloque as mãos atrás da cabeça (isso é opcional, para aumentar o desafio) e agache-se (com as costas retas, desça o quadril até suas coxas ficarem paralelas ao chão), depois pule abrindo e fechando as pernas, mantendo-se agachado. A tendência é endireitar as pernas, por isso se esforce para manter os joelhos dobrados.

Agachamentos unilaterais

Fique de pé com os pés um pouco separados. Dê um passo grande à frente com o pé direito, baixando o corpo para o chão e dobrando o joelho direito num ângulo de 90 graus. Não deixe o joelho ir além da ponta do seu pé. Lembre-se de manter a perna de trás reta e evite cambalear, contraindo os músculos abdominais! Manter as mãos na cintura enquanto dobra o joelho ajuda. Volte para a posição vertical e repita esse movimento com o outro pé.

Agachamentos unilaterais explosivos

Fique na posição do agachamento unilateral. Salte com força para a frente, trocando as pernas no ar para que seu pé esquerdo fique à frente e se dobre quando você pousar. Nota: este é um exercício avançado, e você não deve fazê-lo enquanto não sentir que está completamente pronto.

Boxe com a sua sombra

Fique de pé com os joelhos levemente dobrados. Cerre os punhos e comece a desferir *jabs* e cruzados, alternando os braços. Mantenha sempre os braços levemente dobrados, e tome cuidado para não estender demais os cotovelos.

Agachamentos na cadeira

Comece de pé e agache-se lentamente sobre uma cadeira até que seu bumbum esteja pouco acima do assento, depois volte a ficar de pé. Mantenha o peito erguido e olhe para a frente, para não se curvar muito e facilitar demais o exercício.

Alongamentos

Expansão peitoral

Fique de pé, reto, mantendo os braços colados ao corpo. Estenda os braços para trás e cruze os dedos, mantendo os braços retos. Lentamente, comece a se curvar para trás enquanto olha para cima, estendendo bem o seu peito. Você deve sentir todo o seu peito alongando. Respire profundamente duas vezes.

Postura da cobra

Deite de bruços. Ponha as mãos na altura dos ombros (como se fosse fazer uma flexão) e comece a levantar o tronco o máximo que conseguir, endireitando os braços. Vire a cabeça para trás e olhe para o teto enquanto alonga a parede abdominal e o peito. Respire profundamente três vezes, inspire e expire. *Importante*: você não deve sentir dor, só um belo e intenso alongamento!

Postura do gato/vaca

Fique de quatro. Mantenha as mãos diretamente na linha dos ombros. Se o chão for duro demais para seus joelhos, ajoelhe-se sobre uma toalha ou uma almofadinha. Inspire profundamente enquanto arqueia as costas e depois expire enquanto se encurva. O movimento deve ser lento e metódico.

Pontapés no traseiro

Fique de pé, dobre um joelho e levante o calcanhar, aproximando-o o máximo possível do seu traseiro. Repita com o outro lado. Isso alonga os quadríceps. Você pode fazer isso lentamente, como um alongamento, ou rápido, como exercício cardiovascular.

Alongamento diagonal do pescoço

Vire levemente a cabeça. Olhe para baixo, como se estivesse olhando dentro do seu bolso. Conserve a posição e repita para cada lado.

Círculos com os tornozelos

Sentado, estique as pernas à sua frente. Aponte os dedos do pé e faça um círculo com o dedão. Repita isso 10 vezes no sentido horário e mais 10 no sentido anti-horário.

Alongamento executivo

Sentado, cruze os dedos atrás da cabeça. Mova os cotovelos para trás o máximo possível. Inspire profundamente durante o alongamento.

Círculos com os braços

Fique de pé e faça grandes movimentos de pás de moinho com os braços. Você pode girar um braço de cada vez, em movimentos alternados ou simultaneamente. Inverta o movimento, fazendo círculos para a frente e para trás. Faça isso lentamente no início, depois pode aumentar a velocidade.

Alimentos com alto teor de sódio

Você pode estar vigiando de perto as gorduras e calorias do que come, mas está verificando a quantidade de sódio nesses alimentos? A Associação Médica Americana diz que 150 mil vidas poderiam ser salvas a cada ano se os americanos simplesmente reduzissem pela metade o seu consumo de sal! É recomendado que o consumo não ultrapasse 2.300 miligramas por dia, mas os americanos consomem em média de 4 mil a 5 mil miligramas/dia. Veja como controlar o seu consumo:

Como determinar o "alto teor de sódio"

- Evite produtos com mais de 200 miligramas de sódio por porção. Lembre-se de verificar com atenção o tamanho da porção, levando em conta quantas porções você vai comer, realisticamente.
- Evite alimentos que tenham mais miligramas de sódio do que calorias.

Fique de olho nos rótulos.

Vilões inesperados do sódio

Molho pronto — 1 xícara de chá — 1.554mg

Bicarbonato de sódio — 1 colher de chá — 1.259mg (lembre-se: muitas receitas pedem bicarbonato de sódio)

Batatas fritas — um saquinho de 220 gramas — 1.090mg

Homus — 1 xícara de chá — 932mg

Queijo cottage (de leite com 1% de gordura) — 1 xícara de chá — 918mg

Macarrão com molho de tomate, sem carne — 1 xícara de chá — 647mg

Molho para carnes (à base de tomate) — 2 colheres de sopa — 560mg

Molho de soja (shoyu) — 1 colher de sopa — 1.000mg

Molho à marinara — 1/2 xícara de chá — 553mg

Bagel de farelo de aveia — unidade com 10cm de diâmetro — 532mg

Pão sírio — 1 unidade (15cm de diâmetro) — 340mg

Picles com endro — grandes (10cm): 1.181mg / pequenos: 324mg

Molho italiano pronto para salada — 2 colheres de sopa — 300mg

Pipoca de micro-ondas — 28 gramas — 300mg

Ketchup — um sachê — 100mg

Alternativas com menos sódio

- Hortaliças frescas em vez de em conserva
- Sopas caseiras em vez de em conserva
- Pimenta-do-reino, alho em pó ou salsinha
- Limões frescos

Dicas sobre o sódio para quando comer fora

- Peça seu prato preparado sem sal extra.
- Normalmente, as porções nos restaurantes são muito grandes. Ponha metade do seu prato numa quentinha e aproveite-o como uma segunda refeição.

Suas medições cardíacas importantes

Como medir o ritmo cardíaco em repouso

- Sua pulsação é a velocidade na qual seu coração bate. A pulsação geralmente é chamada de ritmo cardíaco ou frequência cardíaca, que consiste no número de batimentos que o coração dá a cada minuto (bpm).
  - Para verificar seu ritmo cardíaco, encontre a veia grossa do pulso que fica alinhada com o polegar. Não use o outro polegar para não confundir as pulsações das duas mãos.
  - Conte os batimentos por 30 segundos e multiplique por dois para saber o número de batimentos por minuto.

Zona cardiovascular

Faça as contas:

- Para atividade física de intensidade moderada, a zona-alvo de frequência cardíaca é de 60% a 80% da frequência cardíaca máxima da pessoa.
- Calcule sua frequência cardíaca máxima subtraindo sua idade de 220.
- Descubra qual deve ser sua zona-alvo de frequência cardíaca multiplicando seus batimentos por minuto (bpm) por 0,5 e 0,7.
- Se seus bpm ficarem entre esses dois números, você está na zona-alvo de frequência cardíaca!
- **Faça o teste da fala:** enquanto estiver fazendo exercício cardiovascular, diga uma frase em voz alta. Se não conseguir terminar a frase porque está ofegante demais, está exagerando. Se conseguir desembuchar a frase muito facilmente, acelere o seu treino!

Exercícios de empurrar e puxar

Exercícios de empurrar

Exercícios que envolvem empurrar, desafiando seus tríceps, peito e ombros.

- **Flexões** — Deitado no chão, com as pernas esticadas atrás de você, forme uma tábua reta com o corpo. Você deve se apoiar nas mãos e nas pontas dos pés. Mantenha os cotovelos estendidos e as mãos separadas na largura dos ombros. Lentamente, baixe o corpo dobrando os cotovelos, até seu peito ficar paralelo ao chão. Empurre o corpo de volta para cima voltando a estender os cotovelos.
- **Flexões em T** — Comece na posição normal de flexão. Ao erguer o corpo com os braços, gire o tronco, rodando os quadris e apoiando todo o peso numa das mãos, enquanto o outro braço aponta para cima. Volte para baixo, na posição inicial. Alterne os braços cada vez que levanta o corpo.
- **Flexões na parede** — Fique de frente para a parede à distância de um braço. Apoie as mãos abertas na parede e dobre lentamente os cotovelos, inclinando-se para a parede. Empurre a parede até seus cotovelos ficarem retos, mantendo as mãos apoiadas. Para dificultar o exercício, fique cada vez mais longe da parede.
- **Flexões de tríceps** — Sente-se numa cadeira com as pernas fechadas, totalmente esticadas para a frente. Segure-se com as mãos na borda do assento e vá para a frente até que seus braços estejam segurando o corpo. Endireite os braços quase totalmente, deixando os cotovelos um pouco dobrados para garantir que vai exercitar os tríceps sem lesionar as articulações dos cotovelos. Lentamente, baixe o corpo dobrando os cotovelos, até que seu traseiro esteja quase tocando no chão. Erga o corpo e repita.

Exercícios de puxar

Exercícios de puxar treinam a parte superior das costas, a parte de trás dos ombros e os bíceps.

- **Barras** — Posicione as mãos separadas pela largura dos ombros numa barra horizontal resistente, com os dedos voltados para você. Puxe-se para cima até que seu queixo fique logo acima da barra. Baixe-se lentamente e repita.
- **Abdução de bíceps** — Segure um haltere de 2,5 a 5 quilos em cada mão. Comece com os braços abaixados, estendidos ao lado do corpo. Mantenha os cotovelos colados no tronco. Erga os braços dobrando o cotovelo e levantando os pesos até em cima. Lentamente, baixe os pesos de novo para os lados do corpo. Concentre-se em não deixar seus cotovelos se mexerem enquanto ergue e abaixa os braços.
- **Flexões de ombro** — De pé, segure dois halteres de peso igual dos lados do corpo. Eleve e puxe os ombros para cima e para baixo, como se estivesse dando de ombros. Tente manter a cabeça reta.
- **Máquina de remo** — Sentado na máquina, estique-se para a frente e segure os remos, puxando-os para trás até a corrente se esticar. Dobre lentamente os joelhos, deixando seu corpo escorregar para a frente. Estenda as pernas para empurrar seu corpo de volta para trás. Não se incline para a frente e mantenha as costas retas ao deslizar para a frente e para trás.

Exercícios para as pernas

Fortaleça as coxas e panturrilhas com os exercícios a seguir.

Extensão de pernas no sofá

Use seu sofá para este exercício. Apoie as mãos no braço do sofá, segurando seu corpo erguido como uma prancha. Deixe as pernas bem estendidas debaixo de você. Levante uma perna o mais alto que puder, depois baixe-a lentamente para o chão. Repita com a mesma perna por um minuto e depois comece com a outra.

Levantamento lateral de perna

Deite-se de lado com a perna de baixo dobrada e a de cima reta. Levante devagar a perna de cima antes de baixá-la novamente. Repita por um minuto e depois mude de lado, fazendo o movimento com a outra perna. É importante lembrar de manter os quadris paralelos com os ombros.

Subir escadas

Suba e desça uma escada. Adicione variedade a este exercício subindo de dois em dois degraus.

Saltos agachados

Fique na posição de agachamento: pernas abertas na largura dos ombros e joelhos dobrados em 90 graus, mantendo as costas retas. Salte alto, estendendo as pernas. Ao descer, pouse suavemente, reassumindo a posição de agachamento.

Elevação plantar

Fique de pé com os pés separados na largura dos quadris e tocando completamente o chão. Usando os músculos das panturrilhas, mantenha-se na ponta dos pés, equilibrando o peso do corpo. Sustente a posição um pouco antes de voltar lentamente a apoiar todo o pé no chão.

Exercícios para o tronco

Concentre-se nos músculos do abdome e das costas para preservar a mobilidade e proteger os músculos das costas.

Abdominais

Deite de costas com os joelhos dobrados e os pés tocando completamente o chão. Cruze os braços sobre o peito. Use os músculos abdominais para puxar seus ombros e tronco na direção dos joelhos. Depois de puxar o corpo até ficar totalmente sentado, baixe devagar o tronco de volta ao chão, flexionando os músculos abdominais enquanto faz isso.

Reto abdominais

Esses são diferentes dos abdominais comuns porque você *não* quer tirar completamente as costas do chão, e o movimento é muito mais curto. Fique na posição de abdominal com os joelhos dobrados e os pés tocando completamente o chão. Levante os ombros na direção dos joelhos e baixe as costas sem deixar que a cabeça toque no chão.

Prancha

Fique na posição de flexão de braço, mas apoie-se nos antebraços em vez das mãos. Mantenha o corpo reto, como uma tábua. Não relaxe nem encurve as costas.

Abdominais oblíquos

Sente-se no chão e cruze os braços sobre o peito. Incline-se para trás até o tronco ficar num ângulo de 45 graus com o chão. Gire o tronco para a direita enquanto aproxima o joelho direito do peito. Seu cotovelo esquerdo deve tocar o joelho direito. Agora gire o tronco para a esquerda e aproxime o joelho esquerdo do peito.

Bicicleta

Deite-se de costas no chão e apoie as mãos de leve atrás da cabeça. Aproxime os joelhos do peito e desencoste as espáduas do chão. Gire o tronco para a esquerda, aproximando o cotovelo direito do joelho esquerdo enquanto estica a outra perna. Gire na direção oposta, aproximando o joelho direito e esticando a perna esquerda, e faça o cotovelo esquerdo encostar no joelho direito. O truque, neste exercício, é imitar o movimento de pedalar com as pernas.

Exercícios de equilíbrio

Corda bamba

Ande apoiando primeiro o calcanhar, depois a ponta do pé, numa linha reta imaginária, enquanto olha para um ponto à sua frente; não olhe para os pés. Faça esse exercício por um minuto.

Posição da cegonha

De pé, tire uma perna do chão e posicione o pé na parte interna do joelho da outra perna. Para ajudar no equilíbrio, olhe para um ponto à sua frente. Use os músculos do tronco para manter o equilíbrio. Tente fechar os olhos. Mantenha a pose por 30 segundos para cada perna.

Deslocamento de peso

Fique de pé, com os pés separados na largura dos quadris. Levante devagar uma perna para o lado, tirando o pé do chão, enquanto desloca o peso para o outro lado. Mantenha a pose, depois troque de lado.

Bola nas costas

Fique de pé numa perna só. Pegue uma bola e passe-a por trás das costas e ao redor da cintura enquanto mantém o equilíbrio. Tente também de olhos fechados.

Sentado/De pé

Sente-se na borda de uma cadeira. Sem usar as mãos, fique de pé enquanto mantém o equilíbrio. Em seguida, sente-se novamente, devagar.

Dicas para deixar a água saborosa

Acrescente sabores naturais

- Pegue uma jarra grande, encha de água pura, pique alguns pepinos e deixe-os de molho para dar um sabor refrescante.
- Esprema um pouco de limão na sua água para dar uma turbinada cítrica.
- Congele suas frutas favoritas, como morangos ou mirtilos, e use-os como cubos de gelo no seu próximo copo d'água.
- Acrescente algumas gotas de extrato de menta e faça sua própria água mentolada.
- Use gengibre cru para deixar a água mais azedinha.

Acrescente emoção

- Tome água mineral natural com gás quando estiver cansado da água convencional.

Transforme a água em chá

- Tente um chá herbal com aroma de frutas. Existem ótimos sabores descafeinados, como pêssego, mirtilo e maçã.

Ideias para quem odeia hortaliças

Esconda-as no molho do macarrão

Abobrinha, cebola, cenoura amassada, espinafre, pimentões e aipo darão ao seu molho um reforço vitamínico.

Coma-as no lanche com frutas

Pique pepinos e misture com melancia picada. Adicione folhas de hortelã picadas; dá um lanche ótimo.

Deixe sua vitamina verde

Pegue sua vitamina de frutas favorita e adicione meia xícara de chá de espinafre cru congelado ou manjericão fresco para fazer uma bebida nutritiva e saudável.

- Mix de banana e manjericão: bata no liquidificador duas bananas, dez folhas de manjericão (fresco é melhor), uma colher de sopa de mel, 1/4 de xícara de suco de cranberry e alguns cubos de gelo.
- Supervitamina de espinafre: bata no liquidificador um punhado de espinafre fresco, uma xícara de chá de iogurte desnatado de baunilha, 1/2 xícara de chá de suco de cranberry, 1/2 xícara de chá de morangos (frescos ou congelados), 1/2 xícara de chá de mirtilos, uma banana (fresca ou congelada) e alguns cubos de gelo.

Incremente sua carne moída

Hortaliças bem picadas são ótimas para acrescentar a qualquer prato com carne bovina, frango ou peru moídos. Bolo de carne, chili, hambúrger e almôndegas podem ser incrementados com cenouras, pimentões, cebolas ou abobrinhas.

Refine seus enroladinhos

Faça um enroladinho saudável à moda mexicana, amassando o nutritivo feijão-preto e colocando numa *tortilla* com queijo light e um pouco de quinoa. Você também pode acrescentar pimentões ou brócolis picados a qualquer recheio de frango.

Espinafre no sanduíche

Turbine as vitaminas do seu sanduíche substituindo a alface picada por espinafre. Experimente usar um punhado de brotos de feijão ou alfafa também!

Para ajudar você a parar de fumar

Você pode procurar mais informações e ajuda para parar de fumar aqui:

Disque Saúde: 136 ou 0800 61-1997

INCA – Instituto Nacional do Câncer (Órgão do Ministério da Saúde responsável por coordenar e executar o Programa de Controle do Tabagismo no Brasil):
http://www.inca.gov.br/tabagismo/

Alguma unidade básica de saúde do Sistema Único de Saúde (SUS) mais próxima de sua residência.

Hospital Universitário da USP:
http://www.tabagismo.hu.usp.br/ajuda.htm
Tel.: (0xx11) 3091-9323 • E-mail: antitabagismo@hu.usp.br

Procure sempre um médico de sua confiança para orientações ou indicação de uma instituição que poderá ajudá-lo a parar de fumar. Você também pode fazer uma busca na internet com o assunto "parar de fumar", a fim de encontrar diversas dicas e instituições particulares que oferecem programas de apoio a quem quer largar o cigarro.

FONTES

Introdução

Costa, P. T. e R. R. McCrae. 1980. Somatic complaints in males as a function of age and neuroticism: A longitudinal analysis. *Journal of Behavioral Medicine* 3: 245-57.

Capítulo 1: Cinco fatores do envelhecimento

Abramson, J. L. e V. Vaccarino. 2002. Relationship between physical activity and inflammation among apparently healthy middle-aged and older US adults. *Archives of Internal Medicine* 162(11): 1286-92.

Heilbronn, L. K. et al. 2006. Effect of 6-month calorie restriction on biomarkers of longevity, metabolic adaptation, and oxidative stress in overweight individuals: A randomized controlled trial. *Journal of the American Medical Association* 295(13): 1539-48.

Toth, M. J., A. Tchernof et al. 2000. Regulation of protein metabolism in middleaged, premenopausal women: Roles of adiposity and estradiol. *Journal of Clinical Endocrinology & Metabolism* 85(4): 1382-87.

Verhoef, P. et al. 2002. Contribution of caffeine to the homocysteine-raising effect of coffee: A randomized controlled trial in humans. *American Journal of Clinical Nutrition* 76 (6): 1244-48.

Yunsheng, M. et al. 2006. Association between dietary fiber and serum C-reactive protein. *The American Journal of Clinical Nutrition* 83 (4): 760-66.

Capítulo 2: Construa a sua base antienvelhecimento

Rush University Medical Center, Rush Nutrition and Wellness Center. What is a healthy weight? http://www.rush.edu/rumc/page-1108048103230.html.

Capítulo 3: No fundo do coração

American Heart Association. Junho de 2011. About arrhythmia. http://www.heart.org/HEARTORG/Conditions/Arrhythmia/AboutArrhythmia/About-Arrhythmia_UCM_002010_Article.jsp.

Jankord, R. e B. Jemiolo. 2004. Influence of physical activity on serum IL-6 and IL-10 levels in healthy older men. *Medicine and Science in Sports and Exercise* 36(6): 960-64.

McCrory, M. A. et al. 1999. Dietary variety within food groups: Association with energy intake and body fatness in men and women. *American Journal of Clinical Nutrition* 69(3): 440-47.

Ridker, P. M. et al. 2005. C-reactive protein levels and outcomes after statin therapy. *New England Journal of Medicine* 352: 20-28.

Ridker, P. M. et al. 1998. Prospective study of C-reactive protein and the risk of future cardiovascular events among apparently healthy women. *American Heart Association*. Circulation. 98: 731-33.

Roger, V. L. et al., 2012. Heart disease and stroke statistics update. A report from the American Heart Association. *American Heart Association Statistical Update*. Circulation. 125: e2-e22.

Sachdeva, A. et al. 2009. Lipid levels in patients hospitalized with coronary artery disease: An analysis of 136,905 hospitalizations in Get with the Guidelines. *American Heart Journal* 157(1): 111-17.

Thornton, S. N. 2010. Thirst and hydration: Physiology and consequences of dysfunction. *Physiology and Behavior* 100(1): 15-21.

U.S. Department of Agriculture and U.S. Department of Health and Human Services. 2010. Dietary guidelines for Americans 2010. http://health.gov/dietaryguidelines/dga2010/dietaryguidelines2010.pdf (visitado em 4 de junho de 2012).

U.S. Department of Agriculture 2012. Agriculture Research Service, National Agriculture Library. National Nutrient Database for Standard Reference.

Zhang, X. et al. 2011. Cruciferous vegetable consumption is associated with a reduced risk of total and cardiovascular disease mortality. *American Journal of Clinical Nutrition* 94(1): 240-24.

Capítulo 4: Respire aliviado

American Lung Association. 2011. Join us in the fight for air. http://www.lung.org/associations/charters/upper-midwest/about-us/2011-alaum-case-statement.pdf.

Aoshiba, K. e A. Nagai. 2003. Oxidative stress, cell death, and other damage to alveolar epithelial cells induced by cigarette smoke. *Tobacco Induced Diseases* 1.3: 219-26. Visitado em 4 de junho de 2012. http://www.ncbi.nlm.nih.gov/pubmed/19570263.

Asthma and Allergy Foundation of America. 2005. Asthma overview. http://www.aafa.org/display.cfm?id=8&cont=5.

Baik, H. W. e R. M. Russell. 1999. Vitamin B_{12} deficiency in the elderly. *Annual Review of Nutrition* 19: 357-77.

Centers for Disease Control and Prevention. 2011. Asthma in the US, growing every year. *CDC Vital Signs* (maio de 2011).

Knekt, P. et al. 2002. Flavonoid intake and risk of chronic diseases. *American Journal of Clinical Nutrition* 76(3): 560-68.

Leboeuf-Yde, C. et al. 2005. Self-reported nonmusculoskeletal responses to chiropractic intervention: A multination survey. *Journal of Manipulative and Physiological Therapeutics* 28(5): 294-302; discussão 365-56.

Le Marchand, L. et al. 2000. Intake of flavonoids and lung cancer. *Journal of the National Cancer Institute* 92(2): 154-60.

Linseisen, J. et al. 2007. Fruit and vegetable consumption and lung cancer risk: Updated information from the European Prospective Investigation into Cancer and Nutrition (EPIC). *International Journal of Cancer* 121(5): 1103-14.

Noble, J. M. et al., 2009. Periodontitis is associated with cognitive impairment among older adults: analysis of NHANES-III. *Journal of Neurology, Neurosurgery & Psychiatry* 80(11): 1206-1211. http://www.ncbi.nlm.nih.gov/pmc/articles/PMC3073380/.

Oh, R. C. e D. Brown. 2003. Vitamin B_{12} deficiency. *American Family Physician* 67(5): 979-86.

Organização Mundial da Saúde. 2011. Chronic obstructive pulmonary disease (COPD). Planilha nº 315. http://www.who.int/mediacentre/factsheets/fs315/en/index.html.

Pennypacker, L. C. et al. 1992. High prevalence of cobalamin deficiency in elderly outpatients. *Journal of the American Geriatrics Society* 40: 1197-204.

Rush University Medical Center. Breathe easier: tips for keeping your lungs healthy. http://www.rush.edu/rumc/page-1282236970456.html. 21 de maio de 2012.

Schünemann, H. J. et al. 2001. The relation of serum levels of antioxidant vitamins C and E, retinol and carotenoids with pulmonary function in the general population. *American Journal of Respiratory and Critical Care Medicine* 163(5): 1246-55.

Schwartz, A. G., 2012. Genetic epidemiology of cigarette smoke-induced lung disease. *Proceedings of the American Thoracic Society* 9(2): 22-26.

Semba, R. D. et al., 2012. Serum carotenoids and pulmonary function in older community-dwelling women. *Journal of Nutrition, Health, & Aging* 16(4): 291-96.

Sepper, R. et al. 2012. Mucin5B expression by lung alveolar macrophages is increased in long-term smokers. *Journal of Leukocyte Biology* (16 de maio).

Studenski, S. et al. 2011. Gait speed and survival in older adults. *Journal of the American Medical Association* 305(1): 50-58.

U.S. Department of Agriculture. 2012. Agriculture Research Service, National Agriculture Library. National Nutrient Database for Standard Reference.

Capítulo 5: O poder do cérebro

Akbaraly, T. N. et al. 2007. Plasma selenium over time and cognitive decline in the elderly. *Epidemiology* 18(1): 52-58.

Ball, K. et al. 2002. Effects of cognitive training interventions with older adults. A randomized controlled trial. *Journal of the American Medical Association* 288(18): 2271-81.

Caprio, T. V. e Williams, T. F. 2007. Comprehensive geriatric assessment. *Practice of Geriatrics*, 4ª ed., cap. 4.

Chung, C. S. e L. R. Caplan. 2007. Stroke and other neurovascular disorders. Em: Goetz, C. G., ed. *Textbook of Clinical Neurology*, 3ª ed. Filadélfia: Saunders Elsevier, cap. 45.

Durga, J. et al., 2005. Effect of lowering of homocysteine levels on inflammatory markers. A randomized controlled trial. *Archives of Internal Medicine* 165(12): 1388-94.

Ghosh, D., M. K. Mishra, S. Das, D. K. Kaushik e A. Basu. 2009. Tobacco carcinogen induces microglial activation and subsequent neuronal damage. *Journal of Neurochemistry* 110: 1070-81.

Hile, E. S. e S. A. Studenski. 2007. Instability and falls. Em: Duthie E. H., P. R. Katz, e M. L. Malone, eds., *Practice of Geriatrics*, 4ª ed., cap. 17.

Ho, A. J., C. A. Raji, J. T. Becker et al. 2010. Obesity is linked with lower brain volume in 700 AD and MCI patients. *Neurobiology of Aging* 31(8): 1326-39.

Kelkel, M. et al. 2010. Potential of the dietary antioxidants resveratrol and curcumin in prevention and treatment of hematologic malignancies. *Molecules*. 15(10): 7035-74.

Lambourne, K. 2006. The relationship between working memory capacity and physical activity rates in young adults. *Journal of Sports Science and Medicine* 5: 149-53.

Lançon, A. et al. 2012. Control of microRNA expression as a new way for resveratrol to deliver its beneficial effects. *Journal of Agriculture and Food Chemistry* (maio).

Luders, E. et al. 2011. Enhanced brain connectivity in long-term meditation practitioners. *NeuroImage* 57(4): 1308-16.

Masoumi, A. et al., 2009. 1alpha,25-dihydroxyvitamin D3 interacts with curcuminoids to stimulate amyloid-beta clearance by macrophages of Alzheimer's disease patients. *Journal of Alzheimer's Disease* 17(3): 703-17.

Milara, J. e J. Cortijo. 2012. Tobacco, inflammation, and respiratory tract cancer. *Current Pharmaceutical Design*. Visitado em 4 de junho de 2012. http://www.ncbi.nlm.nih.gov/pubmed/22632749.

Oude Griep, L. M. et al. 2011. Colors of fruit and vegetables and 10-year incidence of stroke. *Stroke: A Journal of Cerebral Circulation*. 42(11): 3190-95.

Pierluigi, Q. et al. 2004. Homocysteine, folate, and vitamin B-12 in mild cognitive impairment, Alzheimer disease, and vascular dementia. *American Journal of Clinical Nutrition* 80(1): 114-22.

Seeman, T. E. et al. 2011. Histories of social engagement and adult cognition: Midlife in the U.S. study. *Journals of Gerontology, Series B, Psychological Sciences and Social Sciences* 66 (Supl. 1): 141-52.

Small, G. W. et al. 2009. Your brain on Google: Patterns of cerebral activation during internet searching. *American Journal of Geriatric Psychiatry* 17(2): 116-26.

Stewart, R. et al. 2008. Oral health and cognitive function in the Third National Health and Nutrition Examination Survey (NHANES III) Psychosomatic Medicine. *Journal of Biobehavioral Medicine* 70(8): 936-41.

U.S. Department of Agriculture. 2012. *Agriculture Research Service, National Agriculture Library. National Nutrient Database for Standard Reference*. Maryland, Nutrient Data Laboratory .

U.S. National Library of Medicine and National Institutes of Health. 2010. Aging changes in the senses. http://www.nlm.nih.gov/medlineplus/ency/article/004013.htm.

Zandi, P. P. et al. 2004. Reduced risk of Alzheimer disease in users of antioxidant vitamin supplements: The Cache County Study. *Archives of Neurology*. 61(1): 82-88.

Capítulo 7: O guardião do seu corpo

Algra, A. et al. 2012. Effects of regular aspirin on long-term cancer incidence and metastasis: A systematic comparison of evidence from observational studies versus randomised trials. *Lancet Oncology* 13(5): 518-27.

Arthur, J. et al. 2003. Selenium in the immune system. *Journal of Nutrition* 133(5): 14575-595.

Bennett, M. P. et al. 2003. The effect of mirthful laughter on stress and natural killer cell activity. *Alternative Therapies in Health and Medicine* 9(2): 38-45.

Choi, M. 2009. The not-so-sweet side of fructose. *Journal of the American Society of Nephrology* 20(3): 457-59.

Cole, S. et al. 2008. Sleep loss activates cellular inflammatory signaling. *Biological Psychiatry* 64(6): 538-40.

Edlund, M. 2012. Getting healthy now. Regenerating yourself-using the right information. *Psychology Today* (17 de maio). http://www.psychologytoday.com/blog/getting-healthy-now/201205/regenerating-yourself-using-the-right-information?page=2.

Geisler, C. et al. 2010. Vitamin D controls T cell antigen receptor signaling and activation of human T cells. *Nature Immunology* 11: 344-49.

Johnson, R. et al. 2010. The Effect of Fructose on Renal Biology and Disease. *Journal of the American Society of Nephrology* 21(12): 2036-39.

Miller, M. e W. Fry, 2009. The effect of mirthful laughter on the human cardiovascular system. *Medical Hypotheses* 73(5): 636.

Miller, M. et al. 2009. University of Maryland School of Medicine study shows laughter helps blood vessels function better.

Office of Dietary Supplements: National Institutes of Health. Dietary supplement fact sheet: Selenium. http://ods.od.nih.gov/factsheets/SeleniumHealthProfessional/.

Sugawara J. et al. 2010. Effect of mirthful laughter on vascular function. *American Journal of Cardiology* 106(6): 856-59.

Capítulo 8: Ouça suas entranhas

American Cancer Society. 2011. Colorectal cancer. http://www.cancer.org/Cancer/ColonandRectumCancer/DetailedGuide/colorectl-cancer-key-statistics.

American Cancer Society. 2011. Stomach cancer. http://www.cancer.org/Cancer/StomachCancer/DetailedGuide/stomach-cancerprevention.

American Cancer Society. 2011. What is small intestine cancer. http://www.cancer.org/Cancer/SmallIntestineCancer/DetailedGuide/smallintestine-cancer-what-is-small-intestine-cancer.

American Cancer Society. 2012. Stomach cancer overview. http://www.cancer.org/Cancer/StomachCancer/OverviewGuide/stomach-canceroverview-what-causes.

American College of Gastroenterology. Acid reflux. http://patients.gi.org/topics/acid-reflux/.

American College of Gastroenterology. 2010. Rectal problems. http://www.acg.gi.org/patients/women/rectal.asp.

Blot, W. J. et al. 1993. Nutrition intervention trials in Linxian, China: Supplementation with specific vitamin/mineral combinations, cancer incidence, and disease specific mortality in the general population. *Journal of the National Cancer Institute* 85(18): 1483-92.

Bogardus, S. T. 2006. What do we know about diverticular disease? A brief overview. *Journal of Clinical Gastroenterology* 40: S108-S11.

Centers for Disease Control and Prevention. 2006. Helicobacter pylori and peptic ulcer disease. The key to cure. http://www.cdc.gov/ulcer/keytocure.htm.

Chao, A. et al. 2002. Cigarette smoking, use of other tobacco products and stomach cancer mortality in US adults: The Cancer Prevention Study II. *International Journal of Cancer* 101(4): 380-89.

Fundo Mundial de Pesquisa do Câncer/American Institute for Cancer Research. 1997. Food research and the prevention of cancer: A global perspective. Washington, DC: American Institute for Cancer Research.

Grupo de Estudo. 1997. Current European concepts in the management of H. pylori information. The Maastricht Consensus. *Gut* 41: 8-13.

Hunt, R. H. 1996. *Helicobacter pylori*: From theory to practice. Proceedings of a symposium. *American Journal of Medicine* 100(5A): suplemento.

Hunt, R. H. e A. B. R. Thompson. 1998. Canadian Helicobacter pylori Consensus Conference. *Canadian Journal of Gastroenterology* 12(1): 31-41.

Jacobs, E. J. et al. 2002. Vitamin C, vitamin E, and multivitamin supplement use and stomach cancer mortality in the Cancer Prevention Study II cohort. *Cancer Epidemiology, Biomarkers, & Prevention* 11(1): 35-41.

Jenab, M. et al. 2010. Association between pre-diagnostic circulation vitamin D concentration and risk of colorectal cancer in European populations: A nested case-control study. *BMJ* 340: b5500.

Johns Hopkins Health Alerts. Outubro de 2011. Diverticulosis and diverticulitis. http://www.johnshopkinshealthalerts.com/symptoms_remedies/diverticular_disorders/90-1.html.

Johns Hopkins Medicine Health Alerts. Outubro de 2011. Digestive disorders. http://www.johnshopkinshealthalerts.com/alerts_index/digestive_health/19-1.html.

Koizumi, Y. 2004. Cigarette smoking and the risk of gastric cancer: A pooled analysis of two prospective studies in Japan. *International Journal of Cancer* 112(6): 1049-55.

Mayo Clinic. Small bowel cancer. http://www.mayoclinic.org/small-bowel-cancer/.

National Cancer Institute. 2008. Garlic and cancer prevention. 2008. http://www.cancer.gov/cancertopics/factsheet/prevention/garlicand-cancer-prevention.

National Institute of Diabetes and Digestive and Kidney Disease National Institutes of Health. 2008. Diverticulosis and diverticulitis. Publicação nº 08-1163.

National Institute of Diabetes and Digestive and Kidney Disease, National Institutes of Health. 2010. Hemorrhoids. Publicação nº 11-3021.

NIH Consensus Development Conference. 1994. *Helicobacter pylori* in peptic ulcer disease. *Journal of the American Medical Association* 272: 65-69.

Soll, A. H. 1996. Medical treatment of peptic ulcer disease. Practice guidelines. [Review]. European Helicobacter pylori. *Journal of the American Medical Association* 275: 622-29.

Torpy, J. et al. 2010. Stomach Cancer. *Journal of the American Medical Association* 303(17): 1771.

U.S. Cancer Statistics Working Group. 2012. *United States Cancer Statistics: 1999--2008 Incidence and Mortality Web-based Report.* Atlanta, GA: Department of Health and Human Services, Centers for Disease Control and Prevention, e National Cancer Institute.

Wang, X. et al. 2009. Review of salt consumption and stomach cancer risk: Epidemiological and biological evidence. *World Journal of Gastroenterology* 15(18): 2204-13.

Yang, W. G. et al. 2011. A case-control study on the relationship between salt intake and salty taste and risk of gastric cancer. *World Journal of Gastroenterology* 17(15): 2049-53.

Capítulo 9: Está se sentindo hormonal?

American Association of Clinical Endocrinologists Growth Hormone Task Force 2003. American Association of Clinical Endocrinologists medical guidelines for clinical practice for growth hormone use in adults and children–2003 update. *Endocrine Practice* 9(1): 64-76.

American Cancer Society. 2011. Thyroid cancer. http://www.cancer.org/Cancer/ThyroidCancer/DetailedGuide/thyroid-cancer-survival-rates.

American Diabetes Association. 2011. *National Diabetes Fact Sheet.* Janeiro de 2011.

American Diabetes Association. 2011. Standards of medical care in diabetes. 2011. *Diabetes Care* 34(Supl. 1): S11-61.

Barres, R. et al. 2010. Acute exercise remodels promoter methylation in human skeletal muscle. *Cell Metabolism* 15(3): 405-11.

Blackwell, J., 2004. Evaluation and treatment of hyperthyroidism and hypothyroidism. *Journal of the American Academy of Nurse Practitioners* 16(10): 422-25.

Boyle, J. P. et al. 2010. Projection of the year 2050 burden of diabetes in the US adult population: Dynamic modeling of incidence, mortality, and prediabetes prevalence. *Population Health Metrics* 8: 29.

Centers for Disease Control and Prevention. 2010. *Number of Americans with Diabetes Projected to Double or Triple by 2050.* Press Release, 22 de outubro.

Centers for Disease Control and Prevention. 2011. *National Diabetes Fact Sheet.* Janeiro de 2011, p. 11.

Cleveland Clinic. 2009. Thyroid Disease. http://my.clevelandclinic.org/disorders/hyperthyroidism/hic_thyroid_disease.aspx.

Cleveland Clinic. 2012. Thyroid cancer. http://my.clevelandclinic.org/disorders/thyroid_cancer/hic_thyroid_cancer.aspx.

Harvard School of Public Health. The nutrition source, simple steps to preventing diabetes. http://www.hsph.harvard.edu/nutritionsource/more/diabetes-fullstory/index.html#weight-control.

Hu, F. B. et al. 2001. Diet, lifestyle, and the risk of type 2 diabetes mellitus in women. *New England Journal of Medicine* 345: 790-97.

Laine, C., Wilson, J. F. 2007. Type 2 diabetes. *Annals of Internal Medicine* 146(1): ITC1-1.

Kapoor, D. e T. H. Jones. 2005. Smoking and hormones in health and endocrine disorders. *European Journal of Endocrinology* 152(4): 491-99.

Kelly, M. 2010. Supercharge your metabolism! Revista *Fitness* (Julho/Agosto).

Kochikuzhyil, B. M. et al. 2010. Effect of saturated fatty acid-rich dietary vegetable oils on lipid profile, antioxidant enzymes and glucose tolerance in diabetic rats. *Indian Journal of Pharmacology* 42(3): 142-45.

Levine, J. A. et al. 1999. Role of nonexercise activity thermogenesis in resistance to fat gain in humans. *Science* 283(5399): 212-14.

Mayo Clinic. 2011. Graves' disease. http://www.mayoclinic.com/health/graves-disease/DS00181/DSECTION=risk-factors.

Minaker, K. L. 2007. Common clinical sequelae of aging. Em: Goldman, L. e Ausiello D, eds. *Cecil Medicine*, 23ª edição.

National Institute of Diabetes and Digestive and Kidney Diseases, National Institutes of Health. 2005. Diabetes, heart disease, and stroke. Publicação nº 06-5094.

National Institute of Diabetes and Digestive and Kidney Diseases, National Institutes of Health. 2011. National Diabetes Statistics 2011. Publicação nº 11-3892.

National Institutes of Health. 2010. Exercise and immunity. 2010. http://www.nlm.nih.gov/medlineplus/ency/article/007165.htm.

National Institutes of Health. 2011. Type 2 Diabetes Risk Factors. http://www.nlm.nih.gov/medlineplus/ency/article/002072.htm.

Olshansky, S. J. e T. T. Perls. 2008. New developments in the illegal provision of growth hormone for "anti-aging" and bodybuilding. *Journal of the American Medical Association* 299(23): 2792-94.

Perls, T. T. et al. 2005. Provision or distribution of growth hormone for "antiaging": clinical and legal issues. *Journal of the American Medical Association* 294(16): 2086-90.

Sircar, S. e U. Kansra. 1998. Choice of cooking oils–myths and realities. *Journal of the Indian Medical Association* 96(10): 304-7.

Stan, M. N. e Bahn, R. S. 2010. Risk factors for development or deterioration of Graves' ophthalmopathy. *Thyroid, Official Journal of the American Thyroid Association* 20(7): 777-83.

Tweed, J. O. et al. 2012. The endocrine effects of nicotine and cigarette smoke. *Trends in Endocrinology and Metabolism* (2 de maio. Versão em epub pré-impressão).

Universidade Norueguesa de Ciência e Tecnologia. 2011. Feed your genes. http://www.ntnu.edu/news/feed-your-genes.

University of Utah Health Care. 2003. Is eight enough? U researcher says drink up and tells why. News Archive.

U.S. Food and Drug Administration. 2007. Import alert 66-71, detention without physical examination of human growth hormone (HGH), also known as somatropin.

U.S. National Library of Medicine, National Institutes of Health. 2012. Aging changes in hormone production. http://www.nlm.nih.gov/medlineplus/ency/article/004000.htm.

Weight Control Information Network, National Institutes of Health. 2004. Do you know the health risks of being overweight? Publicação nº 07-4098.

Capítulo 10: Ossos do ofício

American Academy of Orthopaedic Surgeons & American Orthopaedic Foot & Ankle Society. 2006. Tight shoes and foot problems. http://orthoinfo.aaos.org/topic.cfm?topic=A00146&return_link=0.

American Academy of Orthopedic Surgeons. Maio de 2010. Smoking and Musculoskeletal Health. http://orthoinfo.aaos.org/topic.cfm?topic=A00192.

American Chiropractic Association. Today's fashion can be tomorrow's pain. http://www.acatoday.org/content_css.cfm?CID=73.

Bartlett, S. Osteoarthritis weight management. The Johns Hopkins Arthritis Center. http://www.hopkins-arthritis.org/patient-corner/disease-management/osteoandweight.html.

Centers for Disease Control and Prevention (CDC). 2006. Fatalities and injuries from falls among older adults–United States, 1993-2003 and 2001-2005.

Cranney, A. et al. 2006. Clinical Guidelines Committee of Osteoporosis Canada. Parathyroid hormone for the treatment of osteoporosis: A systematic review. *Canadian Medical Association Journal* 175(1): 52-59.

Franks, A. L. et al. 1999. Encouraging news from the SERM frontier. *Journal of the American Medical Association* 281(23): 2243-44.

Gass, M. e B. Dawson-Hughes. 2006. Preventing osteoporosis-related fractures: An overview. *American Journal of Medicine* 119: S3-S11.

Hausdorff, J. M. et al., 2001. Gait variability and fall risk in community-living older adults: A 1-year prospective study. *Archives of Physical Medicine and Rehabilitation* 82(8): 1050-56.

Hollenbach, K. A. et al. 1993. Cigarette smoking and bone mineral density in older men and women. *American Journal of Public Health* 83(9): 1265-70.

Institute of Medicine of the National Academies. 2002/2005. Dietary reference intakes for energy, carbohydrate, fiber, fat, fatty acids, cholesterol, protein, and amino acids. http://www.iom.edu/Reports/2002/Dietary-Reference-Intakes-for--Energy-Carbohydrate-Fiber-Fat-Fatty-Acids-Cholesterol-Protein-and-Amino--Acids.aspx.

Management of osteoporosis in postmenopausal women: 2010 position statement of The North American Menopause Society. *Menopause* 17(1): 25-54.

MMWR Morbidity Mortality Weekly Report. 17 de novembro; 55(45): 1221-24.

National Institute of Arthritis and Musculoskeletal and Skin Diseases. 2010. Handout on Health: Osteoar-thritis. *National Institutes of Health*. Publicação nº 10-4617.

NIH Consensus Development Panel on Osteoporosis Prevention, Diagnosis, and Therapy. 2001. Osteoporosis prevention, diagnosis, and therapy. *Journal of the American Medical Association* 285(6): 785-95.

Rapuri, P. B. et al. 2000. Smoking and bone metabolism in elderly women. *Bone* 27(3): 429-36.

U.S. Department of Health & Human Services, Office of the Surgeon General. 2004. Bone health and osteoporosis: A report of the Surgeon General. *Reports of the Surgeon General.*

U.S. Department of Agriculture. 2012. Agriculture Research Service, National Agriculture Library. National Nutrient Database for Standard Reference.

U.S. National Library of Medicine and National Institutes of Health. 2011. Arm injuries and disorders. http://www.nlm.nih.gov/medlineplus/arminjuriesanddisorders.html.

Waters, D. L. et al. 2000. Sarcopenia: Current perspectives. *Journal of Nutrition, Health, and Aging.* 4(3): 133-39.

Capítulo 12: Sexy, mesmo depois de tantos anos

American Cancer Society. 2011. Breast cancer. http://www.cancer.org/Cancer/BreastCancer/DetailedGuide/breast-cancer-risk-factors.

American Cancer Society. 2011. Endometrial (uterine) cancer. http://www.cancer.org/Cancer/EndometrialCancer/DetailedGuide/endometrial-uterine-cancer-key-statistics.

American Cancer Society. 2011. Ovarian cancer. http://www.cancer.org/Cancer/OvarianCancer/DetailedGuide/ovarian-cancerkey-statistics.

American Cancer Society. 2011. Women and smoking. http://www.cancer.org/Cancer/CancerCauses/TobaccoCancer/WomenandSmoking/women-and-smoking--health-of-others.

American Council on Exercise. Exercise and menopause. http://www.acefitness.org/fitfacts/fitfacts_display.aspx?itemid=91.

American Institute for Cancer Research. Foods that fight cancer. http://www.aicr.org/foods-that-fight-cancer/.

Bachmann, G. A. et al. 2000. Diagnosis and treatment of atrophic vaginitis. *American Family Physician* 61(10): 3090-96.

Beral, V. et al. 2008. Collaborative Group on Epidemiological Studies of Ovarian Cancer. Ovarian cancer and oral contraceptives: Collaborative reanalysis of data from 45 epidemiological studies including 23,257 women with ovarian cancer and 87,303 controls. *Lancet* 371(9609): 303-14.

Beral, V. et al. 2005. Endometrial cancer and hormone-replacement therapy in the Million Women Study. *Lancet* 365(9470): 1543-51.

Bianchini, F. et al. 2002. Overweight, obesity, and cancer risk. *Lancet Oncology*, 3(9): 565-74.

Chen, W. Y. et al. 2011. Moderate alcohol consumption during adult life, drinking patterns, and breast cancer risk. *Journal of the American Medical Association* 306(17): 1884-90.

Decahanet, C. et al. 2011. Effects of cigarette smoking on reproduction. *Human Reproduction Update* 17(1): 76-95.

Division of Cancer Prevention and Control, National Center for Chronic Disease Prevention and Health Promotion. 2010. Ovarian cancer risk factors. http://www.cdc.gov/cancer/ovarian/basic_info/risk_factors.htm.

Harvard Women's Health Watch. 2007. Pelvic organ prolapse can run in family. 14(9): 3.

Hull, M. G. et al. 2000. Delayed conception and active and passive smoking. The Avon Longitudinal Study of Pregnancy and Childhood Study Team. *Fertility and Sterility* 74(4): 725-33.

Jeng, C. et al. 2004. Menopausal women: Perceiving continuous power through the experience of regular exercise. *Journal of Clinical Nursing* 13(4): 447-54.

Krishnan, A. V. et al. 2012. The role of vitamin D in cancer prevention and treatment. *Rheumatic Diseases Clinics of North America* 38(1): 161-78.

Liu, R. H. 2004. Potential synergy of phytochemicals in cancer prevention: Mechanism of action. *Journal of Nutrition* 134(12 Supl.): 3479S-85S.

Maeda, N. et al. 2011. Anti-cancer effect of spinach glycoglycerolipids as angiogenesis inhibitors based on the selective inhibition of DNA polymerase activity. *Mini Reviews in Medicinal Chemistry* 11(1): 32-38.

Mayo Clinic. 2011. Menopause. http://www.mayoclinic.com/health/menopause/ds00119/dsection=alternative-medicine.

Mayo Clinic. 2012. Premenstrual syndrome (PMS). http://www.mayoclinic.com/health/premenstrual-syndrome/ds00134/dsection=alternative-medicine.

National Cancer Institute. 2010. What you need to know about ovarian cancer. http://www.cancer.gov/cancertopics/wyntk/ovary/allpages.

Norman, R. J. et. al. 2004. Improving reproductive performance in overweight/obese women with effective weight management. *Human Reproductive Update* 10(3): 267-80.

Rocha Filho, E. A. et al. 2011. Essential fatty acids for premenstrual syndrome and their effect on prolactin and total cholesterol levels: A randomized, double blind, placebo-controlled study. *Reproductive Health* 8: 2.

Seitz, H. K. e P. Becker, 2007. Alcohol metabolism and cancer risk. *Alcohol Research & Health: Journal of the National Institute on Alcohol Abuse and Alcoholism* 30(1): 38-41.

Soares, S. R. e M. A. Melo. 2008. Cigarette smoking and reproductive function. *Current Opinion in Obstetrics & Gynecology* (Junho).

Sun, L. et al. 2012. Meta-analysis suggests that smoking is associated with an increased risk of early natural menopause. *Menopause* 19(2): 126-32.

U.S. Department of Agriculture. 2012. Agriculture Research Service, National Agriculture Library. National Nutrient Database for Standard Reference.

Villaverde-Gutierrez, C. et al. 2006. Quality of life of rural menopausal women in response to a customized exercise programme. *Journal of Advanced Nursing* 54(1): 11-19.

Walker, G. R. et al. 2002. Family history of cancer, oral contraceptive use, and ovarian cancer risk. *American Journal of Obstetrics and Gynecology* 186(1): 8-14.

Yao, L. H. 2004. Flavonoids in food and their health benefits. *Plant Foods for Human Nutrition* (Holanda) 59(3): 113-22.

Zavos, P. 2000. Cigarette smoking and sexual health. American Council on Science and Health.

Ziaei, S. et al. 2007. The effect of vitamin E on hot flashes in menopausal women. *Gynecologic and Obstetric Investigation* 64(4): 204-7.

Capítulo 13: Macho, Macho Man

Adam, O. et al. 2003. Anti-inflammatory effects of a low arachidonic acid diet and fish oil in patients with rheumatoid arthritis. *Rheumatology International* (1): 27-36.

American Cancer Society. 2012. Testicular cancer. http://www.cancer.org/Cancer/TesticularCancer/DetailedGuide/testicular-cancer-key-statistics.

Barry, M. J. et al. 2011. Effect of increasing doses of saw palmetto extract on lower urinary tract symptoms: A randomized trial. *Journal of the American Medical Association* 306(12): 1344-51.

Billups, K. L. et al. 2003. Relation of C-reactive protein and other cardiovascular risk factors to penile vascular disease in men with erectile dysfunction. *International Journal of Impotence Research* 15(4): 231-36.

Chavarro, J. E. et al. 2008. Soy food and isoflavone intake in relation to semen quality parameters among men from an infertility clinic. *Human Reproduction* 23(11): 2584-90.

Esposito, K. et al. 2005. High proportions of erectile dysfunction in men with the metabolic syndrome. *Diabetes Care* 28(5): 1201-3.

Hammadeh, M. E. et al. 2010. Protamine contents and P1/P2 ratio in human spermatozoa from smokers and non-smokers. *Human Reproduction* 25(11): 2708-20.

Institute of Medicine of the National Academies. 2002/2005. Dietary reference intakes for energy, carbohydrate, fiber, fat, fatty acids, cholesterol, protein, and amino acids. http://www.iom.edu/Reports/2002/Dietary-Reference-Intakes-for-Energy-Carbohydrate-Fiber-Fat-Fatty-Acids-Cholesterol-Protein-and-Amino-Acids.aspx.

Ma, R. C. W. e P. C. Y. Tong. 2010. Testosterone levels and cardiovascular disease. *Heart* 96: 1787-88.

Mamsen, L. S. et al. 2010. Cigarette smoking during early pregnancy reduces the number of embryonic germ and somatic cells. *Human Reproduction* 25(11): 2755-61.

Mason, E. 2010. Smoking damages men's sperm and also the numbers of germ and somatic cells in developing embryos. *European Society of Human Reproduction and Embryology.*

Mayo Clinic. 2012. Erectile dysfunction. http://www.mayoclinic.com/health/erectile--dysfunction/ds00162/dsection=risk-factors.

Mills, T. M. 2002. Vasoconstriction and vasodilatation in erectile physiology. *Current Urology Reports* 3(6): 477-83.

National Institute of Diabetes and Digestive and Kidney Diseases, National Institutes of Health. 2006. Prostate enlargement: Benign prostate hyperplasia. Publicação nº 07-3012

National Institutes of Health (NIH) Consensus Conference. 1993. NIH Consensus Development Panel on Impotence. Impotence. *Journal of the American Medical Association* 270: 83-90.

Pittman, G. 2012. Sperm may feel the weight of extra pounds: Study. *Reuters Health.* http://www.reuters.com/article/2012/03/15/us-weight-idUSBRE82E14820120315.

Sermondade, N. et al. 2012. Obesity and increased risk of oligozoospermia and azoospermia. *Archives of Internal Medicine* 172(5): 440-42.

Siepmann, T., 2011. Hypogonadism and erectile dysfunction associated with soy-product consumption. *Nutrition* 27(7-8): 859-62.

Simonsen, U. et al. 2002. Penile arteries and erection. *Journal of Vascular Research* 39(4): 283-303.

Suzuki, S. et al. 2002. Intakes of energy and macronutrients and the risk of benign prostatic hyperplasia. *American Journal of Clinical Nutrition* 75(4): 689-97.

Tivesten, A. et al. 2009. Low serum testosterone and estradiol predict mortality in elderly men. *Journal of Clinical Endocrinology and Metabolism* 94(7): 2482-88.

Travison, T. Outubro de 2006. Edição on-line. Informe noticioso da Endocrine Society. *Journal of Clinical Endocrinology and Metabolism.*

U.S. National Library of Medicine, National Institutes of Health. 2011. Enlarged prostate. www.nlm.nih.gov/medlineplus/ency/article/000381.htm

U.S. National Library of Medicine, National Institutes of Health. 2011. Saw palmetto. http://www.nlm.nih.gov/medlineplus/druginfo/natural/971.html.

Capítulo 14: Mantenha o líquido fluindo

8 Areas of Age-Related Change. 2007. *NIH Medline Plus* 2(1): 10-13. http://www.nlm.nih.gov/medlineplus/magazine/issues/winter07/articles/winter07pg10-13.html.

American Cancer Society. 2012. Prostate cancer. http://www.cancer.org/Cancer/ProstateCancer/DetailedGuide/prostate-cancer-key-statistics.

Ballard, A. e H. Richter. 2011. Impact of obesity and weight loss on urinary and bowel incontinence. *Menopausal Medicine* 9(3).

Brown, J. S., R. Wing, E. Barrett-Connor, et al. 2006. Diabetes Prevention Program Research Group. Life-style intervention is associated with lower prevalence of urinary incontinence: The Diabetes Prevention Program. *Diabetes Care* 29(2): 385-90.

Culligan, P. e M. Heit. 2000. Urinary incontinence in women: Evaluation and management. *American Family Physician* 62(11): 2433-44.

Curhan, G. C. 2011. Nephrolithiasis. Em: Goldman L, Schafer AI, eds., *Cecil Medicine*, 24ª ed., cap. 128.

Finkielstein, V. A. 2006. Strategies for preventing calcium oxalate stones. *Canadian Medical Association Journal* 174(10): 1407-9.

Gerber G. S. e C. B. Brendler. 2007. Evaluation of the urologic patient: History, physical examination, and the urinalysis. *Campbell-Walsh Urology*, 9ª ed., cap. 3.

Grandwohl, S. et al. 2005. Urinary tract infection. *University of Michigan Health System*. http://cme.med.umich.edu/pdf/guideline/uti05.pdf.

Hansen, A. et al. 2011. Older persons and heat-susceptibility: The role of health promotion in a changing climate. *Health Promotion Journal of Australia* 22(número especial): S17-20.

Jaipadkee, S. et al. 2004. The effects of potassium and magnesium supplements on urinary risk factors of renal stone patients. *Journal of the Medical Association of Thailand* 87(3): 255-63.

Kontiokari, T. et al. 2003. Dietary factors protecting women from urinary tract infection. *American Journal of Clinical Nutrition* 29(2): 266-69.

Makary, M. A. et al. 2012. The impact of obesity on urinary tract infection risk. *Urology* 79(2): 266-69.

Marieb, E. N. 1998. *Human Anatomy & Physiology*. Menlo Park, Calif.: Benjamin/Cummings.

Mayo Clinic. 30 de setembro de 2011. http://www.mayoclinic.com/health/urine-color/DS01026.

The Merck Manuals: The Merck Manual for Healthcare Professionals. 2008. Dehydration. http://www.merckmanuals.com/home/hormonal_and_metabolic_disorders/water_balance/dehydration.html.

National Institute of Diabetes and Digestive and Kidney Diseases, National Institutes of Health. 2006. Prostate enlargement: Benign prostatic hyperplasia. Publicação nº 07-3012.

National Institute of Diabetes and Digestive and Kidney Diseases, National Institutes of Health. 2007. Urinary incontinence in women. Publicação nº 08-4132.

National Institutes of Health of the U.S. Department of Health and Human Services. 2007. Your urinary system and how it works. Publicação nº 07-3195.

National Kidney Foundation. 2012. Urinary tract infections. http://www.kidney.org/atoz/content/uti.cfm.

Nikolavsky, D. e M. Chancellor. 2009. Stress incontinence and prolapse therapy assessment. *Reviews in Urology* 11(1): 41-43.

Pietrow, P. K. e G. M. Preminger. 2007. Evaluation and medical management of urinary lithiasis. Em: Wein, A. J., ed., *Campbell-Walsh Urology*, 9ª ed. Filadélfia: Saunders Elsevier, cap. 43.

Plowman, S. A. e Smith, D. L. 2011. *Exercise Physiology for Health, Fitness and Performance* , 3ª ed. Filadélfia: Wolters Kluwer Health/Lippincott Williams & Wilkins.

Sheehy, C. M. et al. 1999. Dehydration: Biological considerations, age-related changes, and risk factors in older adults. *Biological Research for Nursing* 1(1): 30-37.

Spector, D. A. 2007. Urinary stones. *Principles of Ambulatory Medicine*, 7ª ed., 754-66.

Subak, L. L., C. Johnson, E. Whitcomb, et al. 2002. Does weight loss improve incontinence in moderately obese women? *International Urogynecology Journal and Pelvic Floor Dysfunction* 13(1): 40-43.

Subak, L. L., E. Whitcomb, H. Shen, et al. 2005. Weight loss: A novel and effective treatment for urinary incontinence. *Journal of Urology* 174(1): 190-95.

U.S. National Library of Medicine, National Institutes of Health. 2011. Urinary Tract Infections—Adults. http://www.nlm.nih.gov/medlineplus/ency/article/000521.htm.

UT Southwestern Medical Center. 2004. Excess body weight linked to formation of uric acid kidney stones, UT Southwestern researchers find. http://www.utsouthwestern.edu/newsroom/news-releases/year-2004/excess-body-weight-linked-to-formation-of-uric-acid-kidney-stones-ut-southwestern-researchers-find.html.

Vulker, R. 1998. International group seeks to dispel incontinence "taboo." *Journal of the American Medical Association* 11: 951-53.

Yale Medical Group. Urinary tract infections (UTIs). http://www.yalemedicalgroup.org/stw/Page.asp?PageID=STW024091.

Zeegers, M. P., F. E. Tan, E. Dorant, e P. A. van Den Brandt. 2000. The impact of characteristics of cigarette smoking on urinary tract cancer risk: A meta-analysis of epidemiologic studies. *Cancer* 89(3): 630-39. http://www.ncbi.nlm.nih.gov/pubmed/10931463.

Capítulo 16: Jogando limpo com as toxinas

Alcaraz-Zubeldia, M. et al. 2008. The effect of supplementation with omega-3 polyunsaturated fatty acids on markers of oxidative stress in elderly exposed to PM. *Environmental Health Perspectives* 116(9).

Baldi, I. et al. 2011. Neurobehavioral effects of long-term exposure to pesticides: Results from the 4-year follow-up of the PHYTONER study. *Occupational and Environmental Medicine* 68(2): 108-15.

Bouchard, M. F. et. al. 2010. Attention-deficit/hyperactivity disorder and urinary metabolites of organophosphate pesticides. *Pediatrics* 6: e1270-77.

Bronstein, A. C. et al. 2009. 2008 Annual Report of the American Association of Poison Control Centers' National Poison Data System (NPDS): 26th Annual Report. *Clinical Toxicology* 47: 911-1084.

Centers for Disease Control and Prevention (US); National Center for Chronic Disease Prevention and Health Promotion (US); Office on Smoking and Health (US). 2010. How tobacco smoke causes disease: The biology of behavioral basis for smoking-attributable disease: A Report of the Surgeon General.

Environmental Working Group. Executive Summary, Shopper's Guide to Pesticides in Produce. http://www.ewg.org/foodnews/summary/.

Fang, Y. Z. et al. 2004. Glutathione metabolism and its implications for health. *Journal of Nutrition* 134(3): 489-92.

Feldman, J. et al. 2010. Wide range of diseases linked to pesticides. *Beyond Pesticides: Pesticides and You* 30(2).

Grodstein, F. et al. 2012. Exposure to particulate air pollution and cognitive decline in older women. *Archives of Internal Medicine* 172(3): 219-27.

Hoek, G. et al., 2002. Association between mortality and indicators of traffic related air pollution in the Netherlands: A cohort study. *Lancet* 360(9341): 1203-9.

Jafri, A. B. 2011. Aging and toxins. *Clinics in Geriatric Medicine* 24: 609-28.

Johns Hopkins Health Alert. 2006. Colonics: How risky are they? http://www.johnshopkinshealthalerts.com/alerts/digestive_health/JohnHopkinsHealthAlertsDigestiveDisorders_520-1.html.

Menzel, D. B. 1992. Antioxidant vitamins and prevention of lung disease. *Annals of the New York Academy of Sciences* 669: 141-55.

Moulton, P. V. e W. Yang. 2012. Air pollution, oxidative stress, and Alzheimer's disease. *Journal of Environmental and Public Health* 2012.

United States Environmental Protection Agency. The inside story: A guide to indoor air quality. http://www.epa.gov/iaq/pub/insidestory.html.

U.S. Environmental Protection Agency. 2009. Step It Up to Indoor AirPlus. EPA 402/K-09/003.

Capítulo 17: COMO você vive → QUANTO você vive

Adit, A. 2009. Demographic differences and trends of vitamin D insufficiency in the US population, 1988-2004. *Archives of Internal Medicine* 169: 626-32.

Andres, G. et al. 2005. Effect of social networks on 10 year survival in very old Australians: The Australian longitudinal study of aging. *Journal of Epidemiology and Community Health* 59(7): 574-79.

Bennett, P. et al. 30 de março de 2011. Higher energy expenditure in humans predicts natural mortality. *Journal of Clinical Endocrinology & Metabolism*, jc. 2010-2944.

Brennan, F. X. e C. J. Charnetski. 2004. Sexual frequency and salivary immunoglobulin A (IgA). *Psychological Reports* 94(3) (Parte 1): 839-44.

Centers for Disease Control and Prevention (CDC). 2004. National Center for Health Statistics. Almost half of Americans use at least one prescription drug, annual report on nation's health shows. Press Release, 2 de dezembro.

Crowe, M. et al. 2009. Personality and lifestyle in relation to dementia incidence. *Neurology* 72(3): 253-59.

Date, C. et al. 2009. Association of sleep duration with mortality from cardiovascular disease and other causes for Japanese men and women: The JACC study. *SLEEP* 32(3): 259-301.

Dietz, N. et al. 2007. Corporation for National and Community Service, Office of Research and Policy Development. The health benefits of volunteer-ing: A review of recent research, Washington, DC.

Ebrahim, S. et al. 2002. Sexual intercourse and risk of ischaemic stroke and coronary heart disease: The Caerphilly study. *Journal of Epidemiology and Community Health* 56(2): 99-102.

Ehsani A. A. et al. 2006. Long-term caloric restriction ameliorates the decline in diastolic function in humans. *Journal of the American College of Cardiology* 47(2): 398-402.

Emmons, R. A. e M. E. McCuiloug. 2003. Counting blessings versus burdens: An experimental investigation of gratitude and subjective well-being in daily life. *Journal of Personality and Social Psychology* 84(2): 377-89.

Frankel, S. et al. 1997. Sex and death: Are they related? Findings from the Caerphilly cohort study. *British Medical Journal* 315: 1641.

Garfinkel, L. et al. 2002. Mortality associated with sleep duration and insomnia. *Achieves of General Psychiatry* 59(2).

George, L. K. et al. 2000. Spirituality and health: What we know, what we need to know. *Journal of Social and Clinical Psychology* 19(1); Módulo de Psicologia.

Giovannucci, E. et al. 2004. Ejaculation frequency and subsequent risk of prostate cancer. *Journal of the American Medical Association* 291(13): 1578-86.

Glaser, R. et al., 1988. Disclosure of traumas and immune function: Health implications for psychotherapy. *Journal of Consulting and Clinical Psychology* 56(2): 239-45.

Holt-Lunstad, J. et al. 2010. Social relationships and mortality risk: A meta-analytic review. *PLoS Med* 7(7): e1000316. doi:10.1371/journal.pmed.1000316.

Kim, E. S. et al. 2011. Dispositional Optimism Protects Older Adults from Stroke. Revista *Stroke* (julho).

Kirshnit, C. e D. McClelland. 1998. The effect of motivational arousal through films on salivary immunoglobulin A. *Psychology and Health* 2: 31-52.

Lutgendorf, S. K. et al. 2005. Social support, psychological distress, and natural killer cell activity in ovarian cancer. *American Society of Clinical Oncology* 23(28): 7105-13.

Memon, M. Z. et al. 2009. Car ownership and the risk of fatal cardiovascular diseases. Results from the second national health and nutrition examination study mortality follow-up study. *Journal of Vascular and Interventional Neurology* 2(1): 132-35.

Apêndice

American Council on Exercise. 2012. Exercise Library. http://www.acefitness.org/exerciselibrary/default.asp&xgt.

Baldauf, S. Salt intake: 14 heart numbers you should know about. *U.S. News*, sem data, Saúde. http://health.usnews.com/health-news/family-health/slideshows/your-heart-health-14-numbers-everyone-should-know/4.

Barbella, L. e L. Mihelich. Unexpected sources lead to high sodium diet. *Times of Northwest Indiana* [Munster], 3 de março de 2012, n.p. http://www.nwitimes.com/lifestyles/home-and-garden/unexpected-sources-lead-to-high-sodium-diet/article_b08e917e-aae5-5e90-8e40-fdc59d3305d5.html.

Birklbauer, Walter. 2011. *Why Laughter Yoga? or The Guitar Method: A neurologic view.*

Centers for Disease Control. Vegetable of the month: Carrot. http://www.fruitsandveggiesmatter.gov/month/carrot.html.

Centers for Disease Control and Prevention. Target maximum heart rate and estimate maximum heart rate. Physical activity for everyone. Sem data. http://www.cdc.gov/physicalactivity/everyone/measuring/heartrate.html.

Gelfand, J. Abdominal exercises. Fitness and exercise. WebMD, LLC, 27 de março de 2010. http://www.webmd.com/fitness-exercise/guide/health-fitness-abs.

Juhan, B. Building healthy families. North Carolina State University. 16 de agosto de 2004, n.p. Visitado em 2012. http://www.ces.ncsu.edu/montgomery/newsletters/FCS/FCSaug04.html.

Kataria, M. 2002. *Laugh For No Reason*. (2ª ed.). Mumbai, Índia: Madhuri International.

Mayo Clinic. Balance exercises. Fitness. 1º de dezembro de 2009. http://www.mayoclinic.com/health/balance-exercises/SM00049&slide=3.

Mayo Clinic. Sodium: How to tame your salt habit now. Nutrition and healthy eating. 30 de março de 2011. http://www.mayoclinic.com/health/sodium/NU00284.

PureHealthMD. Balance Exercises. Diet and fitness. Discovery fit and health. Sem data. http://health.howstuffworks.com/wellness/diet-fitness/exercise/balance-exercises.htm.

University of Georgia. Unexpected sources of sodium: Where is it coming from? *Foods and Nutrition Education*. Junho de 2011. http://www.fcs.uga.edu/ext/pubs/fdns/FDNS-E-89-59a.pdf.

USDA. USDA National Nutrient Database for Standard Reference. National Agricultural Library. 1 de dezembro de 2011. http://ndb.nal.usda.gov/.

ÍNDICE REMISSIVO

Este livro foi impresso na
LIS GRÁFICA E EDITORA LTDA.
Rua Felício Antônio Alves, 370 – Bonsucesso
CEP 07175-450 – Guarulhos – SP
Fone: (11) 3382-0777 – Fax: (11) 3382-0778
lisgrafica@lisgrafica.com.br – www.lisgrafica.com.br